Thérapie manuelle du genou

Expertise neuro-musculo-squelettique

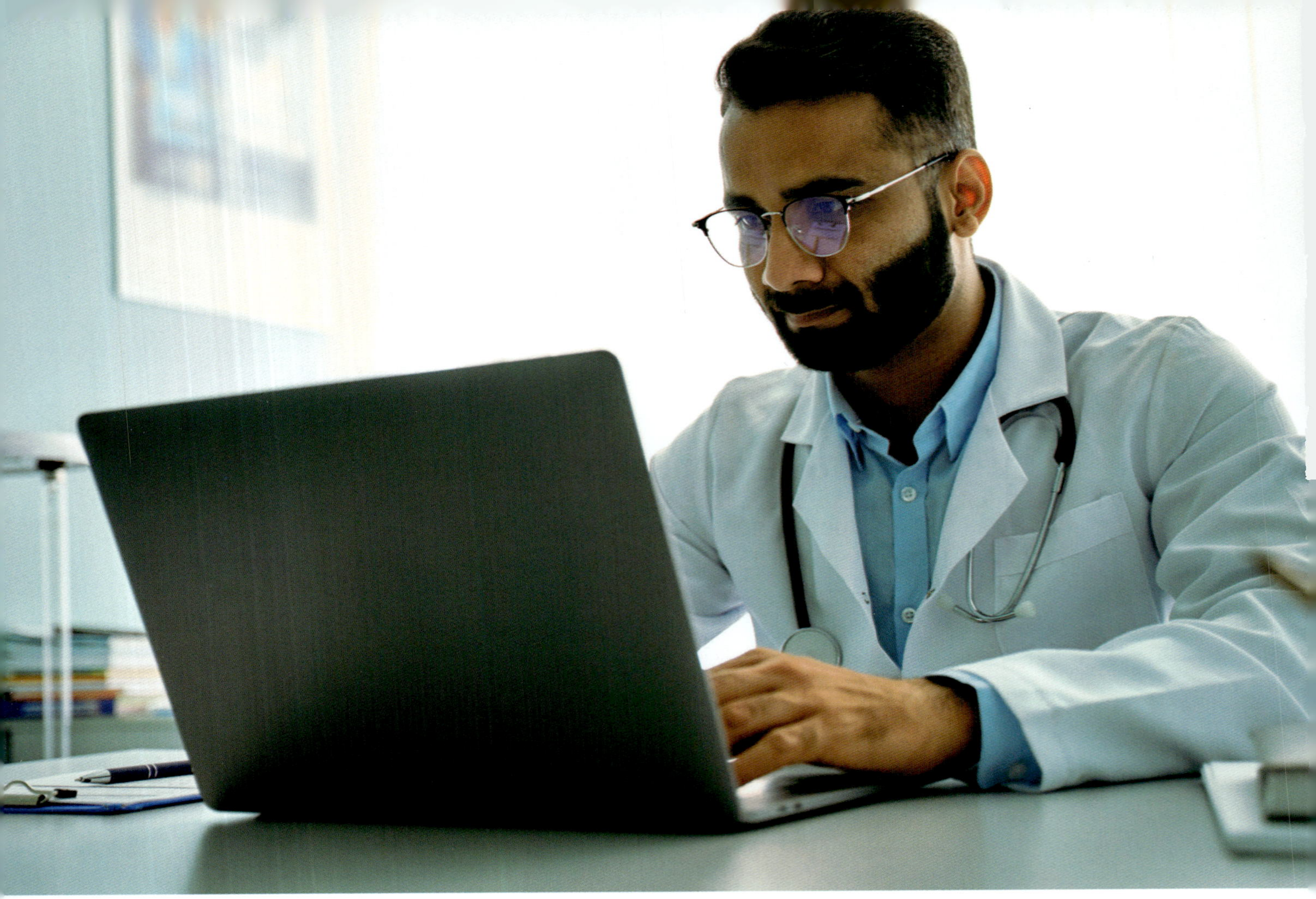

Thérapie manuelle du genou

Expertise neuro-musculo-squelettique

Fabrice Barillec

Kinésithérapeute, ostéopathe, thérapie manuelle orthopédique, praticien libéral à Paris, chargé d'enseignement en cinésiologie IFMK AP-HP Pitié Salpêtrière, membre d'OMT-France

Arnaud Delafontaine

MD, PhD, HDR, médecin assistant en chirurgie orthopédique et traumatologique, médecin de médecine physique et de réadaptation, masseur-kinésithérapeute, ostéopathe, coordinateur français de l'European Network of Physiotherapy in Higher Education (ENPHE), directeur scientifique de l'école de rééducation d'Assas, membre du Conseil national des jeunes chirurgiens (CNJC) français, référent scientifique de l'Association belge des assistants en orthopédie et traumatologie (ABAOT), laboratoire d'anatomie fonctionnelle, faculté des sciences de la motricité ; laboratoire d'anatomie, de biomécanique et d'organogenèse, faculté de médecine, université libre de Bruxelles, CP 619 – 1070 Bruxelles, Belgique, chercheur associé au laboratoire CIAMS, faculté des sciences du sport, université Paris-Saclay

Michel Pillu

MK – CSK – PhD Bioengineering, University of Strathclyde, Glasgow, Scotland, UK, coordinateur ERASMUS, école d'Assas, Paris, France

ELSEVIER
MASSON

ELSEVIER
Elsevier Masson SAS, 65, rue Camille-Desmoulins, 92442 Issy-les-Moulineaux cedex, France

Thérapie manuelle du genou, de Fabrice Barillec, Arnaud Delafontaine et Michel Pillu.

ISBN : 978-2-294-78246-6
e-ISBN : 978-2-294-78286-2

Les auteurs

Amet Hill S., MKDE, thérapie manuelle orthopédique, exercice salarié et libéral

Angelliaume F., masseur kinésithérapeute DE, DO, master 2 STAPS smsp2r (Msc), FOMT-France, kinésithérapeute libéral, enseignant en formation initiale et continue

Artico R., kinésithérapeute, PhD, maître de conférences UFR Médecine Paris Saclay

Barette G., MKDE, ostéopathe DO, MSc, master 2 en ergonomie

Barillec F., kinésithérapeute, ostéopathe, thérapie manuelle orthopédique, praticien libéral à Paris, chargé d'enseignement en cinésiologie IFMK AP-HP Pitié Salpêtrière, membre d'OMT-France

Broy C., MKDE, thérapie manuelle orthopédique, kiné du sport

Desjardins T., MKDE, FOMT-Fr (Fellowship Organization for Musculoskeletal Therapy), CMP (Certified Mulligan Practitioner), certified MDT (Mechanical Diagnosis and Therapy/McKenzie method), diplomé en Dry Needling, kinésithérapeute libéral, enseignant en formation initiale et continue (président d'un centre de formation)

Dourver A., physiothérapeute du sport, spécialiste LCA, centre paramédical Paul Santy, 4 rue Jean-Sarrazin, 69008 Lyon

Dufour M., MKDE, MCMK, DSU de biomécanique, DU d'anatomie clinique, master 2 en ingénierie de la santé

Duport A., pht, MSc, doctorant, URePSSS, unité de recherche sport, santé, société, Université du Littoral-Côte-d'Opale, 50 rue Ferdinand-Buisson, 62100 Calais, France, centre de recherche sur le vieillissement, 1036 rue Belvédère Sud, Sherbrooke, QC J1H 4C4, Canada, Université de Sherbrooke, 3001 12e avenue Nord, Sherbrooke, QC J1H 5H3, Canada

Forelli F., MKDE, préparateur physique, MSc, PhD student, exercice libéral, centre orthosport, 16 rue de Paris, 95330 Domont, recherche clinique, unité éducation, rééducation et recherche clinique, @OrthoLab, service chirurgie ambulatoire, clinique de Domont, 85 route de Domont, 95330 Domont

Fréchaud A., kinésithérapeute du sport, DIU kinésithérapie du sport, cofondateur et dirigeant de NeuroXtrain, kinésithérapeute de l'équipe professionnelle du stade toulousain basketball

Frouin A., PT (Physical Therapist), PhD candidate (doctorant) au laboratoire MIP (motricité interaction et performance) rue fresche blanc 44300 Nantes, CMP (Certified Mulligan Practitioner)

Langevin P., fellow pht, PhD, FCAMPT, professeur de clinique et physiothérapeute, Université Laval, Pavillon Ferdinand-Vandry, 1050 avenue de la médecine, Québec, QC G1V 0A6, physio-interactive, 1035 avenue Wilfrid-Pelletier, Tour B, Bureau 205, Québec, QC G1W 0C5

Léonard G., professeur titulaire, école de réadaptation, professeur associé, département d'anesthésiologie, faculté de médecine et des sciences de la santé, Université de Sherbrooke, chercheur boursier clinicien senior, fonds de recherche du Québec — Santé, chercheur régulier, centre de recherche sur le vieillissement, physiothérapeute, clinique de physiothérapie Physio-Atlas

Loubière M., physiothérapeute (PT), Fellowship Organization for Musculoskeletal Therapy (FOMT-Fr), Master Science de l'éducation (MSc), Certified Mulligan Practitioner (CMP), diplôme universitaire de méthodologie en recherche clinique (DU), Diplôme national d'ostéopathie (DNO), praticien libéral, formateur en formation initiale et continue (cogérant société de formation)

M'Baye M., MKDE, préparateur physique

Martine S., MKDE libéral, exercice exclusif genou et épaule, formateur en formation continue, certifié en thérapie manuelle, CEC kiné du sport

Mazeas J., MKDE, MSc, exercice libéral : centre orthosport, 16 rue de Paris, 95330 Domont, recherche clinique : unité éducation, rééducation et recherche clinique,

@OrthoLab, service de chirurgie ambulatoire, clinique de Domont, 85 route de Domont, 95330 Domont

Olier R., DU TCC, DU TCC de la douleur chronique, DU kinésithérapie du sport, prise en charge de la douleur chronique, communication thérapeutique, TCC, enseignant en formation initiale et continue dans le domaine de la douleur et de la psychologie

Passeri A., kinésithérapeute et cadre rééducateur en HAD-Rééducation chez Santélys, MSc

Pillu M., MK — CSK — PhD Bioengineering, University of Strathclyde, Glasgow, Scotland, UK, coordinateur ERASMUS, école d'Assas, Paris, France

Rambaud A., MKDE, CECKS, PhD, directeur de l'IFMK de Saint-Étienne, Saint-Michel campus, 29 rue Michelet — CS 60803 42952 Saint-Étienne cedex 1, chercheur associé au LIBM — EA7424 – UJM Saint-Étienne, membre du SFMKS-Lab

Riquier S., kinésithérapeute DE, MSc "Specialist Physiotherapy Practice" (Sheffield Hallam University — UK), ostéopathe DO, diplôme MDT (Mechanical Diagnosis and Therapy/McKenzie method) — The McKenzie Institute International (NZ), DIU anatomie appliquée à l'examen clinique et à l'imagerie — Université de Versailles Saint-Quentin-en-Yvelines/UFR de médecine Paris Île-de-France Ouest, Fellow IFOMPT — OMT France (FOMT-Fr), clinicien — praticien libéral à l'école de la santé du dos et des articulations (EDLSDDA), instructeur en compétences avancées MSK en formation continue

Sagi G., MKDE, DO, diplôme avancé à la méthode McKenzie Wellington (NZ), master 2 en science de l'éducation Montpellier, formateur à la méthode McKenzie accrédité par l'Institut McKenzie international depuis 1998, président de l'Institut McKenzie France depuis 1999, membre du conseil d'administration de l'Institut McKenzie international depuis 2018

Soulet E., MKDE, FOMT-Fr, DU pathologies rachidiennes, DU anatomie de l'appareil locomoteur, CMP, praticien libéral, enseignant en formation initiale et continue

Touati N., kinésithérapeute du sport, DIU kinésithérapie du sport, cofondateur et dirigeant NeuroXtrain

Wellens F., pht, clinique Physio Axis, Prévost, Québec, Canada

Préface de François Bonnomet

La question pourrait paraître légitime : pourquoi choisir un chirurgien orthopédiste pour préfacer un ouvrage sur les thérapies manuelles du genou, en dehors du fait que ce chirurgien exerce, entre autres, la chirurgie du genou ?

La réponse est simple : parce que l'acte chirurgical, à travers les motivations de cet acte, le geste réalisé et ses conséquences, reste indissociable d'une prise en charge thérapeutique manuelle orthopédique (TMO) spécialisée et adaptée au patient.

Dans ce livre, on redécouvre en effet les fondements généraux de la TMO que sont l'importance du raisonnement clinique et la notion fondamentale de spécificité du patient. Le raisonnement clinique ne repose pas seulement sur des connaissances anatomiques, neurophysiologiques et mécaniques qui, appliquées au genou, seront dans un premier temps parfaitement détaillées dans cet ouvrage, mais aussi sur une approche psychologique et sociale de la prise en charge dont on sait aujourd'hui qu'elle participe grandement dans le processus de la guérison du patient. Les capacités d'écoute et le positionnement du thérapeute face au patient constituent des éléments qui le placent dans une attitude participative, collaborative et non de soumission paternaliste à la thérapeutique programmée, ce mode de relation étant d'ailleurs la base de la relation patient-chirurgien lorsqu'une décision chirurgicale est discutée. Il y a donc bien dans les bases de la thérapie manuelle orthopédique une volonté de positionner le patient au cœur de sa prise en charge, de faire en sorte qu'il se sente acteur et même guérisseur de ses maux.

Ensuite, sur la base d'exemples concrets, diverses situations allant des traumatismes ligamentaires touchant les formations périphériques et/ou le pivot central au genou arthrosique, en passant par la prise en charge des pathologies de l'appareil extenseur, cet ouvrage aborde concrètement la vision qu'ont les différents auteurs d'une prise en charge optimale dans toutes les circonstances décrites.

Je ne peux que recommander la lecture et la relecture des chapitres passionnants que contient cet ouvrage. Toute ma considération va à Arnaud Delafontaine, grand sportif qui fut kinésithérapeute puis devint médecin spécialisé en médecine physique et de réadaptation qui a su si bien coordonner la rédaction de ce livre qui fera date dans l'approche de la thérapie manuelle orthopédique du genou. Il est important de remercier tous les auteurs pour leur important travail. Ils ont respecté des délais contraignants, accepté les demandes de correction, relu et corrigé les épreuves en dépit d'emplois du temps chargés. Sans eux, ce livre n'aurait jamais vu le jour.

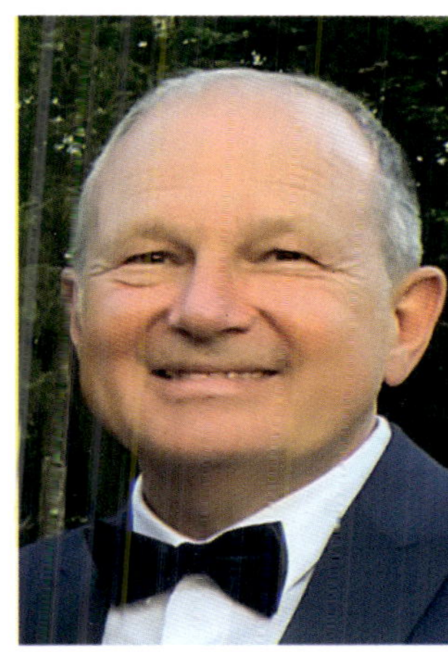

Pr François Bonnomet

Président de la Société française de chirurgie de la hanche et du genou (SFHG)

Préface de Peter Reynders-Frederix

J'ai lu avec beaucoup d'attention ***Thérapie manuelle du genou,*** écrit par le Dr Delafontaine A. et ses collègues.

On assiste actuellement à une épidémie de blessures sportives due à l'augmentation du rythme et de l'intensité des jeux de sport. La plupart des blessures sportives sont transitoires et peuvent être traitées. D'autres blessures, et je pense tout particulièrement aux traumatismes crâniens répétitifs chez les joueurs de rugby, sont souvent permanentes et invalidantes plus tard dans la vie.

Cet ouvrage de référence est un guide pratique qui met en avant la thérapie manuelle comme un pilier important dans le traitement des douleurs post-traumatiques et des problèmes de rigidité du système musculosquelettique.

Je ne peux que recommander cet ouvrage éclairant à toutes les professions médicales et paramédicales impliquées dans le traitement des lésions musculosquelettiques.

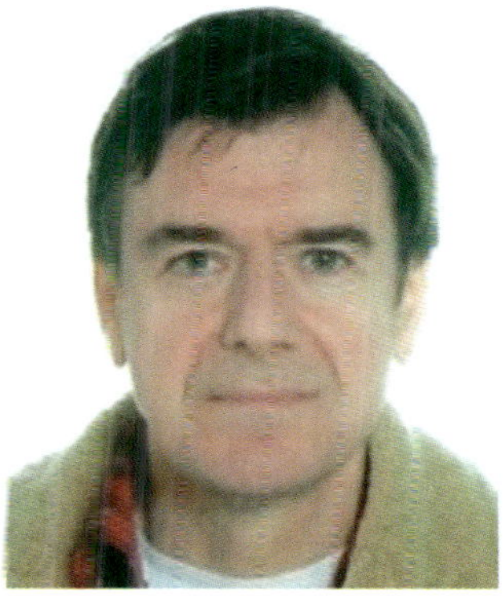

Pr Peter Reynders-Frederix. MD, PhD, Febot.
Chirurgien orthopédique

Préface de Joshua Cleland

Je suis reconnaissant d'avoir eu l'opportunité de préfacer l'ouvrage de MM. Fabrice Barillec, Arnaud Delafontaine et Michel Pillu dont le titre est Thérapie manuelle du genou.

Dans le paysage évolutif de la physiothérapie et de la médecine de réadaptation, le genou est sujet à des blessures aiguës et à des affections chroniques. Ce livre est un guide complet de la gestion contemporaine des atteintes du genou et témoigne de l'intégration des pratiques historiques avec les progrès scientifiques actuels dans le domaine de la rééducation.

La genèse de la thérapie manuelle remonte à l'antiquité, reflétant un effort humain de longue date pour soulager la douleur et restaurer la fonction par le toucher et la manipulation. Du « Traité des articulations » d'Hippocrate aux ajustements pionniers de Daniel David Palmer, les racines de la thérapie manuelle sont profondes et diverses. Cet historique prépare le terrain pour les chapitres qui suivent, chacun d'eux étant consacré à la résolution des complexités du genou, y compris les considérations biomécaniques, neurophysiologiques et psychosociales.

Le chapitre 1 s'engage dans ce voyage avec une nouvelle perspective sur la thérapie manuelle, étayée par une définition actualisée qui englobe les subtilités de la neurophysiologie de la douleur et la criticité du raisonnement clinique. Ce chapitre ne se contente pas d'exposer les connaissances fondamentales nécessaires à une pratique efficace, il introduit également un système de catégorisation qui sert de modèle pour naviguer dans les cas cliniques.

Les chapitres suivants sont conçus pour guider le lecteur dans une progression logique de la théorie à la pratique, en commençant par l'approche biopsychosociale au chapitre 2, qui passe sans transition des concepts abstraits à l'application clinique. Cette approche holistique enrichit non seulement la boîte à outils du praticien, mais s'aligne également sur les paradigmes contemporains des soins de santé qui prônent une approche centrée sur le patient.

Les chapitres 3 et 4 traitent respectivement de l'anatomie et de la kinésiologie du genou, offrant une description détaillée de sa structure et de sa fonction. Ces chapitres sont essentiels pour comprendre les principes biomécaniques qui sous-tendent les stratégies d'évaluation et d'intervention abordées plus loin dans l'ouvrage.

L'application pratique des techniques de thérapie manuelle est traitée de manière exhaustive dans les chapitres 5 à 8. Des techniques d'évaluation à l'approche articulaire du genou, en passant par les techniques de mobilisation et le traitement des éléments musculocutanés, ces chapitres fournissent un guide étape par étape des interventions pratiques. Une attention particulière est accordée à l'approche du diagnostic et du traitement mécanique, soulignant son rôle émergeant dans la prise en charge du genou et la nécessité de poursuivre les recherches pour valider son efficacité spécifiquement pour les troubles musculosquelettiques.

Le livre culmine dans les chapitres 9 à 12, où la théorie et la pratique convergent dans l'examen de cas cliniques et la prise en charge d'affections courantes du genou. Ces chapitres illustrent non seulement l'application du contenu précédent dans des scénarios du monde réel, mais discutent également de l'importance d'une approche qui prend en compte le genou à travers les différentes étapes de la vie et la récupération post-chirurgicale.

Dans cet ouvrage, les auteurs ont tissé avec éloquence des fils de connaissances provenant de diverses sources, notamment la riche histoire de la thérapie manuelle, la profondeur de la recherche clinique et l'étendue de l'expérience des praticiens. L'objectif de cet ouvrage est de fournir aux physiothérapeutes et aux professionnels de la rééducation une ressource non seulement informative mais aussi pratique, reflétant à la fois l'art et la science de la prise en charge d'une variété d'affections du genou. Par cet ouvrage, les auteurs souhaitent faire progresser la pratique de la thérapie manuelle et contribuer à l'amélioration des soins aux patients, tout en gardant à l'esprit l'objectif d'améliorer la qualité de vie des personnes souffrant de troubles du genou.

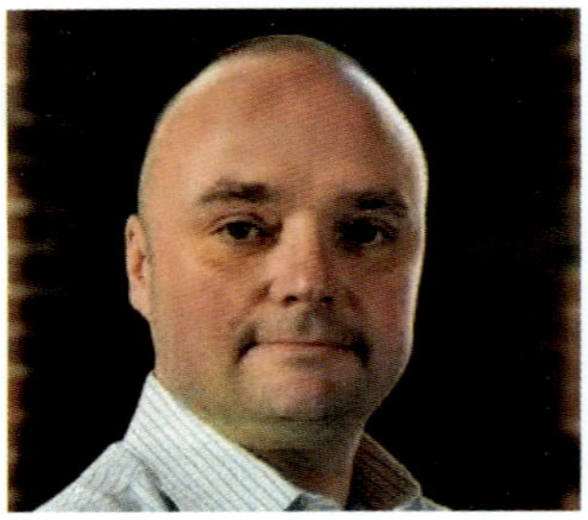

Joshua Cleland
PT, PhD, FAPTA
Professor
Doctor of Physical Therapy Program, Boston
Department of Rehabilitation Sciences
School of Medicine
Tufts University

Préface de Joachim Van Cant

Il m'est fait le grand honneur de vous présenter cet ouvrage remarquable qui, sans nul doute, occupera une place de choix dans la bibliothèque de tous les cliniciens impliqués dans la prise en charge des affections du genou. Cet ouvrage est le fruit d'une collaboration fructueuse entre de nombreux cliniciens et chercheurs francophones de renom, sous la coordination de trois acteurs majeurs de la kinésithérapie francophone : Michel Pillu (kinésithérapeute, PhD), Fabrice Barillec (kinésithérapeute et formateur en IFMK), et Arnaud Delafontaine (kinésithérapeute, PhD et médecin).

Les différents chapitres abordent de manière approfondie les aspects anatomiques, biomécaniques, neurophysiologiques et cliniques du genou. De la neurophysiologie de la douleur à l'évaluation clinique en passant par les techniques de traitement spécifiques, chaque section est conçue pour fournir aux praticiens les connaissances et les outils nécessaires pour une prise en charge efficace des pathologies du genou.

L'approche adoptée dans cet ouvrage ne se limite pas à la dimension purement mécanique des atteintes du genou. En intégrant une perspective biopsychosociale, les auteurs soulignent l'importance de considérer l'ensemble des facteurs influençant la santé et le bien-être des patients, ce qui contribue à une approche thérapeutique holistique et individualisée, en parfait accord avec les principes de l'*Evidence-Based Practice* (pratique fondée sur les preuves).

Par ailleurs, cet ouvrage se distingue en intégrant remarquablement les avancées contemporaines de la thérapie manuelle orthopédiques aux approches rééducatives classiques. Cette vision cohérente et intégrative, étayée par les meilleures évidences scientifiques, s'illustre parfaitement à travers les nombreux cas cliniques présentés au chapitre 10. Ces cas cliniques fournissent des exemples concrets des principes théoriques abordés, facilitant ainsi la compréhension et l'application pratique de ces concepts dans le contexte clinique.

Que vous soyez étudiants, novice dans le domaine de la thérapie manuelle du genou ou un praticien expérimenté en quête d'approfondissement, cet ouvrage saura certainement enrichir vos connaissances et améliorer vos compétences cliniques. Je félicite les coordinateurs et les auteurs pour leur travail exceptionnel et je suis convaincu que cet ouvrage deviendra une référence incontournable pour tous les cliniciens impliqués dans la prise en charge des affections du genou.

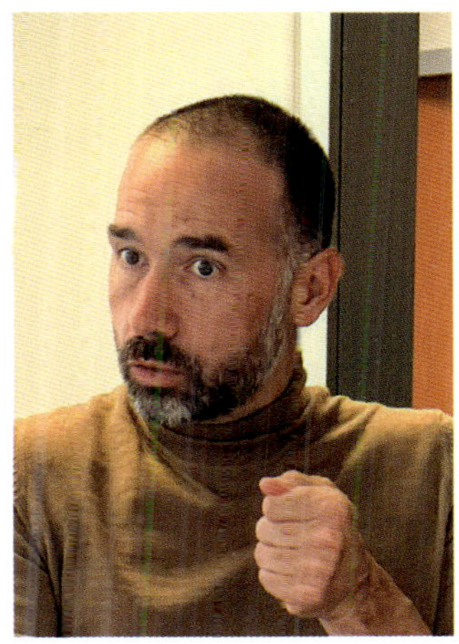

Pr Joachim Van Cant
Kinésithérapeute, PhD
Unité de recherche en sciences de la réadaptation
Faculté des sciences de la motricité
Université libre de Bruxelles

Table des matières

Abréviations

1RM	maximum d'une répétition
ACR	*American College of Rheumatology*
ACT	thérapie d'acceptation et d'engagement
AF	analyse fonctionnelle
AINS	anti-inflammatoire non stéroïdien
AMI	inhibition musculaire arthrogène/*Athrogenic Muscle Inhibition*
AP	antéro-postérieur
ATP	adénosine triphosphate
AVQ	activités de la vie quotidienne
BFcp	*biceps femoris* courte portion
BFR	*Blood Flow Restriction*
BPS	bio-psycho-social
CA	cannes anglaises
CCF	chaîne cinétique fermée
CCO	chaîne cinétique ouverte
CFF	chaîne cinétique fermée
CPM	*Conditioned Pain Modulation*
DIDT	droit interne/demi-tendineux
DNIC	*Diffuse Noxious Inhibitory Controls*
EBP	*Evidence Based Practice*
EM	entretien motivationnel
EN	échelle numérique
EOR	*End Of Range*
EULAR	*European League Against Rheumatism*
EVA	échelle visuelle analogique
FCMax	fréquence cardiaque maximale
FDM	facteur de maintien
HSR	*Heavy Slow Résistance Training*
HVBA	haute vélocité et de basse amplitude
IASP	Association internationale pour l'étude de la douleur
IFOMPT	*International Federation of Orthopaedic Manipulative Physical Therapists*
IJ	ischio-jambier
IKDC	*International Knee Documentation Committee*
IMC	indice de masse corporelle
IRM	imagerie par résonance magnétique
KOOS	*Knee Injury and Osteoarthritis Outcome Score*
LC	ligament croisé
LCA	ligament croisé antérieur
LCF	ligament collatéral fibulaire
LCI	ligament collatéral interne
LCM	ligament collatéral médial
LCP	ligament croisé postérieur
LCT	ligament collatéral tibial
LEFS	*Lower Extremity Functional Scale*
LGD	large gamme dynamique
MCTA	*Mulligan Concept Teachers Association*
MDT	*Mechanical Diagnosis and Therapy*
MK	masseur kinésithérapeute
MOS	maladie d'Osgood-Schlatter
MRC	échelle de force musculaire manuelle
MTP	massage transversal profond
MWM	mobilisation avec mouvement/*Mobilization With Movement*
Nemex	exercice neuromusculaire
NICE	*National Institute for Health and Care Excellence*
NMES	stimulation électrique neuromusculaire
NRM	noyau du raphé magnus
OAG	ostéoarthrose de genou
P	poids du corps
PA	postéro-antérieur
PAPL	point d'angle postérolatéral
PAPM	point d'angle postéro-médial
PD	préférence directionnelle
PEC	prise en charge
PETAL	*Pain Education Team for Advance Learning*
PIP	pratique informée par la psychologie
PT	*Points Trigger*
PTG	prothèse totale du genou
PUC	arthroplastie unicompartimentale
RCLA	réhabilitation après reconstruction du ligament croisé antérieur
RF	*rectus femoris*
RM	répétition maximum
ROM	*Range of Motion*
RTR	reprise de course
RTS	retour au sport
SEBT	*Star Excursion Balance Test*
SFHG	Société française de chirurgie de la hanche et du genou
SFP	syndrome fémoro-patellaire
SGPA	substance grise périaqueducale

SI	sévère ou irritable
SM	*semimebranosus*
SMD	syndrome myofascial douloureux
SNAG	*Sustained Natural Apophyseal Glides*
SNC	système nerveux central
SRD	sous-noyau réticulaire dorsal
ST	*semitendinosus*
TCC	thérapies cognitives et comportementales
TCF	thérapie cognitive fonctionnelle
TENS	stimulation nerveuse électrique transcutanée
TFL	tenseur du fascia lata
TIT	tractus ilio-tibial
TL	ténodèse latérale
TM	thérapie manuelle
TMO	thérapie manuelle orthopédique
TMS	troubles musculosquelettiques
TNMS	troubles neuro-musculo-squelettiques
TNT	*Tendon Neuroplastic Training*
TO	tests orthopédiques
TT	tubérosité tibiale
TTA	tubérosité tibiale antérieure
VISA-P	*Victorian Institute of Sport Assessment-Patella*
VL	*vastus lateralis*
VM	vaste médial/*vastus medialis*
VMO	vaste médial oblique
WBLT	*Weight Bearing Lunge Test*
WOMAC	*Western Ontario and McMaster Universities Osteoarthritis Index*

Chapitre 1

La thérapie manuelle

PLAN DU CHAPITRE

Définition actualisée de la thérapie manuelle

François Angelliaume, Romain Artico, Matthieu Loubière

Ce n'est point dans l'objet que réside le ***sens des choses****, mais dans la démarche.*
Antoine de Saint-Exupéry

Ce livre n'est pas un livre de thérapies manuelles

Parce qu'il fallait commencer par quelque chose, il convient de définir ici ce que nous appelons « thérapies manuelles » et pourquoi cet ouvrage n'en est justement pas une collection. En effet, ce terme polysémique contient plusieurs sens et se trouve être à la fois la somme des outils à disposition des thérapeutes, mais également son antonyme étriqué, vu par certains comme de simples techniques passives. Vous trouverez donc dans ce chapitre la définition internationale de la thérapie manuelle orthopédique (TMO) telle que définie par l'International Federation of Orthopaedic Manipulative Physical Therapists (IFOMPT), et les deux notions fondamentales qui la soutiennent. Nous vous emmènerons ensuite dans un voyage de plus d'un siècle où vous découvrirez l'émergence des premières thérapies et les différentes philosophies qui leur feront suite. Enfin, nous développerons succinctement les différents outils à notre disposition dans ce concept large et composite.

C'est quoi la thérapie manuelle orthopédique ?

Si l'on prend la définition proposée par l'IFOMPT, « la thérapie manuelle orthopédique (TMO) est un domaine spécialisé de la physiothérapie consacré à la prise en charge des troubles neuro-musculo-squelettiques (TNMS). Fondée sur un raisonnement clinique rigoureux, cette approche thérapeutique combine des techniques manuelles hautement spécifiques et des exercices thérapeutiques adaptés aux besoins de chaque patient. La pratique est orientée par les données cliniques et scientifiques actuelles et tient compte des composantes bio-psycho-sociales qui influencent la condition du patient » [1].

Dès lors, deux idées centrales se détachent de cette définition : spécificité et raisonnement clinique.

Notion de spécificité

Le cœur de la TMO est la notion de **spécificité** qui souligne la nécessité d'offrir des traitements « sur mesure » et « patient-centrés ». Cette spécificité peut varier d'une contrainte mécanique dirigée dans une direction particulière en thérapie manuelle (TM) (si nécessaire) à des interventions cognitives et comportementales pour adresser des problèmes comme la kinésiophobie. Cette spécificité peut également s'exprimer sous d'autres formes : amplitude de mouvement, charge appliquée, répétition de mouvements, et même des exercices thérapeutiques spécialement adaptés. La spécificité s'oppose ainsi à des traitements généralistes, qui seraient uniformément appliqués à tous les patients sans prendre en compte leur individualité, comme peut le faire un protocole. L'objectif est de proposer un traitement qui sera le plus répondant chez le patient en tenant compte de l'unicité de son problème de santé.

Raisonnement clinique

Pour permettre au praticien de répondre à cette exigence de spécificité, un concept clé en TMO est **le raisonnement modulaire**. Cette méthodologie décompose un problème complexe, comme une plainte musculosquelettique d'un patient, en modules ou composantes distinctes et plus gérables. Ainsi, chaque aspect du problème est abordé individuellement avant d'être intégré dans une vue d'ensemble.

Par exemple, dans l'évaluation d'un patient, le praticien pourrait séparer les éléments mécaniques, physiologiques et psychosociaux, ses mécanismes de douleurs… Évaluant et concevant un traitement pour chacun d'eux séparément avant d'intégrer ces informations pour formuler un diagnostic complet et un plan de traitement.

Cette modularité facilite également la collaboration interprofessionnelle, permettant à différents spécialistes d'apporter leurs expertises spécifiques au soin du patient. Ce type de raisonnement a été proposé par plusieurs auteurs comme Jones avec ses catégories d'hypothèse [2] ou encore Toussignant-Laflamme avec le modèle des vecteurs de douleur et d'incapacité [3].

En résumé, la TMO est une pratique de soins hautement **spécialisée** qui requiert une expertise pointue, une approche patient-centrée et un raisonnement modulaire pour offrir des traitements spécifiques et efficaces dans la gestion des troubles neuro-musculo-squelettiques.

Histoire de la TMO (figure 1.1)

La spécificité en TMO est un fil conducteur qui trouve ses racines dans les contributions fondamentales de ses pionniers, ayant évolué à partir d'un paradigme biomécanique parfois paternaliste, vers un paradigme bio-psycho-social centré sur le patient [4,5]. Chaque figure emblématique a apporté une vision pour traiter les TNMS, mettant au cœur de cette recherche l'idée que l'application d'un traitement spécifique est probablement meilleure qu'un simple retour graduel aux activités comme pourrait le proposer un « coach ».

Si les prémisses de la TMO remontent à l'antiquité avec Hippocrate (400 av. J.-C.), c'est avec l'avènement de la médecine moderne au XIXe et XXe siècles que sa pratique est devenue plus codifiée. Andrew Taylor Still (1828-1917) introduit les concepts de la médecine ostéopathique en 1874, fondant une discipline qui insiste sur l'importance des manipulations spécifiques de la colonne vertébrale pour la santé globale, une pratique qui prend ses racines dans les civilisations anciennes [6]. Daniel David Palmer (1845-1913) crée la Chiropractie en 1895, poursuivant ainsi dans une lignée où les « dysfonctions positionnelles » sont recherchées lors d'un examen clinique basé sur le ressenti de la main et les mouvements. Les subluxations retrouvées sont ainsi « normalisées » dans le but d'obtenir la guérison [7].

Au début du XXe siècle, le développement de la médecine orthopédique via les médecins James Beaver Mennell (1880-1957) et James Henry Cyriax (1904-1985) change de dimension avec un raisonnement clinique centré sur le diagnostic différentiel, rendant également populaires les sensations de fin de course (*end-feel*), les schémas (non) capsulaires et le massage transversal profond (MTP) [5].

Cependant, ce sont les contributions de physiothérapeutes de la seconde moitié du XXe siècle qui ont vraiment posé les bases de la TMO spécifique que nous pratiquons aujourd'hui [8]. Ces praticiens ont mis l'accent sur des techniques basées sur une évaluation précise, le raisonnement clinique et une compréhension approfondie de la biomécanique et de la pathologie.

Stanley Paris et Freddy Kaltenborn (1923-2019), avec leurs approches distinctes de la mobilisation et de la mani-

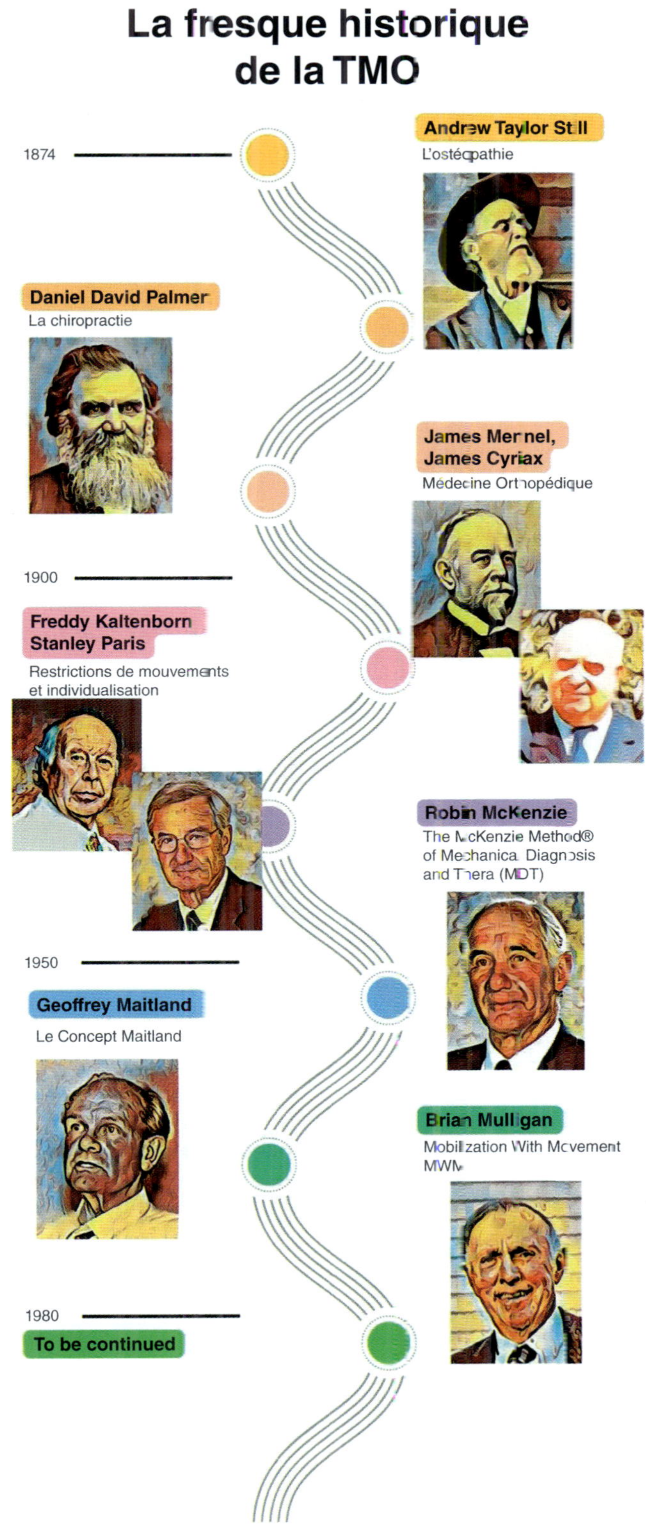

Figure 1.1

La fresque historique de la TMO.

pulation, ont souligné l'importance d'adapter les interventions aux restrictions de mouvement individuel des patients. Leur méthodologie a aidé à affiner les stratégies de traitement, en rendant les interventions en thérapie manuelle plus personnalisées et fondées sur des principes biomécaniques solides [8].

Robin McKenzie (1931-2013) a développé la « Méthode McKenzie », axée sur l'autotraitement et l'éducation des patients pour gérer leurs propres symptômes. Par son approche spécifique de traitement mécanique dans des directions choisies, elle a eu un impact profond sur la pratique de la TMO. Elle a permis une meilleure compréhension de la relation entre le mouvement, la posture et les symptômes, facilitant ainsi des stratégies de traitement plus efficaces et personnalisées [9].

Geoffrey Maitland (1924-2010) a révolutionné les méthodes d'évaluation et de traitement en physiothérapie avec son « Concept Maitland », qui souligne une évaluation méticuleuse et complète suivie d'un traitement spécifique et précis. Son approche a marqué un tournant dans la TMO en mettant l'accent sur la spécificité du traitement des symptômes pour une compréhension plus profonde des causes des troubles, et un retour progressif à l'activité [10].

Brian Mulligan a introduit le concept de mobilisation avec mouvement (MWM), combinant des mouvements actifs avec une mobilisation manuelle pour obtenir des améliorations immédiates de la douleur et de la mobilité [11]. La spécificité de l'approche se retrouve dans sa gestion de la réponse symptomatique qui guide le dosage et les modalités d'application.

Ainsi, la spécificité qui est au cœur de la TMO s'est développée grâce à l'approfondissement de la compréhension des mécanismes de la douleur et de la dysfonction (tableau 1.1). Les thérapeutes manuels ont commencé à reconnaître que chaque patient est unique et que les interventions doivent être adaptées non seulement à la condition clinique, mais aussi aux besoins individuels du patient. Cette approche a évolué pour inclure non seulement les manipulations et les mobilisations spécifiques, mais aussi des techniques qui abordent les aspects cognitifs et comportementaux, soulignant l'importance d'une approche holistique [4].

À travers les âges, la TMO a ainsi constamment intégré de nouvelles connaissances et techniques, tout en restant fidèle à son principe de spécificité. C'est cette capacité d'adaptation et d'évolution qui a permis à la TMO de rester pertinente et efficace dans la prise en charge des TNMS.

Par quels moyens agit la TMO ?

L'évolution de la TMO au travers des années nous amène à nous interroger sur les moyens techniques en notre possession dans le cadre de la TMO. Deux champs complémentaires mais opposables par définition sont proposés : les techniques *hands on* et *hands off*. À la fin des années 1980, le monde de la rééducation se déchire sur les mécanismes d'action des techniques, avec d'un côté les « biomécaniciens », arguant normaliser des fautes positionnelles, et de l'autre côté les « neurophysiologistes », considérant

Tableau 1.1. Philosophie et principes de spécificité.

Fondateur(s)	Philosophie	Principes
Stanley Paris Freddy Kaltenborn	L'adaptation des interventions aux restrictions de mouvement individuelles.	– Évaluation individualisée : évaluation minutieuse des restrictions de mouvement individuelles de chaque patient. Cette évaluation détaillée permet d'identifier les limitations spécifiques et les dysfonctionnements articulaires. – Interventions personnalisées : en se basant sur une évaluation individualisée, application d'interventions manuelles adaptées à chaque cas spécifique. Cette personnalisation assure que les techniques de mobilisation et de manipulation sont directement pertinentes pour les besoins du patient. – Approche basée sur la biomécanique : les techniques se distinguent par une compréhension approfondie de la biomécanique et de la pathologie des mouvements. Cela permet d'appliquer des interventions précises qui ciblent efficacement les zones de restriction. – Raisonnement clinique dans l'application des techniques. Mise en avant de l'importance du raisonnement clinique dans l'application des techniques de mobilisation et de manipulation. Chaque intervention est adaptée en fonction de la réponse du patient, assurant ainsi un traitement sécurisé et efficace.

Fondateur(s)	Philosophie	Principes
Robin McKenzie (1931-2013)	**Traitement mécanique : cette méthode se distingue par sa spécificité dans l'application de traitements mécaniques orientés dans des directions précises.**	– Traitements mécaniques directionnels : la méthode McKenzie se concentre sur l'identification des mouvements et positions qui améliorent ou aggravent les symptômes du patient. Cette approche spécifique permet de déterminer des traitements mécaniques adaptés, orientés dans des directions qui soulagent la douleur et améliorent la fonction. – Autotraitement ciblé : McKenzie a mis en avant l'importance de l'autotraitement, où les patients apprennent à appliquer eux-mêmes des mouvements spécifiques pour gérer leurs symptômes. Cette autonomie permet une intervention plus rapide et plus ciblée en cas de douleur ou de dysfonctionnement. – Éducation des patients à la spécificité : un aspect crucial de la méthode McKenzie est l'éducation des patients à reconnaître les mouvements et postures spécifiques qui influencent leurs symptômes. Cette connaissance permet aux patients de participer activement à leur traitement et de gérer de manière autonome leur condition. – Application précise et personnalisée : la spécificité de la méthode McKenzie repose sur l'application de traitements adaptés à la condition individuelle de chaque patient. Cette approche personnalisée assure une efficacité maximale du traitement.
Geoffrey Maitland (1924-2010)	**Ce concept se distingue par la modulation des symptômes et le retour à l'activité**	– Identification et traitement des symptômes spécifiques : l'approche Maitland met un point d'honneur sur l'identification précise des symptômes spécifiques du patient. Maitland reconnaissait que chaque symptôme pouvait indiquer des problèmes sous-jacents distincts, nécessitant des interventions ciblées. – Utilisation de contraintes spécifiques : Maitland a introduit des techniques de traitement qui impliquent l'application de contraintes spécifiques et ciblées. Ces techniques sont conçues pour moduler les symptômes de manière précise, permettant une analyse plus approfondie de la cause du handicap. – Lien entre symptôme et cause : en modulant les symptômes de manière spécifique, Maitland a ouvert la voie à une meilleure compréhension des causes sous-jacentes des TNMS. Cela permettait un traitement plus efficace et orienté vers la résolution du problème à sa source. – Retour graduel à l'activité, rééducation progressive : l'approche de Maitland privilégie un retour progressif à l'activité, en reconnaissant que la guérison et la rééducation doivent s'adapter au rythme et aux capacités individuelles du patient. – Thérapie orientée vers les objectifs du patient : en se concentrant sur les symptômes et leurs implications fonctionnelles, Maitland a développé une thérapie qui aide les patients à atteindre leurs objectifs personnels de mobilité et d'activité, favorisant ainsi un rétablissement plus complet et personnalisé.
Brian Mulligan	**La spécificité de la mobilisation avec mouvement (MWM) dans le traitement des symptômes**	– Mobilisations manuelles spécifiques : la méthode MWM de Mulligan repose sur l'application de mobilisations manuelles ciblées, conçues pour modifier directement les symptômes du patient. Ces techniques spécifiques sont adaptées en fonction des besoins et réactions individuelles. – Combinaison avec des mouvements actifs : une caractéristique clé de la MWM est la combinaison de ces mobilisations avec des mouvements actifs. Cette synergie entre mouvement et mobilisation permet de maximiser l'efficacité du traitement en termes de réduction de la douleur et d'amélioration de la mobilité. – Répétition des techniques pour le traitement : la répétition des mobilisations manuelles spécifiques est essentielle dans la MWM. En répétant ces techniques, les thérapeutes peuvent obtenir des améliorations progressives et durables des symptômes, conduisant à un traitement plus efficace. – Approche basée sur les symptômes : Mulligan a mis l'accent sur une approche thérapeutique qui se concentre sur la modulation des symptômes par des interventions spécifiques. Cette approche assure que le traitement est directement lié aux besoins spécifiques du patient.

MWM : *Mobilization With Movement* ; TNMS : troubles neuro-musculo-squelettiques.

que c'est par la modulation nerveuse que les techniques fonctionnent [12]. Le débat porte aujourd'hui bien plus volontiers sur les pros *hands on* saluant l'effet modulant et psychologique du toucher, et les pros *hands off* critiquant l'absence d'effets spécifiques des techniques manuelles et préférant les effets long-termistes de l'exercice et de l'éducation [13].

Nous préférons ici considérer qu'un tel débat n'a pas sa place, stérile par essence dans la mesure où on raisonne sur des modalités et pas sur des situations cliniques. La quintessence d'une prise en charge spécifique est de justement faire fi des dualismes pour intégrer ce panel d'outils au bon moment et au bon dosage, considérant que l'alliance thérapeutique dépend aussi des attentes des patients et des thérapeutes.

Techniques *hands on*

Par définition, le terme *hands on* renvoie à l'utilisation des mains pour réaliser les techniques. L'IFOMPT propose dans ses standards d'éducation comme définition d'une technique manuelle : « Mouvements adroits des mains visant à produire l'un ou plusieurs des effets suivants : améliorer l'extensibilité des tissus ; augmenter l'amplitude des mouvements ; mobiliser ou manipuler les tissus mous et les articulations ; induire la relaxation ; modifier la fonction musculaire ; stabiliser le complexe articulaire ; moduler la douleur ; réduire le gonflement des tissus mous, l'inflammation ou la restriction des mouvements » [14]. Il convient de rappeler ici que les techniques dites « manuelles » ne sont en aucun cas des techniques strictement passives dans la mesure où certaines utilisent des contractions musculaires associées (p. ex. MWM de Mulligan), ainsi qu'une attention active du patient (p. ex. pour monitorer sa douleur au cours de la technique).

Mobilisations et manipulations

Devenues populaires au XXe siècle, les techniques de mobilisation utilisent des mouvements lents et graduels ayant pour objectifs principaux de diminuer la douleur et de retrouver ou conserver une amplitude de mouvement complète. Chaque mobilisation est définie par des paramètres (position, direction, force, mode…) permettant d'adapter le dosage de la technique au patient en fonction de son problème de santé et de l'objectif recherché [15].

Historiquement, l'ensemble de ces techniques sont nommées soit par le nom de « l'inventeur », soit par l'effet supposé créé par leur utilisation (technique de rotation médiale du genou…). Actuellement, il est probablement plus juste et judicieux de les décrire en fonction de leur composante de paramétrage (poussée postéro-antérieure du tibia sur le fémur en position ventrale, poussée médiolatérale de la rotule en position décubitus…).

D'après Bialosky et al. [16], les mécanismes d'action des techniques de mobilisation vont au-delà de l'effet uniquement local. On retrouve des effets médullaires, supramédullaires, hormonaux et sensori-moteurs entre autres déclenchés à la suite d'un stimulus mécanique.

Caractérisées par des mouvements de haute vélocité et de basse amplitude (HVBA) et définies également par des paramètres précis, les manipulations ont les mêmes objectifs que les mobilisations. Une force rapide et brève est alors appliquée sur la région anatomique choisie pouvant entraîner un bruit (bruit de cavitation). Bien admis aujourd'hui, les mécanismes d'action sont d'origine plus centrale que locale, passant d'un modèle mécanique à un modèle neuromusculaire [17].

Techniques orientées sur les tissus mous

Cette dénomination est à opposer aux techniques de mobilisations dites « articulaires » vues plus haut. En effet, ici, elles se concentrent sur les muscles, les ligaments, les tendons. Historiquement liées aux techniques de massage, elles ont évolué depuis pour offrir un panel de possibilités : technique de point trigger, levée de tension musculaire…

Techniques appliquées au système nerveux périphérique

Décrites initialement par Butler puis par Schacklock [19] dans les années 1990 et 2000, ces techniques ont souligné l'importance d'intégrer le traitement des nerfs dans la prise en charge des TNMS. Historiquement conçues pour améliorer la mobilité nerveuse, des développements récents [19] ont permis d'envisager ces techniques sous un angle plus physiologique que biomécanique. En effet, l'objectif principal est de restaurer l'homéostasie entre le nerf et son environnement, notamment en réduisant l'œdème neural ou la sensibilité nerveuse. Pour ce faire, plusieurs techniques peuvent être utilisées, telles que le glissement nerveux (*slide*), la mise en tension (tensionner) ou les techniques d'interfaces mécaniques.

Techniques *hands off*

À l'inverse, l'approche *hands off* va constituer tout ce que les thérapeutes vont pouvoir faire sans toucher leurs patients pour moduler les symptômes. Les exercices thérapeutiques et l'éducation constituent les principaux moyens afin d'obtenir des résultats qui s'inscrivent sur le long terme et il nous semble indispensable de les intégrer dans toute approche thérapeutique [12].

Exercice thérapeutique

Les exercices thérapeutiques restent la modalité la plus populaire à travers les essais cliniques pour améliorer les patients. Il existe toute une gamme de modalités et d'objectifs pouvant justifier l'application d'un exercice en faisant ainsi un incontournable de chaque prise en charge. Les modalités et gains sont nombreux, permettant :

- l'antalgie (p. ex. l'isométrie antalgique) [20] ;
- l'amélioration de la force ou de l'endurance (p. ex. par des protocoles d'exposition à la charge ou l'exercice aérobie) [21] ;
- la cicatrisation (p. ex. l'excentrique dans les tendinopathies) [22] ;
- l'amélioration du contrôle moteur (p. ex. à l'aide de myofeedback) [23] ;
- la mobilité (p. ex. l'excentrique) [24].

Éducation thérapeutique

Une partie des résultats de nos soins dépendent de l'alliance thérapeutique que nous sommes capables de créer, notamment en améliorant les effets non spécifiques qui modulent la douleur [25]. Pour optimiser cela, l'éducation thérapeutique, tant sur le fond que sur la forme, participe à optimiser cette alliance et fait partie de l'arsenal thérapeutique. Si nous devions nous attarder sur quelques points d'attention, cette communication entre un thérapeute et son patient peut avoir des impacts négatifs, notamment en générant de la peur et des croyances [26] comme positifs via la réassurance cognitive et émotionnelle [27]. Ces dernières années ont vu une amélioration dans la compréhension des mécanismes de production de la douleur, débouchant sur de l'éducation aux neurosciences de la douleur pour les patients [27].

Synthèse

La thérapie manuelle n'est pas uniquement des techniques passives, mais bien un concept où le raisonnement clinique modulaire et la spécificité tiennent une place centrale. Ainsi, les thérapeutes peuvent appliquer des techniques actives ou passives hautement individualisées aux problématiques de leurs patients.

Neurophysiologie de la douleur appliquée à la thérapie manuelle du genou

Arnaud Duport, Pierre Langevin, Frédéric Wellens, Guillaume Léonard

Phénomène de la douleur

La douleur est un phénomène complexe à définir et à étudier. Selon l'Association internationale pour l'étude de la douleur (IASP), la douleur est décrite comme « une expérience sensorielle et émotionnelle désagréable associée ou ressemblant à celle associée à des lésions tissulaires réelles ou potentielles ». Cette définition met en évidence deux aspects majeurs de la douleur : un aspect sensoriel, en étroite relation avec les afférences nociceptives provenant du genou lui-même, et un aspect émotionnel lié à la cognition et aux émotions.

La douleur joue un rôle essentiel en signalant à l'individu que quelque chose ne va pas. Cependant, lorsque la douleur persiste au-delà du temps de guérison normal, elle cesse d'être bénéfique. Des mécanismes physiopathologiques peuvent maintenir cette douleur, et son traitement nécessite des approches spécifiques.

Point clé

Pour faciliter la planification des soins, une classification temporelle de la douleur a été mise en place : douleur aiguë (douleur de courte durée, généralement moins de 6 semaines), douleur subaiguë (entre 6 et 12 semaines) et douleur chronique (plus de 12 semaines). Les recommandations cliniques se basent fréquemment sur cette classification temporelle pour proposer un plan de traitement adapté, commençant par des thérapies simples et devenant plus complexes en cas de persistance de la douleur.

Neurophysiologie de la douleur

Afin de fournir aux différents professionnels de santé des outils pour mieux comprendre le phénomène de la douleur, quelques simplifications ont été faites pour proposer un schéma d'ensemble des différents mécanismes impliqués. La figure 1.2 présente de manière distincte les mécanismes ascendants (à droite) et les mécanismes descendants (à gauche) impliqués dans la neurophysiologie de la douleur, ainsi que quelques structures clés dans la perception et la modulation du message nociceptif.

Transduction, conduction et transmission du message nociceptif

La perception de la douleur implique des structures et des voies spécifiques avant qu'elle ne soit perçue par notre cerveau. Pour comprendre le processus de la douleur, nous pouvons le diviser en quatre étapes distinctes :

• **la transduction :** c'est la phase où un stimulus nociceptif (p. ex. blessures mécaniques) est converti en une activité électrique générant un potentiel d'action. Les nocicepteurs présents dans la peau, les muscles, les structures capsulo-ligamentaires et les tendons inhérents du genou s'activent lorsque la stimulation atteint un certain seuil. Ces nocicepteurs s'activent généralement après les récepteurs non nociceptifs pour signaler un danger potentiel, par exemple lorsqu'une stimulation mécanique initialement bénigne devient trop forte et potentiellement délétère pour l'organisme. Les nocicepteurs sont des terminaisons nerveuses libres qui réagissent à des modalités spécifiques. Les champs récepteurs des nocicepteurs (zone où les nocicepteurs détectent des stimuli nociceptifs) des fibres Aδ sont plus petits et plus circonscrits que

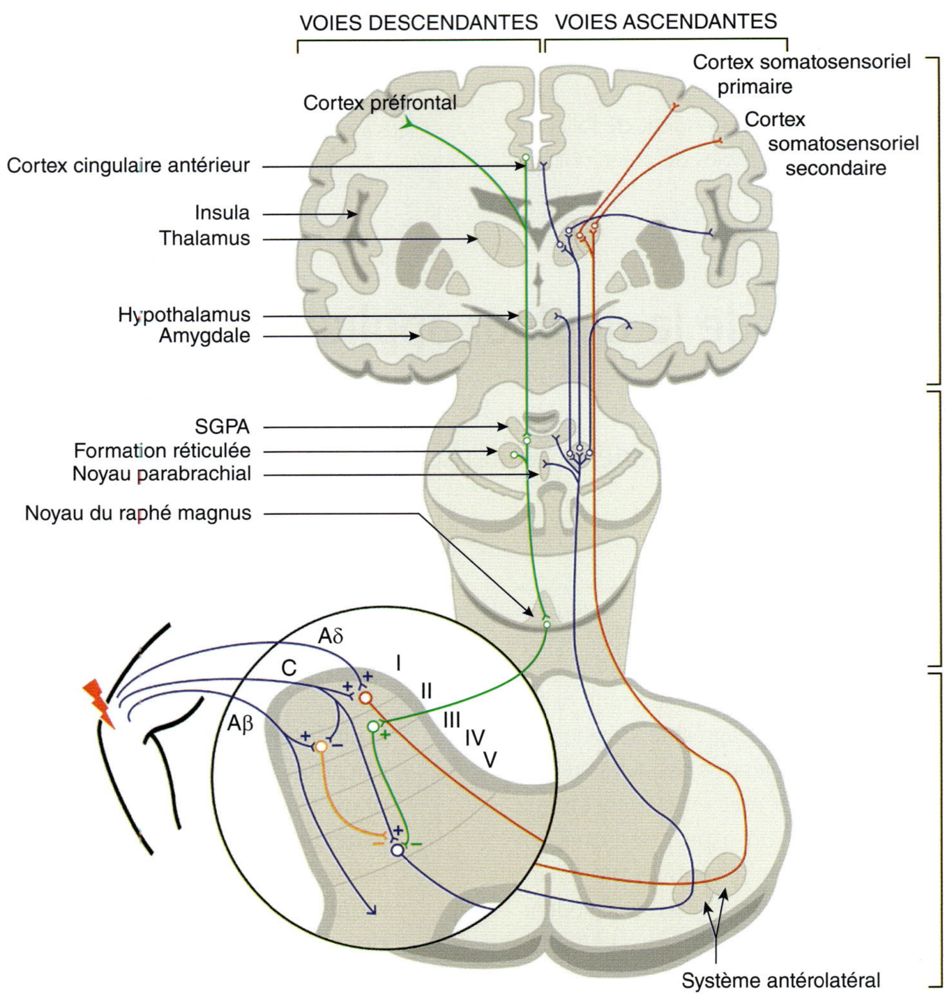

Figure 1.2

Schéma simplifié des structures mises en jeu dans la perception et la modulation de la douleur.

Source : D'après Arnaud Duport dans « Toutes les clés pour réussir en STAPS ; Delafontaine, Frigout, Mayelo, Elsevier-Masson.

ceux des fibres C, expliquant la localisation précise de la douleur dans le premier cas ;

- **la conduction de la nociception :** à cette étape, l'impulsion électrique se propage le long des fibres nociceptives Aδ et C, contenues, pour le genou dans les nerfs sciatiques, fémoraux, saphènes, cutanés et obturateurs, jusqu'aux neurones de second ordre, situés dans la moelle épinière. Les fibres Aδ se divisent en deux types, celles sensibles aux stimulations mécaniques (type I) et celles sensibles aux stimulations thermiques (type II). Les fibres C sont polymodales, c'est-à-dire qu'elles transmettent les influx nociceptifs liés à différentes modalités de stimulation. Ces fibres se distinguent par leur vitesse de conduction, qui dépend du diamètre et du degré de myélinisation de l'axone. Les fibres C, plus petites et amyélinisées, conduisent ainsi l'influx nociceptif plus lentement que les fibres Aδ, qui sont entourées de myéline et dont le diamètre est plus grand comparativement aux fibres C. Pour des douleurs en provenance du genou, ces fibres entrent majoritairement dans la moelle épinière aux niveaux lombaires et sacrés, de L2 à S3, selon la provenance et du nerf qui conduit l'influx. Ces dernières feront synapse dans la corne dorsale de la moelle épinière avant de poursuivre leur trajet vers les centres supérieurs ;
- **la transmission :** les fibres nociceptives, en pénétrant dans la corne dorsale de la moelle épinière, envoient des extensions vers les neurones de deuxième ordre, situés principalement dans les couches I, II et V. Les fibres Aδ font synapse principalement dans la couche I, tandis que les fibres C rejoignent surtout les couches I et V. Les fibres non nociceptives Aβ, transmettant par exemple les informations relatives à la pression, au toucher et à la vibration, font également synapse dans la couche V. Ces fibres, nociceptives et non nociceptives, sont amenées à faire synapse avec un type particulier de neurones de deuxième ordre, appelés neurones à large gamme dynamique (LGD). Les neurones LGD peuvent être activés par des fibres provenant de différentes localisations, expliquant pourquoi certaines douleurs sont difficiles à localiser avec précision. Les neurones LGD codent l'intensité du signal reçu en fréquence de potentiels d'action, basculant, par exemple, d'une stimulation mécanique vers une stimulation nociceptive au-delà d'un certain seuil. Les neurones de second ordre traversent la ligne médiane pour former le système antéro-latéral, cheminant dans la partie antérieure de la moelle épinière du côté opposé à leur corps cellulaire. Ce système se divise en deux voies au sein du système antéro-latéral : la voie spinothalamique latérale remonte dans la moelle épinière pour faire synapse avec les noyaux thalamiques latéraux, responsable de la composante sensori-discriminative et qui permet à l'individu d'évaluer l'intensité et de localiser la douleur ; et la voie spinothalamique médiane remonte pour sa part dans la moelle épinière pour faire synapse avec les noyaux thalamiques intralaminaires, impliquée dans la composante motivo-affective de la douleur, et traduisant une sensation plus diffuse ;
- **la perception de la douleur :** le terme « douleur » s'applique seulement lorsque ce signal nociceptif atteint les centres supérieurs du cerveau. La douleur sera perçue de manière singulière, résultant à la fois des interactions entre les voies ascendantes décrites ci-dessus, mais aussi de l'influence des mécanismes endogènes de modulation, que nous décrirons dans la prochaine section. Ainsi, la douleur ressentie varie considérablement d'une personne à une autre, et ce, pour la même stimulation nociceptive.

Modulation du message nociceptif

Le message nociceptif ne voyage pas de façon linéaire, et il est maintenant bien établi que celui-ci subit une série de modulations tout au long de son parcours vers le cerveau.

Mécanismes spinaux et théorie du portillon

La moelle épinière est un des premiers sites capables de moduler le message nociceptif lors de son trajet vers les centres supérieurs. Cette idée a été proposée pour la première fois par Melzack et Wall, au milieu des années 1960, avec la publication de la désormais célèbre théorie du portillon [29]. Selon cette théorie, la perception de la douleur est modulée par un « portillon » qui peut être ouvert (facilitation de la nociception) ou fermé (inhibition de la nociception). Cet état ouvert ou fermé dépend de l'équilibre entre l'activité des petites fibres nociceptives Aδ et C, favorisant l'ouverture du portillon, et celle des grosses fibres non nociceptives Aβ, favorisant la fermeture du portillon.

> *Point clé*
>
> **L'activation des grosses fibres myélinisées Aβ permet de bloquer, au niveau de la *substantia gelatinosa* de la moelle épinière, les informations transmises par les fibres nociceptives (Aδ et C), diminuant ainsi ultimement la douleur ressentie.**

Ces idées mises de l'avant de la théorie du portillon ont été confirmées par de nombreux travaux montrant que le recrutement des afférences de gros calibre comme les fibres Aβ provoque une inhibition sélective des afférences nociceptives au niveau des cornes postérieures de la moelle épinière via la libération de molécules se liant notamment aux récepteurs purinergiques et opioïdes.

Plusieurs modalités analgésiques non médicamenteuses utilisées aujourd'hui reposent sur les principes de la théorie du portillon, l'activation des fibres de gros calibres Aβ visant à inhiber l'information nociceptive transmise par les fibres Aδ et C. C'est le cas des techniques des approches douces de massothérapie (p. ex. effleurements), de la vibration, et des approches de neurostimulation périphérique (TENS [stimulation nerveuse électrique transcutanée]) de haute fréquence [30].

Tronc cérébral et contre-irritation

Quelques années après la publication de la théorie du portillon de Melzack et Wall, Reynolds [31] identifie une région du tronc cérébral capable d'induire des effets hypoalgésiques remarquables : la substance grise périaqueducale (SGPA). Les recherches subséquentes allaient montrer que cette structure est intimement liée au noyau du raphé magnus (NRM), également situé dans le tronc cérébral, et que l'information transmise par les fibres nociceptives de petits diamètres déclenche, lors de son ascension dans le tronc cérébral, un système d'inhibitions descendantes issu de ces structures et du sous-noyau réticulaire dorsal (SRD). C'est le principe de l'analgésie par contre-irritation, utilisée aujourd'hui en clinique pour soulager les patients, en ayant recours à des stimulations fortes et douloureuses (p. ex. massage profond, TENS de basse fréquence). Ces principes sont également mis à profit en recherche pour étudier l'efficacité des mécanismes inhibiteurs descendants dans différentes conditions et chez différentes populations, à la fois chez l'humain (paradigme de modulation conditionnée de la douleur, en anglais *Conditioned Pain Modulation* ou CPM) et chez l'animal (contrôle inhibiteur diffus induit par des stimulations nociceptives, en anglais *Diffuse Noxious Inhibitory Controls* ou DNIC) [32].

Il est aujourd'hui bien connu que ces structures du mésencéphale et du bulbe rachidien font partie d'un puissant système d'inhibitions descendantes. L'effet hypoalgésique de ce système endogène s'exerce par l'intermédiaire de projections descendantes issues du tronc cérébral et qui voyagent par le funiculus dorsolatéral pour faire synapse au niveau des cornes dorsales de la moelle épinière, produisant un effet analgésique diffus via la libération de sérotonine, d'enképhaline, de glycine et de GABA. Ce système d'inhibition peut être déclenché par les afférences nociceptives, comme nous l'avons vu précédemment, mais aussi par l'entremise d'afférences non nociceptives. C'est le cas, par exemple, des projections issues des centres supérieurs (cortex préfrontal médial, dorsolatéral et orbitofrontal), connues pour jouer un rôle dans l'analgésie placebo et nocebo et la modulation de la douleur par les attentes [33].

Types de douleurs

Inspiré par la définition de l'IASP, il est possible de définir trois grands types de douleurs distinctes, qui vont orienter le choix des techniques de traitement :

Points clés

- **La douleur nociceptive**, qui émerge à la suite de lésions réelles ou potentielles des tissus non nerveux, liée à l'activation des nocicepteurs.
- **La douleur neuropathique**, causée par une atteinte du système nerveux. De nombreuses formes de douleurs y sont associées, telles que les polyneuropathies douloureuses liées au diabète, la mononévropathie, la polyneuropathie, la radiculopathie douloureuse, les douleurs thalamiques et les douleurs centrales parfois observées chez les personnes souffrant de sclérose en plaques.
- **La douleur nociplastique**, qui résulte d'une nociception altérée souvent sans preuve claire de lésions provoquant l'activation des nocicepteurs périphériques ou affectant le système nerveux.

Thérapie manuelle appliquée aux conditions douloureuses du genou

Indication et contre-indications

La thérapie manuelle appliquée aux conditions douloureuses du genou est une approche de traitement qui implique l'utilisation des mains par un professionnel de santé pour traiter les troubles liés à cette articulation. Bien que des techniques manuelles puissent être utilisées dans le cadre de l'évaluation des patients, nous discuterons ici des techniques manuelles utilisées dans un cadre d'intervention. Les techniques de thérapie manuelle comprennent les mobilisations passives et actives assistées, les manipulations, les techniques de tissu mou, et les mobilisations neurales. Les indications de la thérapie manuelle comme modalité d'intervention au genou incluent des problèmes tels que l'arthrose, l'ankylose postimmobilisation ou postentorse ligamentaire, les lésions méniscales et les syndromes fémoro-patellaires. Pour ces conditions, elle peut être bénéfique pour soulager la douleur, améliorer la fonction articulaire (gain de mobilité) et pour, ultimement, restaurer la capacité fonctionnelle générale.

Certaines contre-indications doivent être prises en compte lors de l'application de la thérapie manuelle au genou. De façon générale, il est préférable d'éviter d'utiliser une technique de thérapie manuelle pour toutes conditions produisant une instabilité ou une fragilité tissulaire.

Point clé

Il est contre-indiqué d'utiliser les techniques de thérapie manuelle lors de fractures récentes, d'infections articulaires, de tumeurs osseuses, ou de pathologies vasculaires graves. De plus, la thérapie manuelle doit être administrée avec précaution chez les personnes présentant des troubles de la coagulation, de l'ostéopénie, des anomalies neurologiques, ou des antécédents d'instabilité ligamentaire.

Il est essentiel que le professionnel de la santé évalue soigneusement le patient avant d'entreprendre ce type d'interventions afin d'assurer la sécurité et l'efficacité du traitement.

Efficacité clinique

L'efficacité clinique de la thérapie manuelle dirigée vers le genou a été étudiée de façon rigoureuse principalement sur des populations atteintes d'arthrose. Une revue systématique récente a été publiée sur le sujet par Tsokanos et al. [34]. Celle-ci a inclus six essais cliniques, randomisés, ayant été publiés entre 2008 et 2018. En résumé, l'ensemble des six essais suggère que l'ajout de thérapie manuelle aux exercices thérapeutiques induit une réduction de la douleur, une amélioration de la mobilité et une amélioration de la capacité fonctionnelle chez les personnes souffrant d'arthrose, à court et long terme.

Focus

Il semble cependant que la thérapie manuelle dirigée vers le genou soit moins efficace pour les atteintes de type syndrome fémoro-patellaire. En effet, les guides de pratique clinique sur le sujet ne recommandent pas son utilisation [35]. Cela étant dit, une étude suggère que la thérapie manuelle pourrait être efficace pour diminuer la douleur au genou lorsque celle-ci cible la colonne lombaire des personnes ayant un syndrome fémoro-patellaire [36].

Les mécanismes neurophysiologiques spinaux et corticaux décrits dans ce chapitre pourraient être à l'origine de ces effets. Nous y reviendrons plus tard.

En plus des effets neurophysiologiques, certains effets biomécaniques sur le genou et les tissus environnants pourraient également expliquer une partie de l'efficacité clinique. Notons par exemple le phénomène de fluage, qui pourrait potentiellement produire une augmentation de mobilité articulaire, et qui a été observé lors d'une analyse sous vidéo fluoroscopie à la suite d'une seule séance de mobilisations articulaires au genou de personnes souffrant d'arthrose dans une petite étude clinique [37]. Le phénomène de fluage est une propriété viscoélastique des tissus qui fait référence à un phénomène de déformation lente et continue des structures composées principalement de fibres de collagène. Cette déformation se produit lorsqu'une force externe est appliquée à un tissu du corps humain de façon plus ou moins prolongée. En revanche, tel que décrit plus loin, il est généralement reconnu que les mécanismes biomécaniques tels que le phénomène de fluage sont beaucoup moins probables que les mécanismes neurophysiologiques pour expliquer l'efficacité clinique de la thérapie manuelle. Pour cette raison, la suite de ce chapitre se concentrera sur les différents mécanismes neurophysiologiques de la thérapie manuelle.

Effets neurophysiologiques

Prémisses fondamentales

À la lumière des informations exposées précédemment, la théorie voulant que la thérapie manuelle diminue la douleur et améliore la fonction principalement grâce à des mécanismes neurophysiologiques demeure des plus probables. Un modèle a d'ailleurs été présenté à cet effet par Bialosky et al. en 2009 et a été révisé par le même groupe en 2018 [38]. Ce modèle repose sur la prémisse qu'une force mécanique appliquée par le thérapeute sur le corps du patient est susceptible d'entraîner une cascade de réactions à divers endroits clés du système nerveux, pouvant ultimement se traduire par une diminution de la douleur.

Les données probantes corroborant un tel modèle demeurent émergentes et il est encore difficile de se prononcer et de valider définitivement les différentes composantes d'un tel modèle. Néanmoins, il apparaît de plus en plus clair qu'il n'y a pas un seul mécanisme principal pour expliquer l'efficacité de la thérapie manuelle, mais que celle-ci repose plutôt sur plusieurs mécanismes distincts pouvant survenir de manière simultanée à plusieurs endroits dans le système nerveux.

Point clé

Il est hautement probable que divers profils cliniques bénéficient davantage de certains effets neurophysiologiques ou, au contraire, soient moins favorablement influencés par ceux-ci. Conséquemment, il est difficile de bien comprendre les effets de la thérapie manuelle sans connaître les caractéristiques des profils cliniques qui maximisent l'efficacité de son application [39].

Ainsi, il demeure actuellement difficile de tirer des conclusions fermes quant aux mécanismes d'action précis de la thérapie manuelle dans le traitement des douleurs musculosquelettiques. Dans les prochaines lignes, nous énoncerons les mécanismes d'action proposés selon les connaissances actuelles.

Mécanismes proposés et sites d'action

Tel qu'énoncé plus haut, il est très plausible que les effets analgésiques de la thérapie manuelle au genou, ou ailleurs, soient liés à une multitude d'effets distincts agissants à différents endroits dans le système nerveux tant périphérique que central. De ce fait, la combinaison de tous ces effets culminerait en l'effet d'analgésie observé. Il est également plausible que diverses particularités de la condition douloureuse soient plus favorables à l'expression de ces effets. Ces particularités pourraient être très variées, complexes et interreliées, être inhérentes à la condition clinique elle-même, au contexte dans lequel le traitement est donné, ainsi qu'à des attributs personnels, tant du patient que du thérapeute. Le défi du thérapeute dans un tel scénario est d'optimiser l'application de la thérapie manuelle pour en magnifier l'efficacité et influencer favorablement l'issue clinique et non seulement obtenir un soulagement temporaire. Une compréhension plus approfondie des mécanismes probables derrière les effets de la thérapie manuelle semble donc primordiale à cette optimisation.

La suite vise à proposer succinctement certains mécanismes spécifiques aux niveaux périphérique, spinal, du tronc cérébral et cortical plus spécifiquement.

Effets périphériques et spinaux

Point clé

L'application de la thérapie manuelle, sous ses différentes formes, résulte généralement en l'application d'une force manuelle sur le corps du patient, parfois au site douloureux lui-même, parfois dans un site voisin, innervé par un même segment spinal ou encore sur un site plus distant.

Indépendamment de l'endroit où est appliquée la force manuelle, le stress mécanique qui y est associé est susceptible d'activer divers mécanorécepteurs liés aux fibres Aβ, se terminant dans les segments spinaux douloureux. L'activation de ces fibres pourrait, selon l'intensité et la durée de la stimulation, enclencher les mécanismes décrits dans la théorie du portillon, dont le fonctionnement a été décrit précédemment. Ainsi, il est concevable qu'une partie des effets de la thérapie manuelle résultent, à l'image du massage, de l'activation de ces grosses fibres myélinisées par le stimulus périphérique engendré par la thérapie manuelle.

L'application des forces manuelles est parfois forte et, dans ces cas, il est possible que les techniques de thérapie manuelles activent également les fibres C et Aδ. Or, l'activation de ces fibres par l'entremise des nocicepteurs cutanés, musculaires ou articulaires est susceptible de générer de nouveaux signaux nociceptifs qui chemineront vers la moelle épinière et les structures du tronc cérébrales impliquées dans les systèmes d'inhibitions descendantes, et dont les effets seront repris plus loin.

Finalement, il est également possible que la stimulation de mécanorécepteurs et des nocicepteurs au site de la douleur entraîne localement le relâchement de neurotransmetteurs inhibiteurs, qui pourraient en retour inhiber les afférences nociceptives vers la moelle. Les données fondamentales chez certains animaux démontrent que la manipulation des articulations active les systèmes analgésiques périphériques. De même, d'autres études indiquent que les étirements augmentent l'expression et la libération de médiateurs anti-inflammatoires favorisant la guérison et la réduction de la douleur. La thérapie manuelle pourrait donc cibler la douleur nociceptive par une augmentation de l'inhibition périphérique, tout en favorisant la guérison des tissus blessés/inflammés, et pourrait réduire l'activation d'un nocicepteur [40].

Notons à cette étape qu'il est fort probable que plusieurs mécanismes concourent pour expliquer les effets de la thérapie manuelle, en influençant les synapses de la corne postérieure de la moelle épinière. Les mécanismes synaptiques complexes pourraient agir en quelque sorte comme une forme de prétraitement de l'information sensorielle, ayant pour effet de moduler le signal nociceptif alors qu'il s'apprête à emprunter les voies spinothalamiques vers les centres supérieurs. Précisons et rappelons ici que les mécanismes facilitant (p. ex. sensibilisation centrale) et entravant (p. ex. systèmes inhibiteurs descendants) la transmission du message nociceptif agissent, en partie, en modulant l'activité synaptique de la corne postérieure. Il s'agit donc d'un site d'action plausible où la thérapie manuelle pourrait avoir un effet neuromodulateur.

À cet égard, les mécanismes impliqués dans la théorie du portillon décrits précédemment sont souvent mis de l'avant pour expliquer les effets hypoalgésiques de la thérapie manuelle. Ces mécanismes impliquent le recrutement des afférences de gros calibres, les fibres Aβ, dont les influx au niveau spinal interagiront avec un réseau d'interneurones inhibiteurs atténuant l'activation des fibres de projection des voies spinothalamiques. Il est possible que la stimulation de fibres Aβ par la thérapie manuelle permette d'atténuer la douleur, au moins transitoirement, par le truchement d'un tel mécanisme. En revanche, considérant la durée des effets hypoalgésiques associés à la théorie du portillon (l'effet maximal se manifestant essentiellement *lorsque* les fibres Aβ sont stimulées), il est probable que d'autres mécanismes, contribuant à expliquer les effets à plus long terme après la séance d'intervention, soient en jeu.

Concernant les mécanismes facilitateurs, des données suggèrent que la thérapie manuelle pourrait atténuer la sommation temporelle de la douleur au niveau spinal. Or, cette sommation temporelle semble jouer un rôle déterminant dans le phénomène de sensibilisation spinale, impliquée dans la persistance de plusieurs douleurs musculosquelettiques [41].

Finalement, soulignons que de nombreux neurotransmetteurs et interneurones interagissent avec les synapses de la corne postérieure ; il est ainsi possible que la thérapie manuelle module l'activité de ces synapses. Davantage de recherches pourraient permettre de confirmer cette hypothèse, comme le suggère l'étude de Shechter et al., montrant qu'une stimulation tactile nouvelle et non connue par le système nerveux puisse engendrer une neurogenèse d'interneurones inhibiteurs GABAergiques [42]. Ces interneurones, rappelons-le, sont impliqués dans l'action des voies descendantes inhibitrices et dans les mécanismes spinaux impliqués dans la théorie du portillon.

Effets au tronc cérébral

Les voies descendantes inhibitrices prennent origine du tronc cérébral avant d'avoir leur action inhibitrice finale dans la moelle, en voyageant par le funiculus dorsolatéral. Il est plausible qu'un traitement manuel parvienne à activer ces voies descendantes [43]. Cette activation pourrait se faire par différents mécanismes, notamment par les systèmes inhibiteurs descendants déclenchés lors de l'application d'un traitement manuel plus vigoureux et douloureux, et faisant intervenir les fibres nociceptives C et Aδ (analgésie par contre-irritation). Cela pourrait expliquer pourquoi certains traitements douloureux soulagent souvent le patient après coup, ce dernier décrivant une sensation de « douleur qui fait du bien ».

Focus

À cette étape, il convient de faire une mise en garde concernant l'utilisation de la thérapie manuelle pour activer les mécanismes endogènes de modulation de la douleur. En effet, certaines pathologies musculosquelettiques sont accompagnées de phénomènes de sensibilisation périphérique ou centrale se manifestant par de l'hyperalgésie (primaire ou secondaire) et de l'allodynie. Il est également possible de noter, chez certaines personnes, une diminution de l'efficacité des mécanismes inhibiteurs descendants. Dans de telles conditions, utiliser des techniques de thérapie manuelle vigoureuses et douloureuses sur le genou du patient, afin de générer davantage d'influx nociceptifs et d'induire une analgésie par contre-irritation, pourrait s'avérer contreproductif, non seulement parce que ces techniques ne seraient pas efficaces, mais aussi parce qu'elles pourraient accroître le phénomène de sensibilisation. Dans de telles situations et pour ces patients, il est recommandé au clinicien de s'abstenir d'utiliser ce type de techniques et d'opter plutôt pour des approches douces, afin d'éviter la sollicitation des nocicepteurs lors du traitement.

Qui plus est, si nous sommes en présence d'allodynie, même l'activation des fibres Aβ par un toucher léger pourrait être nuisible. À titre d'exemple, les atteintes neuropathiques traumatiques ou chirurgicales, comme l'atteinte de la branche infrapatellaire du nerf saphène au genou, s'accompagnent fréquemment de sensibilisation. Cela devra évidemment être pris en compte lors du raisonnement clinique et des choix thérapeutiques. Même en absence d'une sensibilisation du système nerveux, certaines données probantes suggèrent que ce ne sont pas toutes les conditions cliniques qui bénéficient des approches de contre-irritation reposant sur les systèmes d'inhibitions descendantes. De toute évidence, une bonne compréhension de la neurophysiologie de la douleur et ses impacts cliniques demeure précieuse pour personnaliser le plan de traitement et maximiser les effets des interventions offertes au patient.

Effets corticaux

Comme nous l'avons vu précédemment, les systèmes d'inhibitions descendantes peuvent aussi être déclenchés par une action descendante du cortex. L'application judicieuse de la thérapie manuelle pourrait donc favoriser l'activation des voies descendantes inhibitrices, par l'entremise des projections corticales prenant origine du cortex préfrontal. La douleur étant un phénomène dont l'émergence provient de complexes interactions corticales, il semble raisonnable de postuler que la thérapie manuelle pourrait exercer en partie ses effets en influant les processus corticaux impliqués dans la douleur. Les effets dont il est question ici pourraient faire partie de ce qui est appelé l'effet placebo, même si les mécanismes derrières ceux-ci sont infiniment complexes et leur magnitude amplement modulable.

L'effet placebo est décrit comme un effet non spécifiquement lié à l'intervention elle-même, mais plutôt associé au contexte entourant l'intervention thérapeutique. L'application de la thérapie manuelle est inextricablement liée à ce contexte et aux attentes qu'entretient le patient [33].

Focus

Il convient de bien comprendre les divers éléments bio-psycho-sociaux influençant la douleur du patient pour parvenir à utiliser l'intervention manuelle afin d'affecter certains éléments à notre avantage.

Atténuer la peur du mouvement à l'aide de mobilisations non douloureuses et créer des anticipations favorables en utilisant des techniques entraînant une analgésie transitoire, mais rapide sont autant d'exemples par lesquels nous pouvons adapter notre intervention et potentialiser son effet. Ainsi, il s'agit de chercher à optimiser la thérapie manuelle en fonction des attentes du patient en tentant de bonifier l'anticipation d'un soulagement. Il faut contextualiser cette thérapie manuelle d'une manière congruente avec les attentes du patient, mais également avec les préférences du thérapeute. Réduire le niveau de stress et son impact sur l'excitabilité du système nerveux central chez des patients anxieux est également un mécanisme plausible d'une action centrale de la thérapie manuelle. Si on tient compte de tous ces facteurs, on peut vraisemblablement optimiser la réponse analgésique de l'intervention, en influençant l'activité cérébrale et les projections descendantes. Ces effets s'ajoutent alors à l'hypoalgésie induite par les mécanismes situés au niveau du tronc cérébral et spinal décrits précédemment, permettant ainsi de maximiser l'impact de la technique de thérapie manuelle et le soulagement du patient.

Une vision moderne et pragmatique du raisonnement clinique : du cerveau à la pratique clinique

François Angelliaume, Romain Artico

Le raisonnement clinique occupe une position centrale et incontournable dans la pratique quotidienne des kinésithérapeutes. Bien que souvent perçu comme un concept abstrait, sa compréhension approfondie est essentielle pour son application efficace dans le cadre de la pratique clinique habituelle. Dans ce contexte, nous offrons une perspective à la fois personnelle et novatrice sur le raisonnement clinique, visant à élucider les processus fondamentaux nécessaires à son emploi efficace. Notre objectif est de démystifier et de clarifier les mécanismes sous-jacents à la prise de décision en kinésithérapie, facilitant ainsi une application plus éclairée et stratégique dans le soin des patients.

Raisonnement clinique : modèles internes et apprentissage

« Apprendre, c'est affiner un modèle du monde » [44]. Les modèles internes sont comme des maquettes qui nous aident à comprendre et à interagir avec la réalité. Ils four-

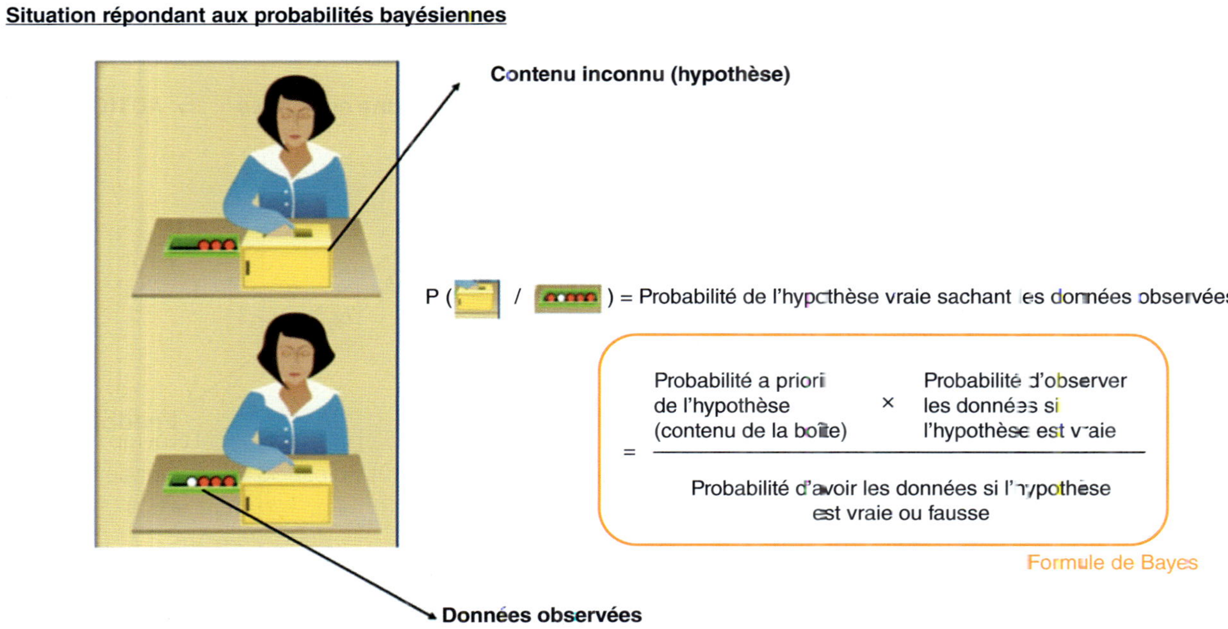

Figure 1.3

Situation de prise de décision dans un contexte où l'on ne connaît pas le « contenu de la boîte ».
La formule de Bayes s'utilise parfaitement ici, en prenant en compte l'a priori et les données observées.
Source : Xu F, Garcia V. Intuitive statistics by 8-month-old infants. Proceedings of the National Academy of Sciences. 2008;105(13), 5012-5015.

nissent un cadre pour comprendre comment le cerveau apprend et interagit avec le monde. Les modèles internes ne sont pas seulement des représentations passives ; ils sont le résultat d'un apprentissage constant qui permet au système nerveux central (SNC) de saisir de nouveaux aspects de la réalité [45,46]. Le SNC, à travers des cycles d'apprentissage, reconfigure les réseaux neuronaux pour simuler diverses composantes du monde réel ajustées en fonction de nouvelles données ou expériences.

Dans le contexte de la kinésithérapie, ces modèles internes servent à créer des représentations mentales qui permettent aux cliniciens de projeter des hypothèses sur un « cas clinique » pour ensuite venir les mettre à l'épreuve lors de l'examen clinique mais aussi lors du traitement.

Comment ce processus de mise à jour se fait-il ? C'est là que le raisonnement bayésien entre en jeu. En utilisant des lois mathématiques, comme celle de Bayes (probabilité d'un événement en prenant en compte les données déjà connues et les observations provenant d'autres événements), notre cerveau ajuste constamment ces modèles internes en réponse à de nouvelles informations.

Contrairement aux probabilités « classiques » dites « fréquentistes », qui permettent de connaître le pourcentage de chance d'observer un événement dans un monde dont le contenu est connu, les probabilités bayésiennes opèrent sans aucune connaissance préalable du contenu. Elles offrent un cadre pour gérer l'incertitude, permettant de se positionner de manière éclairée dans des situations où les informations sont incomplètes ou incertaines (figure 1.3).

Vision moderne et novatrice du raisonnement clinique

Raisonnement bayésien : l'architecture mathématique de l'apprentissage par ajustement

Le raisonnement bayésien fournit le cadre mathématique qui sous-tend l'apprentissage et la correction de ces modèles internes. « Apprendre, c'est partir d'un jeu d'hypothèses a priori », et la loi de Bayes fournit le mécanisme mathématique pour ajuster ces hypothèses en fonction des données nouvelles ou observées [44]. Cela est particulièrement pertinent dans le diagnostic en kinésithérapie, qui procède par inférences bayésiennes [47-50].

L'induction bayésienne fonctionne en prenant ces a priori et en les mettant à jour avec de nouvelles données,

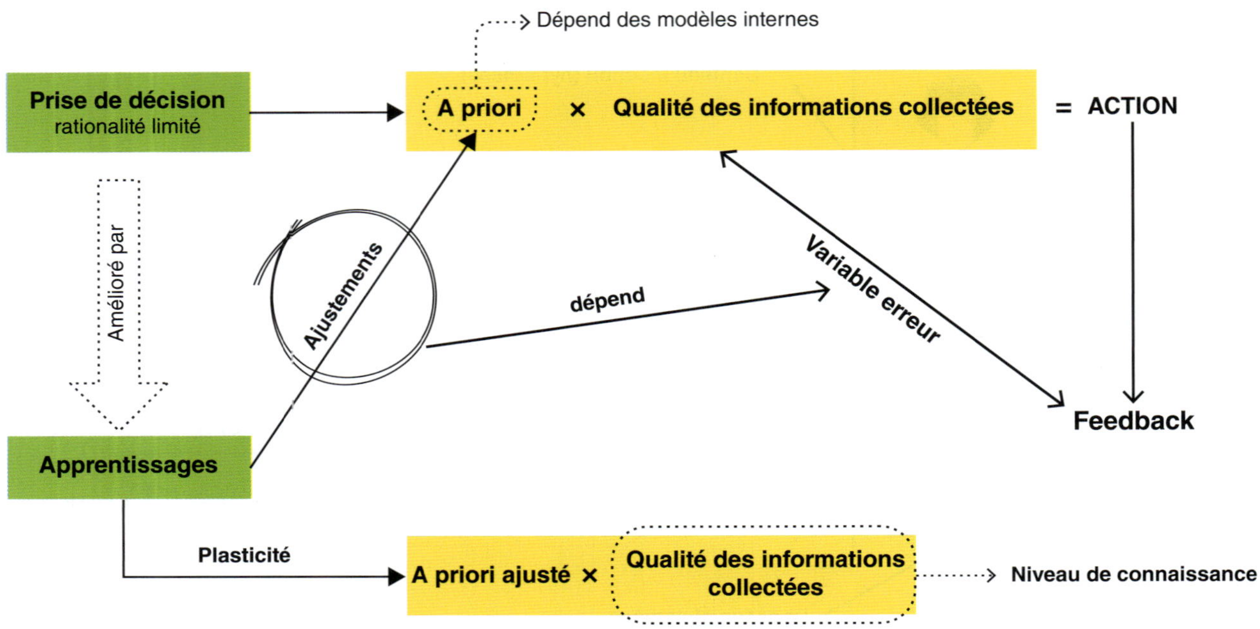

Figure 1.4

La prise de décision, dans un contexte où nos connaissances sont limitées, dépend des idées préconçues et de la qualité des informations que nous recueillons.
En agissant, nous recevons des retours qui nous révèlent d'éventuelles erreurs dans nos décisions. Ces erreurs nous aident à ajuster nos idées préconçues, améliorant ainsi notre apprentissage et affinant nos futures décisions.

créant ainsi de nouveaux a priori et affinant notre compréhension du monde.

Comment ces modèles ajustés influencent notre prise de décision, surtout dans un monde où nos ressources cognitives sont limitées ? C'est là que la théorie de la « rationalité limitée » de Daniel Kahneman trouve sa pertinence (figure 1.4).

Prise de décision et rationalité limitée

Selon Daniel Kahneman, notre cerveau fonctionne à deux vitesses : le système 1, qui est rapide et intuitif, et le système 2, qui est lent et réfléchi [51] (figure 1.5).

Dans un contexte de rationalité limitée, c'est le raisonnement bayésien qui prend souvent le dessus. Nous utilisons nos modèles internes et nos a priori pour faire des inférences[1] bayésiennes et prendre des décisions. Cela est particulièrement pertinent dans des domaines comme le diagnostic en kinésithérapie, où les praticiens utilisent leur expertise et leurs observations pour arriver à un diagnostic [47-50].

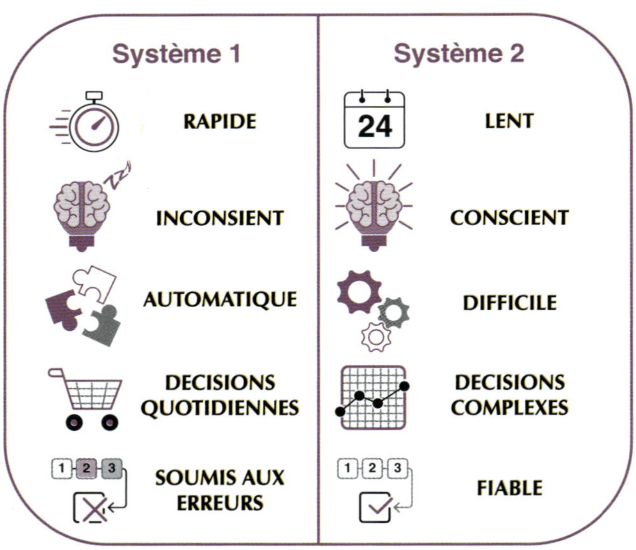

Figure 1.5

Les deux vitesses de la pensée.

Alors que le raisonnement bayésien offre un mécanisme universel de mise à jour des croyances, il est crucial de comprendre que notre cerveau utilise également des mécanismes plus spécialisés pour le traitement de l'information. Ces systèmes sont souvent appelés « modules » et ils sont responsables de la catégorisation rapide et efficace de notre environnement.

1 Inférences : *admettre une proposition en raison de son lien avec une proposition préalablement tenue pour vraie.*

Raisonnement modulaire et catégorisation

Le concept de raisonnement modulaire suggère que notre cerveau possède des modules spécialisés pour traiter différents types d'informations [52,53]. Par exemple, nous avons des modules pour la reconnaissance des visages, le langage, ou même pour la navigation spatiale. Ces modules fonctionnent souvent de manière semi-indépendante et sont extrêmement efficaces dans leur domaine d'expertise. La catégorisation est un aspect clé du raisonnement modulaire. En classant rapidement des objets ou des situations, ayant des caractéristiques communes, en différentes catégories, nous pouvons appliquer des règles ou des comportements spécifiques de manière quasi automatique [54].

La question est alors de savoir comment ces modules interagissent avec le raisonnement bayésien dans un contexte de rationalité limitée. Intéressant à noter, la catégorisation pourrait être vue comme une forme de « rationalité adaptative », où les décisions sont prises en fonction de modèles internes préexistants, mais aussi de catégories simplifiées (figure 1.6).

Rationalité adaptative : intégration des trois mécanismes

Dans un cadre de rationalité adaptative, notre cerveau utilise une combinaison de raisonnement bayésien, de raisonnement modulaire, pour prendre des décisions efficaces dans un contexte de rationalité limitée[2] [55]. Par exemple, dans une situation complexe nécessitant une décision rapide, nos modules spécialisés pourraient d'abord catégoriser la situation, ensuite le raisonnement bayésien pourrait ajuster cette catégorisation en fonction des nouvelles données, et enfin le processus de prise de décision pourrait être accéléré grâce aux découvertes découlant du raisonnement modulaire.

Considérons le processus de prise de décision lié à la sélection des vêtements appropriés pour la journée d'enfants, illustrant le fonctionnement complexe du cerveau humain. Dans ce scénario, divers modules cognitifs s'activent pour optimiser le choix, en prenant en compte

2 Rationalité limitée : *l'idée selon laquelle la capacité de décision d'un individu est altérée par un ensemble de contraintes comme le manque d'information, des biais cognitifs ou encore le manque de temps.*

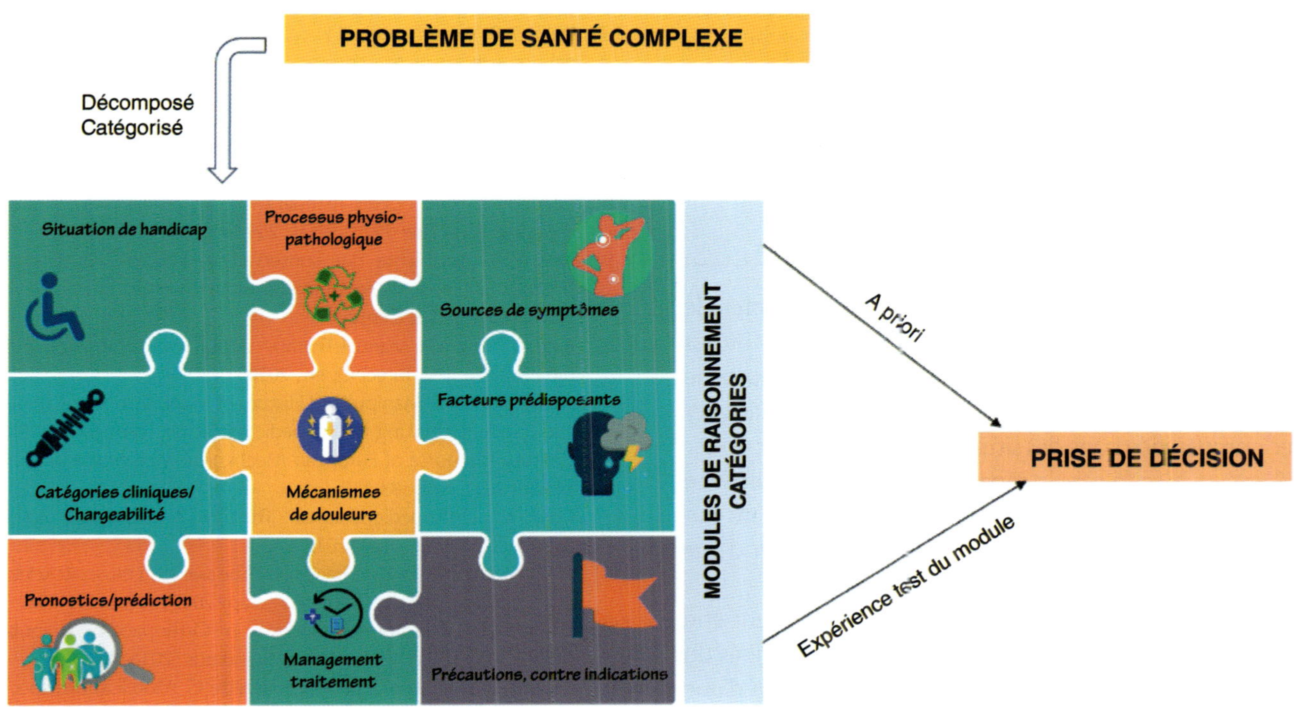

Figure 1.6

Le problème de santé complexe est divisé en petit module simple permettant de catégoriser les informations.
Chaque petit module peut donc être testé individuellement en partant de l'a priori, amenant à une prise de décision optimale, réévaluable et catégorisée.

des variables telles que la couleur des nuages, la température, le taux d'humidité, le type d'activité de l'enfant et ses préférences par exemple. Face à ces informations limitées, le cerveau procède à une réévaluation des hypothèses préalables basée sur les données observées. Par exemple, l'aspect des nuages peut fournir des indices plus précis sur les conditions météorologiques, tandis que la température extérieure et le type d'activité de l'enfant jouent un rôle clé dans la décision finale. En décomposant une question complexe (Comment habiller mes enfants ?) en séquences plus petites, cela permet d'ajuster la décision en fonction des informations recueillies, améliorant ainsi la probabilité d'atteindre une conclusion optimale. En cas d'erreur dans ce processus, la réévaluation d'un des modules de raisonnement peut contribuer à affiner les connaissances et améliorer les décisions futures.

Pour résumer, le cerveau humain est une machine complexe dotée de plusieurs mécanismes pour comprendre et interagir avec le monde. Il utilise des modèles internes pour construire une compréhension de base, applique le raisonnement bayésien pour ajuster ces modèles, utilise le raisonnement modulaire et la catégorisation pour un traitement rapide et efficace de l'information, et enfin intègre ces éléments dans un cadre de rationalité adaptative pour prendre des décisions optimales. Ce mélange complexe de stratégies cognitives nous permet de naviguer dans un monde qui est à la fois imprévisible et plein de possibilités.

Et en pratique ? Les cinq conseils pour raisonner efficacement

1. Adaptabilité décisionnelle : il est crucial d'accepter de prendre des décisions, même dans des contextes où les informations disponibles sont limitées. Cette approche pragmatique permet aux kinésithérapeutes de naviguer avec compétence dans des situations cliniques complexes.
2. Subjectivité éclairée : la capacité à utiliser sa subjectivité de manière éclairée pour formuler des présomptions initiales est un atout. C'est un prérequis à la création d'une prise de décision basée sur les plausibilités.
3. Formulation d'hypothèses : les hypothèses doivent être élaborées de manière à orienter et définir les modalités du traitement. Elles servent de guide dans l'élaboration d'une stratégie thérapeutique adaptée à chaque patient.
4. Validation par tests : les tests doivent mettre à l'épreuve les hypothèses établies, dans le but de les confirmer ou de les infirmer.
5. Réévaluation continue : la réévaluation constante du processus de traitement est essentielle pour obtenir un retour sur la prise de décision. Elle permet d'ajuster le traitement en fonction de l'évolution du patient.

L'objectif de cette approche pragmatique du raisonnement clinique est unique : assurer un traitement spécifiquement adapté à chaque patient. En s'appuyant sur les processus de fonctionnement du cerveau humain, le kinésithérapeute peut affiner ses compétences en matière de réflexion, d'évaluation et de prise de décision, favorisant ainsi des résultats thérapeutiques optimaux.

Références

[1] OMT France. C'est quoi la thérapie manuelle orthopédique. [Cité le 4 décembre 2023] www.omt-france.fr/cest-quoi-la-tmo/.
[2] Jones M, Rivett D. Clinical Reasoning for Manual Therapists. Edinburgh : Butterworth Heinemann ; 2004.
[3] Tousignant-Laflamme Y, Martel MO, Joshi AB, Cook CE. Rehabilitation management of low back pain – it's time to pull it all together ! J Pain Res 2017 ; 10 : 2373-85.
[4] Vermeeren-de Groot B. Implementing change. Br J Sports Med 2018 ; 52(19) : 1226.
[5] Demoulin C, Depas Y, Vanderthommen M, et al. La thérapie manuelle orthopédique : définition, caractéristiques et mise au point sur la situation en Belgique [Orthopaedic manual therapy : definition, characteristics and update on the situation in Belgium]. Rev Med Liege 2017 ; 72(3) : 126-31. French.
[6] Dalfardi B, Yarmohammadi H, Meibodi MK. Insights into Avicenna's knowledge of the science of orthopedics. World J Orthop 2014 ; 5(1) : 67-8.
[7] Marszałek A, Kasperczyk T, Walaszek R. The Concept of Chiropractic by Daniel D. Palmer and its Development over the Years. Med Rehabil 2021 ; 25(1) : 19-29.
[8] Cookson JC. Orthopedic manual therapy– an overview. Part II : the spine. Phys Ther 1979 ; 59(3) : 259-67.
[9] Kladny B. Geschichte der konservativen Wirbelsäulentherapie [History of conservative spinal therapy]. Unfallchirurg 2015 ; 118(suppl 1) : 12-8. German.
[10] Bizzarri P, Foglia A. Manual Therapy : Art or Science? Physical Therapy Effectiveness. IntechOpen ; 2020.
[11] Ottosson A. The Manipulated History of Manipulations of Spines and Joints? Rethinking Orthopaedic Medicine Through the 19th Century Discourse of European Mechanical Medicine. Medicine Studies 2011 ; 3(2) : 83-116.
[12] Cook C. Orthopedic Manual Therapy. An Evidence Based Approach : Prentice Hall ; 2012.
[13] Jull G, Moore A. Hands on, hands off ? The swings in musculoskeletal physiotherapy practice. Manual Therapy 2012 ; 17(3) : 199-200.
[14] IFOMPT INC. Educational Standards. In : Orthopaedic Manipulative Therapy : Part A : Educational Standards ; 2016.
[15] Loubiere M, Thierry G, Barillec F, Barette G. Mobilisations spécifiques. EMC – Kinésithérapie-Médecine physique-Réadaptation 2017 ; 0(0) : 1-21.
[16] Bialosky JE, Beneciuk JM, Bishop MD, et al. Unraveling the Mechanisms of Manual Therapy : Modeling an Approach. J Orthop Sports Phys Ther 2018 ; 48(1) : 8-18.

[17] Hennenhoefer K, Schmidt D. Toward a Theory of the Mechanism of High-Velocity, Low-Amplitude Technique : A Literature Review. J Am Osteopath Assoc 2019 ; 119(10) : 688-95. doi:10.7556/jaoa.2019.116. PMID : 31566696.

[18] Ellis RF, Hing WA. Neural mobilization : a systematic review of randomized controlled trials with an analysis of therapeutic efficacy. J Man Manip Ther 2008 ; 16(1) : 8-22.

[19] Schmid AB, Nee RJ, Coppieters MW. Reappraising entrapment neuropathies-mechanisms, diagnosis and management. Man Ther 2013 ; 18(6) : 449-57. doi:10.1016/j.math.2013.07.006. Epub 2013 Sep 2. PMID : 24008054.

[20] Rio E, Kidgell D, Purdam C, et al. Isometric exercise induces analgesia and reduces inhibition in patellar tendinopathy. Br J Sports Med 2015 ; 49(19) : 1277-83. doi:10.1136/bjsports-2014-094386. Epub 2015 May 15. PMID : 25979840.

[21] Wernbom M. The influence of frequency, intensity, volume and mode of strength training on whole muscle crosssectional area in humans. Sports Med 2007.

[22] Cooper K, Alexander L, Brandie D, et al. Exercise therapy for tendinopathy : a mixed-methods evidence synthesis exploring feasibility, acceptability and effectiveness. Health Technol Assess 2023 ; 27(24) : 1-389.

[23] Vila-Chã C, Bovolini A, Francisco C, et al. Acute effects of isotonic eccentric exercise on the neuromuscular function of knee extensors vary according to the motor task : impact on muscle strength profiles, proprioception and balance. Front Sports Act Living 2023 ; 5 : 1273152.

[24] Vetter S, Schleichardt A, Köhler HP, Witt M. The Effects of Eccentric Strength Training on Flexibility and Strength in Healthy Samples and Laboratory Settings : A Systematic Review. Front Physiol 2022 ; 13 : 873370.

[25] Fuentes Jorge, et al. « Enhanced therapeutic alliance modulates pain intensity and muscle pain sensitivity in patients with chronic low back pain : an experimental controlled study. » Phys Ther 2014 ; 94(4) : 477-89.

[26] Stewart M, Loftus S. Sticks and stones : The impact of language in musculoskeletal rehabilitation. J Orthop Sports Phys Ther 2018 ; 48(7) : 519-22.

[27] Holt N, Pincus T. Developing and testing a measure of consultation-based reassurance for people with low back pain in primary care : a cross-sectional study. BMC Musculoskelet Disord 2016 ; 17(1) : 277.

[28] Louw A, Sluka KA, Nijs J, et al. Revisiting the Provision of Pain Neuroscience Education : An Adjunct Intervention for Patients but a Primary Focus of Clinician Education. J Orthop Sports Phys Ther 2021 ; 51(2) : 57-9.

[29] Melzack R, Wall PD. Pain mechanisms : A new theory. Science 1965 ; 150(3699) : 971-9.

[30] Marchand S. Le phénomène de la douleur. 2e éd : Cheneliere ; 2009.

[31] Reynolds DV. Surgery in the rat during electrical analgesia induced by focal brain stimulation. Science 1969 ; 164(3878) : 444-5.

[32] Yarnitsky D, Bouhassira D, Drewes AM, et al. Recommendations on practice of conditioned pain modulation (CPM) testing. Eur J Pain 2015 ; 19(6) : 805-6. https://doi.org/10.1002/ejp.605.

[33] Goffaux P, Redmond WJ, Rainville P, Marchand S. Descending analgesia – When the spine echoes what the brain expects. Pain 2007 ; 130(1-2) : 137-43. https://doi.org/10.1016/j.pain.2006.11.011.

[34] Tsokanos A, Livieratou E, Billis E, et al. The Efficacy of Manual Therapy in Patients with Knee Osteoarthritis : A Systematic Review. Medicina (Kaunas) 2021 ; 57(7) : 696. https://doi.org/10.3390/medicina57070696.

[35] Walli O, McCay M, Tiu T. Patellofemoral Syndrome : A Review of Diagnosis and Treatment. Current Physical Medicine and Rehabilitation Reports 2023 ; 11(2) : 139-43. https://doi.org/10.1007/s40141-023-00385-8.

[36] Scafoglieri A, Van den Broeck J, Willems S, et al. Effectiveness of local exercise therapy versus spinal manual therapy in patients with patellofemoral pain syndrome : Medium term follow-up results of a randomized controlled trial. BMC Musculoskeletal Disorders 2021 ; 22(1) : 446. https://doi.org/10.1186/s12891-021-04310-9.

[37] Taylor AL, Wilken JM, Deyle GD, Gill NW. Knee extension and stiffness in osteoarthritic and normal knees : A videofluoroscopic analysis of the effect of a single session of manual therapy. J Orthop Sports Phys Ther 2014 ; 44(4) : 273-82. https://doi.org/10.2519/jospt.2014.4710

[38] Bialosky JE, Beneciuk JM, Bishop MD, et al. Unraveling the Mechanisms of Manual Therapy : Modeling an Approach. J Orthop Sports Phys Ther 2018 ; 48(1) : 8-13. https://doi.org/10.2519/jospt.2018.7476.

[39] Cook CE, Donaldson M, Lonnemann E. « Next steps » for researching orthopedic manual therapy. J Man Manip Ther 2021 ; 29(6) : 333-6. https://doi.org/10.1080/10669817.2021.2008010.

[40] Chimenti RL, Frey-Law LA, Sluka KA. A Mechanism-Based Approach to Physical Therapist Management of Pain. Phys Ther 2018 ; 98(5) : 302-14. https://doi.org/10.1093/ptj/pzy030.

[41] Woolf CJ. Central sensitization : Implications for the diagnosis and treatment of pain. Pain 2011 ; 152(3 Suppl) S2-15. https://doi.org/10.1016/j.pain.2010.09.030.

[42] Shechter R, Baruch K, Schwartz M, Rolls A. Touch gives new life : Mechanosensation modulates spinal cord adult neurogenesis. Mol Psychiatry 2011 ; 16(3) : 342-52. https://doi.org/10.1038/mp.2010.116.

[43] Vigotsky AD, Bruhns RP. The Role of Descending Modulation in Manual Therapy and Its Analgesic Implications : A Narrative Review. Pain Res Treat 2015 : 292805. https://doi.org/10.1155/2015/292805.

[44] Dehaene S. Apprendre ! : les talents du cerveau, le défi des machines : Odile Jacob. (2018).

[45] Dakin CJ, Bolton DA. Forecast or fall : prediction's importance to postural control. Front Neurol 2018 ; 9 : 924.

[46] Kawato M. Internal models for motor control and trajectory planning. Curr Opin Neurobiol 1999 ; 9(6) : 718-27.

[47] Davidson M. The interpretation of diagnostic tests : a primer for physiotherapists. Aust J Physiother 2002 ; 48(3) : 227-32.

[48] Van Weel C, Muris JWM. The evidence base of clinical diagnosis. In : Knottnerus JA (Ed.). London : BMJ books ; 2002. p. 1-16.

[49] Nendaz MR, Perrier A. Sensibilité, spécificité, valeur prédictive positive et valeur prédictive négative d'un test diagnostique. Rev Mal Respir 2004 ; 21(2) : 390-3.

[50] Parent E, Bernier J. Le raisonnement bayésien : modélisation et inférence. Springer : Science et Business Media ; 2007.

[51] Kahneman D, Clarinard R. Système 1, système 2 : les deux vitesses de la pensée : Flammarion ; 2016.

[52] Fodor JA. The modularity of mind : MIT press ; 1983.

[53] Barrett HC, Kurzban R. Modularity in cognition : framing the debate. Psychol Rev 2006 ; 113(3) : 628.

[54] Rosch E, Lloyd BB (Eds.). Cognition and categorization. London : Routledge ; 1978.

[55] Gigerenzer G, Todd PM. Fast and frugal heuristics : The adaptive toolbox. In : Simple heuristics that make us smart. New York : Oxford University Press ; 1999. p. 3-34. https://doi.org/10.1002/ejp.

Chapitre 2

L'approche biopsychosociale, de la théorie à la pratique

Rémy Olier

PLAN DU CHAPITRE

Pourquoi s'intéresser à l'approche biopsychosociale ?

Pourquoi, dans un livre de thérapie manuelle, a fortiori quand il s'intéresse à une seule articulation, faudrait-il s'intéresser à l'approche biopsychosociale (BPS) ?

- Parce que cela fait partie du champ de compétences des masseurs kinésithérapeutes. En effet, l'article 2 du décret relatif aux actes professionnels et à l'exercice de la profession de masseur kinésithérapeute précise que « dans l'exercice de son activité, le masseur kinésithérapeute tient compte des caractéristiques psychologiques, sociales, économiques et culturelles de la personnalité de chaque patient ».
- Parce que les recommandations de bonnes pratiques, y compris celles pour la prise en charge des problématiques de genou [1,2], nous y invitent.
- Parce que de nombreux articles scientifiques [3-9] nous montrent l'intérêt de cette approche pour les problématiques musculosquelettiques de genou sur la douleur, l'autonomisation des patients et sur le sentiment d'autoefficacité.
- Parce que cette approche permettrait, à terme, une diminution des charges économiques du système de santé [10].
- Parce qu'il n'est jamais question de prendre en charge un genou, mais un patient qui a une problématique de genou !

Ainsi, les avantages de l'approche BPS sont légion, et les recommandations de plus en plus pressantes [11]. Pourtant, la mise en application du modèle BPS reste un défi pour les rééducateurs qui sont davantage familiarisés avec les notions de thérapie manuelle et d'exercice.

Origine du modèle biopsychosocial

Pour comprendre le modèle biopsychosocial et son application clinique, il est important de revenir sur son origine et notamment sur le modèle contre lequel il s'est érigé : le modèle biomédical.

Modèle biomédical

À partir du milieu du XIXe siècle, la médecine moderne se développe.

Une médecine expérimentale qui découvre les enzymes, les propriétés anesthésiques de l'éther, qui développe la théorie microbienne et voit l'arrivée des antibiotiques.

Une médecine clinique plus objective avec l'arrivée du tensiomètre, de l'électrocardiogramme et de la radiographie.

Pour soigner un patient, identifier et traiter la « cause somatique » n'a jamais été aussi simple ; c'est donc tout naturellement à cette époque que le modèle biomédical se développe et fait preuve d'une efficacité remarquable.

Puisque la maladie est définie en termes somatiques (approche réductionniste), les thérapeutes n'ont pas à se préoccuper des questions psychosociales. Ce dualisme corps/esprit est d'autant plus facile à tenir qu'à cette période la place de la psychiatrie en tant que discipline médicale est discutée [12].

Modèle biopsychosocial

Psychiatre dans une unité de soins somatiques (pathologies viscérales), Engel ne se satisfait pas de ce côté réductionniste et dualiste. À partir des années 1950, il travaille sur une approche plus systémique de la santé faisant le lien entre la biologie et la santé des individus telle que l'a définie l'OMS en 1946 : « la santé est un complet bien-être physique mental et social et ne consiste pas seulement en une absence de maladie ou d'infirmité ».

En 1977, il publie son premier article sur le modèle bio-psycho-social, qui reconnaît l'importance d'intégrer les facteurs biologiques, psychologiques et sociaux dans la compréhension et le traitement des maladies.

Fondé sur l'approche systémique, ce modèle remplace les simples explications de la causalité linéaire par des modèles de causalité réciproque interdépendants du niveau subatomique à la biosphère (figure 2.1).

Ce modèle se veut suffisamment large pour être utilisé par tous les professionnels du soin à la personne car, selon Engel, « seule cette universalité permettra une prise en charge optimale résidant dans la collaboration, la communication et la complémentarité entre toutes les branches des professions de santé ».

Regardons maintenant comment ce modèle peut être utilisé en pratique (figure 2.2) :

- Stéphane a 37 ans, il est magasinier et pratique la course à pied.
- Depuis 2 semaines, il a très mal au genou au point de ne plus pouvoir courir.
- Sa douleur est plus importante le matin, lorsqu'il marche en descente, et dans les escaliers.
- Il a passé une échographie qui a montré une enthésopathie du tendon rotulien avec inflammation. Il est contrarié car il est en pleine préparation pour un marathon et il compte bien rattraper le retard dans sa préparation dès

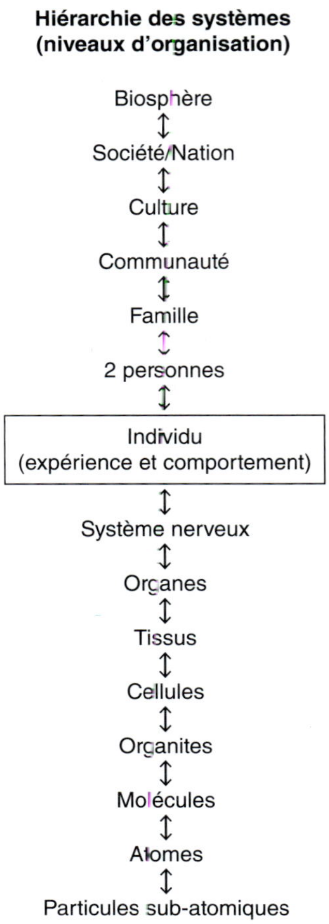

Figure 2.1

Le modèle biopsychosocial de Engel (1978).
Source : The biopsychosocial model and the education of health professionals, John Wiley and sons, George Lengel, 2006.

qu'il ira mieux, comme il aime le dire « *no pain, no gain* ». Ce marathon est un vrai challenge pour lui car il a promis à ses enfants qu'il irait jusqu'au bout, quoi qu'il arrive.

La problématique de consultation se situe ici au niveau tissulaire (tendon) mais des niveaux sous-jacents sont également impactés par les phénomènes inflammatoires (cellules, molécules).

Au niveau sus-jacent :

- le système nerveux est impliqué avec des phénomènes de sensibilisation primaire et secondaire ;
- Stéphane lui-même est impacté avec la nécessité de modifier son comportement (arrêt de la préparation) et de revoir ses attentes, ceci amenant de l'inquiétude ;
- la relation avec son kiné est complexe car ce dernier voudrait quantifier le stress et remettre en cause sa participation au marathon ;
- la pression de sa famille impacte également Stéphane, cette dernière insistant pour qu'il réussisse son épreuve.

Nous observons donc que des causes situées au niveau biologique ont des conséquences psychologiques et sociales et qu'il existe une interdépendance entre chacun de ces niveaux. En effet, si l'atteinte tissulaire amène de l'inquiétude et du stress chez Stéphane impactant ses relations interpersonnelles, la pression familiale génère également du stress chez lui, ayant pour conséquence un impact direct sur le fonctionnement cellulaire.

Selon Engel, que la perturbation soit contenue au niveau d'organisation où elle a été initiée ou qu'il y ait contagion à d'autres niveaux dépend de la capacité du système à s'adapter au changement.

Ce modèle est donc universel, systémique et met en avant les ressources nécessaires à chaque individu pour aller vers la santé. En théorie nous avons là un modèle avec un maximum de qualités surtout quand on le compare avec le modèle biomédical.

Cependant, et ce malgré les efforts de Engel, ce modèle reste encore trop théorique pour être appliqué facilement par les cliniciens.

Pour faciliter son intégration à la pratique, ce modèle est souvent représenté sous la forme de cercles de Venn (figure 2.3), ce qui le rend bien plus lisible et potentiellement plus facile à utiliser. Il a cependant un énorme inconvénient : il place les éléments biologiques, psychologiques et sociaux dans des cercles fermés (bien que superposés), cette représentation s'éloigne fortement de la vision systémique avec des niveaux interdépendants voulue par Engel.

Modèle biopsychosocial à la pratique informée par la psychologie (PIP)

Parmi les auteurs qui ont milité pour l'application du modèle BPS en rééducation, Gordon Waddle est le plus influent. En 1987, il publie un article qui fustige le principal inconvénient du modèle biomédical : « ce modèle, en mettant l'accent sur les pathologies, a tendance à entraîner une peur et une diminution de l'activité physique » [13].

Waddle encourage donc le passage au modèle BPS qui permet de « davantage se tourner vers une récupération active de la fonction » (à une époque où les traitements sont surtout antalgiques).

Il faudra toutefois attendre 2011 et le numéro spécial du *Journal of the American Physical Therapy Association* sur la *Psychologically Informed Practice* (PIP) pour voir une tentative concrète de mise en place de ce modèle BPS.

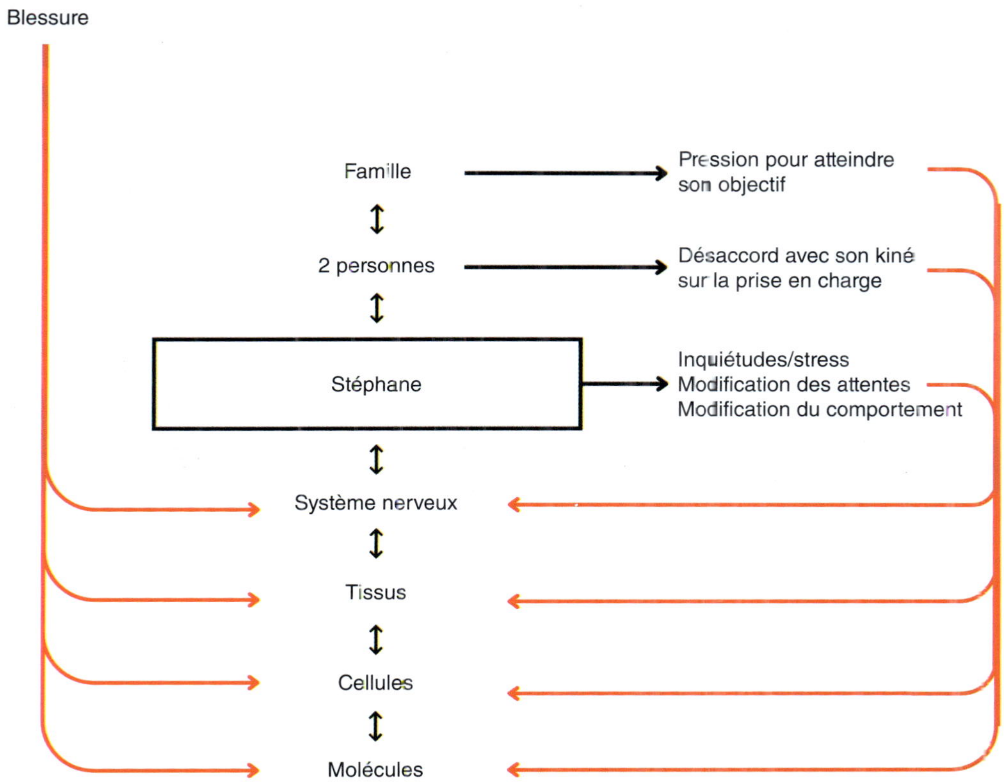

Figure 2.2

Le modèle biopsychosocial de Engel appliqué à Stéphane.

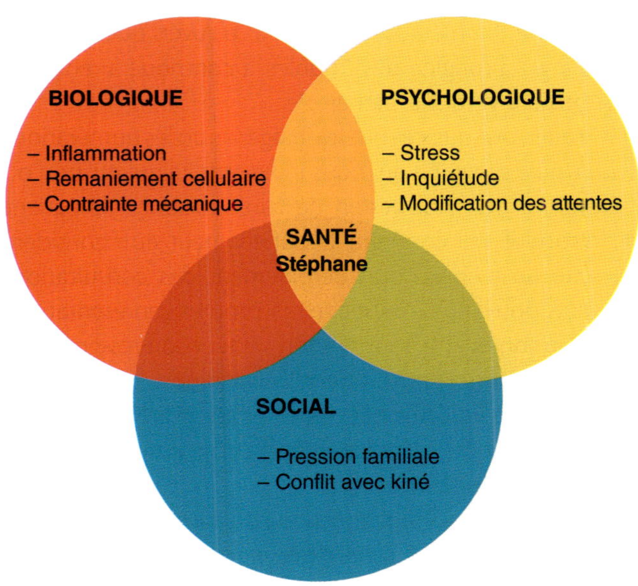

Figure 2.3

Le modèle bio-psycho-social appliqué à Stéphane sous forme de cercles de Venn.

Cette pratique informée par la psychologie est définie comme « une "voie médiane" entre la pratique standard du kinésithérapeute, étroitement ciblée et basée sur des principes biomédicaux, et les approches plus cognitivo-comportementales développées à l'origine pour le traitement des maladies mentales. Elle permet de déterminer le risque de mauvais résultats et d'identifier le potentiel de modification du traitement en tenant compte de l'environnement général ou du contexte dans lequel le patient est traité » [14].

Ce numéro a été réalisé à la suite du constat que, malgré le continuum des influences physiques et psychosociales sur les symptômes, les facteurs psychosociaux sont soit traités de manière inadéquate, soit ignorés dans la pratique courante, ou bien encore qu'ils déclenchent de façon systématique l'orientation vers des praticiens de la santé mentale (figure 2.4).

Ce cadre théorique de la PIP (initialement développé pour la lombalgie) utilise des drapeaux pour illustrer son propos :

- des drapeaux rouges spécifiques à la prise en charge biomédicale d'une part ;

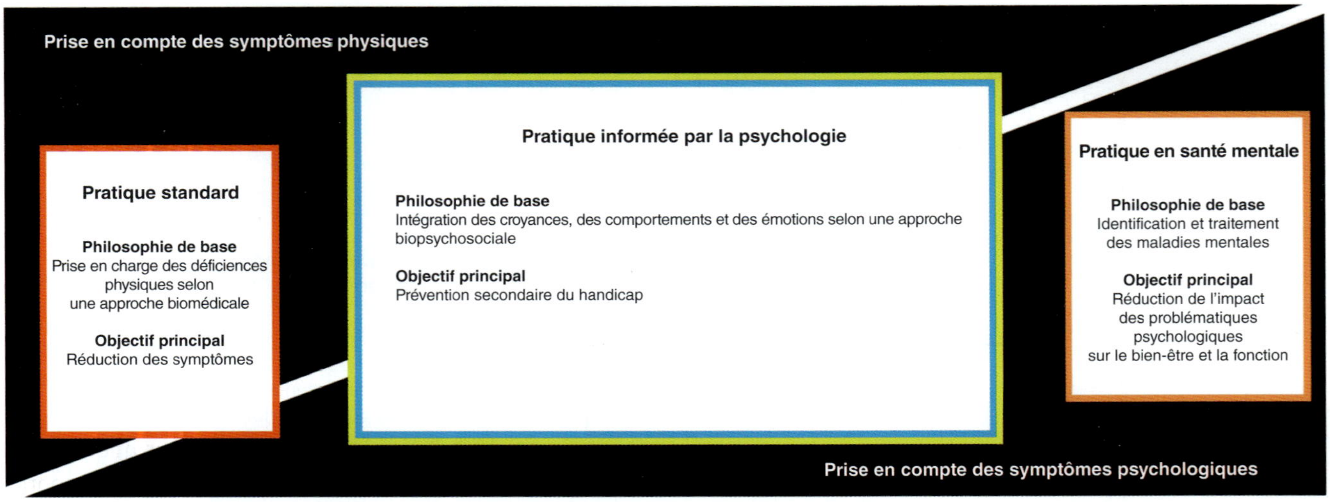

Figure 2.4

Proposition d'un cadre théorique pour la PIP.

Source : traduit de Main CJ, George SZ. Psychologically Informed Practice for Management of Low Back Pain : Future Directions in Practice and Research. Physical Therapy. 2011 May 1;91(5):820-4.

- des drapeaux orange spécifiques à la prise en charge de la santé mentale d'autre part.

Au centre se situent des drapeaux bleus et jaunes :

- des drapeaux jaunes : facteurs psychologiques signant un signe accru de passage à la chronicité ;
- des drapeaux bleus : facteurs de pronostics liés aux représentations perçues et de l'environnement par le travailleur (charge physique de travail, absence de reconnaissance…).

Et le tout prenant en compte le contexte socio-économique de chaque patient, illustré par un drapeau noir.

Pour mettre en place cette PIP, les auteurs proposent d'utiliser les thérapies cognitives et comportementales (TCC). Les TCC sont une approche thérapeutique scientifique qui s'attache à considérer l'impact que les émotions et les pensées d'un individu peuvent avoir sur sa manière de se comporter dans son environnement.

Approche psychothérapeutique la plus éprouvée par les études scientifiques, les TCC ont logiquement été choisies par les auteurs. L'ambition du projet est à souligner dans la mesure où il s'agit de la première fois que cette approche est empruntée par des non-professionnels de la santé mentale.

Depuis ces travaux de 2011 et la vision uniquement cognitivo-comportementale, la pratique informée par la psychologie a évolué.

Elle s'est diversifiée autour de quatre grands axes qui seront développés dans les chapitres suivants :

- une relation thérapeutique collaborative, en partenariat avec le patient (modèle patient-centré et patient-partenaire) ;
- un savoir-faire communicationnel (entretien motivationnel, TCC, prise de décision partagée) ;
- une capacité à découvrir et à comprendre les facteurs de maintien BPS (TCC, médecine narrative, psychoéducation à la douleur) ;
- une volonté de travail interdisciplinaire.

Relation thérapeutique

Le modèle biomédical, attaché à trouver quelle est la pathologie à l'origine des troubles, a contribué à renforcer une posture verticale, patriarcale.

En effet, puisque ce sont les imageries ou les numérations de formule sanguine qui nous indiquent ce qui est bon ou mauvais, il n'est nul besoin de faire collaborer le patient au dispositif. Au contraire, le patient peut être considéré comme un frein au bon déroulement des consultations puisque pouvant développer ses propres représentations et questionnements relatifs à son vécu et son ressenti, sans pertinence pour la prise de décision clinique.

La posture verticale peut pousser par exemple les praticiens à restreindre volontairement la parole du patient afin de ne pas « perdre de temps ».

En revanche, si la problématique du patient est due à une interaction complexe, systémique, entre le niveau cellulaire et la biosphère, alors comment imaginer qu'avec une posture patriarcale, où seules les composantes biologiques sont évaluées, il soit possible de comprendre le vécu douloureux des individus dans leurs composantes les plus complexes ?

Tableau 2.1. Prise en charge selon l'approche paternaliste VS approche patient-partenaire.

Approche paternaliste	Approche patient-partenaire / centrée sur le patient
Le praticien cherche à trouver une solution POUR le patient	Le praticien cherche à comprendre la problématique du patient AVEC le patient
Lors de l'anamnèse, le thérapeute INTERROGE le patient sur les éléments qui lui semblent importants pour réaliser un diagnostic	Lors de l'anamnèse, le thérapeute ÉCHANGE avec le patient sur tous les éléments pouvant interférer sur la problématique
Le thérapeute interrompt le patient pour aller plus vite à ce qui lui paraît important	Le thérapeute écoute la narration du patient
Le thérapeute pose les questions qui lui paraissent pertinentes, le patient y répond	Le thérapeute guide le patient en l'encourageant à élaborer sur les situations-problèmes

La relation thérapeutique en PIP est donc collaborative. Centrée sur le patient, voire sur un modèle de partenariat patient qui donne à ce dernier l'occasion de s'exprimer en toute confiance et en liberté, cette relation thérapeutique lui confère la possibilité de construire sa réflexion et lui offre par conséquent le recul nécessaire à une compréhension globale de sa problématique (tableau 2.1).

Les avantages de cette relation thérapeutique sont nombreux. Elle permet l'augmentation du sentiment d'autoefficacité, l'amélioration de l'autonomie, la diminution des récidives et permettrait même une réduction des dépenses du système de santé. Tous ces avantages ne semblent cependant pas suffisants pour mettre fin à la posture paternaliste.

Les freins au changement des thérapeutes

Pour adopter cette posture, les thérapeutes doivent accepter que toute thérapie ne pourra se faire qu'avec la participation active du patient, ils doivent donc croire aux ressources du patient et être convaincus que la mobilisation de ces ressources sera toujours plus efficace qu'un traitement imposé et passif. Pour adopter cette posture, ils doivent renoncer à l'envie forte de montrer au patient ce qu'il faut faire, de lui donner des solutions ou de faire à sa place. Un patient n'étant pas une énigme à résoudre, il faut davantage considérer sa prise en charge comme une partie d'échec que le thérapeute jouerait avec le patient, qu'un problème à résoudre à sa place.

Les freins au changement des patients

Tous les patients ne sont pas prêts à devenir des acteurs de leur prise en charge. Offrir une approche collaborative quand le patient attend un soin passif risque de créer une rupture de l'alliance thérapeutique. Pour mieux comprendre les résistances des patients il paraît donc essentiel de comprendre les processus de changement par lesquels passe tout individu. Ces processus ont été théorisés par Prochaska et Di Clemente [15] à travers le modèle des étapes du changement qui part du postulat que les individus progressent à travers cinq étapes de changement de comportement (à savoir la précontemplation, la contemplation, la préparation, l'action et le maintien) (figure 2.5).

Précontemplation

À ce stade, une personne ne voit pas de lien entre son comportement et les problèmes rencontrés.

Exemple :

Patient : « J'ai mal au dos et aux genoux depuis que j'ai repris la course à pied quotidienne. Il faut me débloquer tout ça pour que je puisse continuer. »

Thérapeute : « Je comprends votre envie de vous en sortir rapidement. Y aurait-il également d'autres éléments qui pourraient améliorer la récupération ? »

Patient : « Non, une fois débloqué, ça ira bien, je le sais parce que j'ai déjà eu mal au dos et quand l'ostéo m'a tout débloqué, ça allait bien. »

Thérapeute : « Est-ce que votre nouveau rythme d'entraînement a pu jouer un rôle dans l'apparition des douleurs ? »

Patient : « Non, j'ai déjà couru à cette allure et cette fréquence il y a quelques années et ça allait très bien. Pourquoi toutes ces questions ? Vous ne pouvez pas me débloquer ? »

Thérapeute : « Si, je peux, mais je me demande si vous n'en faites pas trop… »

Cette discussion entre le patient et le thérapeute est marquée par l'envie du thérapeute de trouver une solution au-delà de l'aspect du « blocage » tandis que le patient campe sur sa position. On note de la résistance de la part du patient « non, une fois débloqué tout ira bien » jusqu'à la remise en question directe du thérapeute « vous ne pouvez pas me débloquer ? ».

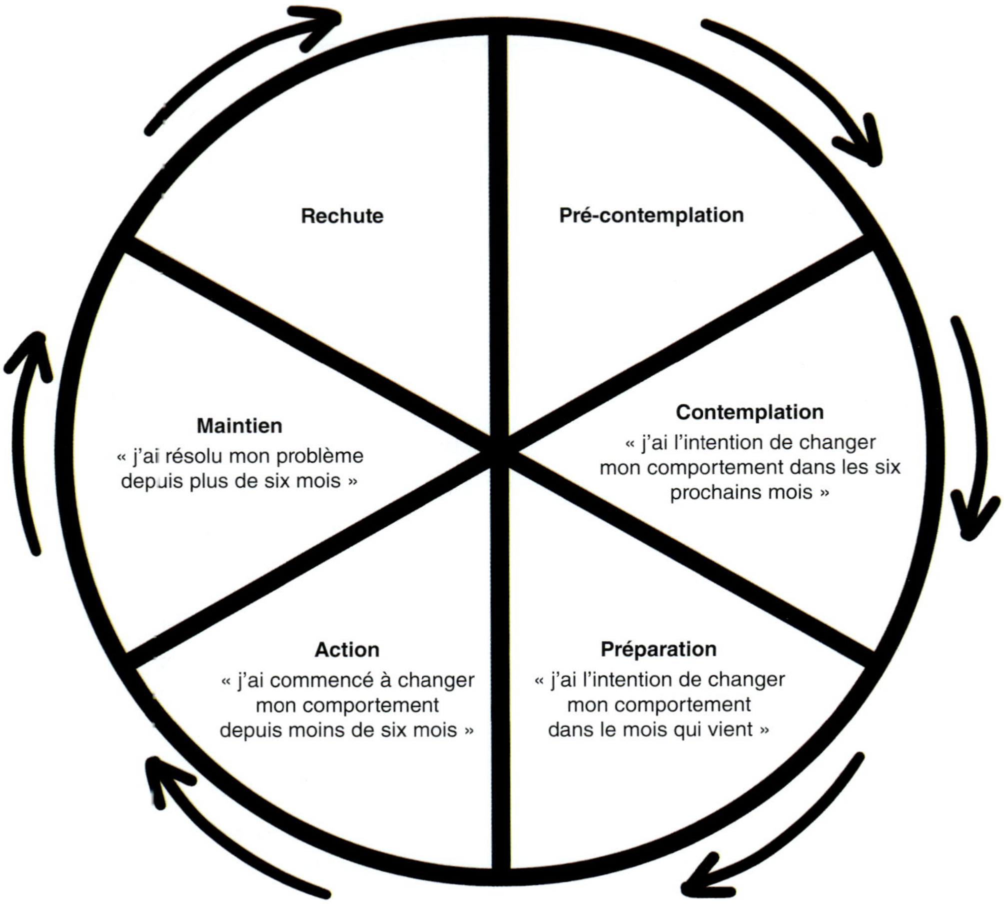

Figure 2.5
Les stades de changement selon Prochaska et Di Clemente.
Source : traduit de Prochaska JO, DiClemente CC. Transtheoretical therapy : Toward a more integrative model of change. Psychotherapy [En ligne]. 1982;19(3):276-88. Disponible : https://doi.org/10.1037/h0088437.

En pratique, vouloir à tout prix faire participer activement ce type de patients aux séances est vain. Ils sont beaucoup trop éloignés du stade de l'action pour y arriver. Si ce type de patient n'est pas repéré, le risque principal est l'épuisement du thérapeute qui essaiera de trouver des solutions pour le patient voire même « à la place » du patient.

Le risque de rompre l'alliance thérapeutique est fort avec également le risque de renforcer le manque d'autoefficacité (« je ne suis pas capable de faire mes exercices ») et de frustrer le kiné qui lui aussi sera en résistance face au patient.

Contemplation

Dans cette phase le patient reconnaît qu'il a un problème et commence à envisager une solution sans toutefois être prêt à changer de comportement.

Exemple :

Patient : « Je force sûrement trop sur mon genou, il faudrait que j'arrive à courir moins ou moins vite mais… »

Le piège principal pour les thérapeutes c'est de croire que, parce que le patient parle de solution, il sera facile de l'amener à l'action…

En effet, ce stade paraît très proche d'un passage à l'action mais en pratique les patients peuvent rester coincés des années dans cette phase : « Je sais qu'il faudrait que je mange moins et que je fasse plus d'activité physique mais… »

Voire ne jamais avancer vers la préparation « toute ma vie je me suis dit que ce serait bien d'arrêter de fumer… ».

Préparation

Lors de cette phase, les personnes prévoient de passer à l'action au cours du mois suivant et procèdent aux derniers ajustements avant de commencer à modifier leur comportement.

Patient : « j'ai acheté les élastiques et les haltères pour pouvoir faire mes exercices à la maison le matin et le midi au travail ! ».

Cette phase peut encore comporter de l'ambivalence face à l'action.

Action

Il s'agit de la phase la plus visible et la plus stimulante pour le patient et le thérapeute.

Le thérapeute encourage le patient, l'entourage du patient félicite celui-ci… Le risque d'emballement est donc important.

Il est par conséquent nécessaire de préparer le maintien des changements après l'action.

Maintien

Le but est de garder les acquis obtenus lors des précédentes phases.

Il est fréquent qu'après une phase d'action euphorique un patient retombe dans une des phases précédentes. Le thérapeute peut éviter cet écueil en faisant élaborer le patient :

Thérapeute : « Comment envisagez-vous la poursuite des exercices ? » « Le rythme actuel est-il tenable ? » « Les activités réalisées vous épanouissent-elles ou est-ce une contrainte ? »

Rechute

La rechute n'est pas un passage obligé mais la placer dans la roue des stades de changement permet de l'aborder en rééducation pour « prévenir de la rechute ». Cela permet de dédramatiser cette phase et de donner au patient les clés pour la passer de la meilleure des façons (en évitant les pensées catastrophiques et avec un maximum de sentiment d'autoefficacité).

La littératie en santé est un des paramètres qui peut influer sur une collaboration active avec le praticien, cette composante est développée précédemment.

Le passage d'une approche paternaliste à une approche centrée sur le patient ou en partenariat avec le patient n'est pas aisé. Carl Rogers a mis en avant quatre attitudes essentielles pour optimiser ses compétences relationnelles [16] :

- *l'empathie* qui est la faculté intuitive de se mettre à la place d'autrui, de percevoir et d'imaginer ce qu'il ressent. À ne pas confondre avec la sympathie où le thérapeute vit la situation du patient ;
- *l'écoute active* qui consiste à mettre en mots les émotions et sentiments exprimés de manière tacite ou implicite par l'interlocuteur ;
- *la congruence* qui consiste à être authentique et transparent dans la relation thérapeutique. Cela permet au thérapeute de créer un espace sûr pour le patient, où il peut explorer ses pensées et ses émotions sans craindre d'être rejeté ou critiqué ;
- *la considération positive inconditionnelle* qui est l'acceptation et le soutien d'une personne sans aucune condition ni jugement.

Outils communicationnels

La qualité de la relation thérapeutique, centrale en PIP, peut être optimisée par certains outils développés dans le domaine des TCC et de l'entretien motivationnel (EM). Nous allons ici détailler les principaux.

Questions ouvertes

Les questions ouvertes sont des questions auxquelles on ne peut pas répondre par oui, non ou par des phrases très courtes. Elles permettent aux patients de s'exprimer davantage sur un sujet. Il ne s'agit donc pas de faire parler au maximum le patient mais de lui développer un sujet précis qui va intéresser le travail thérapeutique (tableau 2.2).

On peut s'apercevoir que certaines questions ouvertes (comme celle de Rita Charon) autorisent une réponse par oui ou non mais qu'elles obligent quasiment le patient à aller plus loin que ça. Ce sont donc bien des questions ouvertes.

Inversement, la question « Depuis quand avez-vous mal ? » bien que l'on puisse y répondre par oui ou non, reste une question à laquelle on peut répondre d'une façon très concise, elle est donc considérée comme fermée. Une question ouverte sur le thème de la douleur serait : « Et concernant votre douleur… ? » Laisser un silence après cette question laissera le patient évoquer le paramètre de la douleur qui lui semble le plus pertinent (durée, vécu, intensité…).

Enfin, toutes les questions ouvertes ne sont pas égales. Sont à éviter les questions telles que « Comment ça va aujourd'hui ? », « Alors, quoi de neuf ? » car elles sont beaucoup trop vagues ; le risque est grand que le patient parle de la dernière série qu'il a regardée plutôt que de sa problématique en rééducation.

Les questions fermées ne sont pas proscrites, elles permettent notamment d'obtenir des informations qui peuvent être essentielles pour que le thérapeute puisse établir un diagnostic ou pour qu'il évalue des drapeaux rouges. Il faut réussir à garder un bon équilibre entre questions ouvertes et fermées pour que le patient puisse avoir le temps de raconter son récit.

Le principal frein à l'utilisation de ces questions semble être la peur que le patient parle trop et que cela engendre

Tableau 2.2. Formulations de questions ouvertes et fermées.

Circonstances	Questions fermées	Questions ouvertes
Au premier rendez-vous	« Comment vous appelez-vous ? » « Depuis quand avez-vous mal ? »	« En quoi puis je vous être utile ? » « Que se passe-t-il ? » « Racontez-moi votre histoire » « Je dois en savoir autant que possible sur votre santé. Pourriez-vous me raconter tout ce que je dois savoir, selon vous, sur votre situation » (proposée par Rita Charon)
Durant les consultations	« Est-ce que... ? » « Avez-vous... ? » « Pouvez-vous... ? »	« Qu'est-ce que... ? » « Comment... ? » « Pourquoi... ? »
Au début d'une séance	« Ça va mieux depuis la dernière séance ? »	« Quels sont les changements depuis la dernière séance ? »
Pendant un exercice	« Pourriez-vous le refaire chez vous ? »	« Comment pourriez-vous le refaire chez vous ? »

une perte de temps pour le thérapeute. Ce frein semble donc très lié à une vision paternaliste : le thérapeute a la solution pour le patient et n'a pas de temps à perdre pour la lui fournir...

4R

Les 4R sont un ensemble de techniques communicationnelles développées par Charly Cungi [17] qui consistent en :

- reformuler ;
- recontextualiser ;
- résumer ;
- renforcer.

Reformuler permet au patient, telle une question ouverte, de continuer à élaborer sur un sujet et à se focaliser sur ce sujet.

La reformulation se fait souvent par répétition (reflets en EM) ; cela consiste à reprendre mot à mot ce que le patient nous a dit.

Exemple :

Patient : « J'ai eu tellement mal au genou que j'ai l'impression que je ne vais jamais m'en sortir. »

Thérapeute : « J'ai l'impression que je ne vais pas m'en sortir. »

Patient : « Oui, que je suis dans une spirale infernale et que je finirai paralysé. »

Pour atteindre son but, la reformulation doit être suivie d'un silence de la part du thérapeute. C'est au patient de réagir à cet effet miroir que lui renvoie le thérapeute.

Recontextualiser, c'est associer ce que dit le patient aux conditions de survenue. Il s'agit de préciser les éléments que nous donne le patient : où ? quand ? comment ? avec qui ?

Exemple :

Patient : « J'ai eu tellement mal au genou que j'ai l'impression que je ne vais jamais m'en sortir. »

Thérapeute : « D'accord, et puis-je vous demander quelles étaient les circonstances de la dernière fois que vous avez eu tellement mal au genou que vous avez eu l'impression que vous n'alliez jamais vous en sortir ? »

Cette contextualisation est essentielle afin d'avoir un bilan précis et reproductible et de montrer au patient que nous cherchons à comprendre précisément son histoire.

Résumer consiste à reprendre les éléments amenés par le patient, les assembler et vérifier leur cohérence avec le patient.

Exemple :

Patient : « J'ai eu tellement mal au genou que j'ai l'impression que je ne vais jamais m'en sortir. »

Thérapeute : « D'accord, et si nous faisions un résumé ? Cette semaine quand vous avez monté les trois étages d'escaliers du travail, votre douleur est montée à 9/10 EVA (échelle visuelle analogique) et cette douleur persiste à 6/10 en continu. Tout ça est tellement pénible et long que vous avez l'impression que vous n'allez jamais vous en sortir... »

Patient : « Oui mais je pense que si je n'avais pas monté ces trois étages j'aurais quand même eu l'impression de ne pas m'en sortir. Je ne peux quasiment plus rien faire. »

Que le patient précise les choses comme dans l'exemple ou qu'il valide complètement le résumé, l'exercice est toujours intéressant car il montre au patient que nous avons été attentifs à son récit et si besoin qu'il y a des éléments à ajouter qui nous permettront d'avoir davantage d'éléments à notre bilan.

Renforcer, c'est arroser ce que l'on souhaite voir pousser. Un renforcement efficace augmente la probabilité d'apparition d'un comportement, un thérapeute s'attache donc à renforcer un comportement qui sera utile pour le patient.

Exemple :

Thérapeute : « Vous avez eu très mal au genou et vous avez, malgré l'impression que vous n'allez jamais vous en sortir, continué à faire vos exercices ! C'est une belle preuve de détermination ! »

On encourage ici un comportement que l'on souhaite voir continuer chez la patiente : la capacité à maintenir ses exercices quelles que soient les circonstances.

Attention, complimenter n'est pas un renforcement.

Exemple :

Thérapeute : « C'est super vous avez une bonne proprioception du genou ! »

Ici on ne va pas modifier la fréquence de survenue d'un comportement. Le patient pourra juste être content… ou être gêné car il ne saura pas trop quoi faire avec cette information.

Prise de décision partagée

Prônée par Main et al. dans le cadre de la PIP, cette approche thérapeutique est un « processus qui consiste à rendre des faits objectifs et des perspectives subjectives visibles et compréhensibles pour les patients, et à utiliser ces connaissances partagées pour justifier et mettre en œuvre des actions basées sur des faits et des valeurs » [18].

Elle est par essence collaborative, elle nécessite un savoir-faire pour sa mise en œuvre et des compétences techniques : il faut connaître les options thérapeutiques possibles, les différents pronostics et les facteurs de risque dans le domaine exploré lors des consultations.

Chercher à développer ces compétences semble pertinent car la prise de décision partagée a montré qu'elle augmentait l'engagement des patients, leur observance et leur satisfaction.

Facteurs de maintien

Les facteurs de maintien sont tous les paramètres biologiques, psychologiques et sociaux qui maintiennent le patient en souffrance.

La posture de partenariat avec le patient et les outils communicationnels vont permettre, au-delà de l'effet positif sur la qualité de l'alliance thérapeutique et l'autonomisation des patients d'avoir plus facilement accès à ces facteurs de maintien.

Les facteurs biologiques, liés à une problématique somatique, sont par exemple l'excès de nociception, l'inflammation, un nerf lésé ou une maladie neurodégénérative. Dans notre monde à forte tendance biomédicale, ces facteurs sont habituellement les premiers à être investigués lors de l'apparition d'une douleur. Ils constituent le cœur de la formation initiale des rééducateurs et la très grande majorité de l'offre en formation continue. Ils ne seront pas développés dans ce chapitre sur l'approche bio-psycho-sociale mais ils sont bien entendu essentiels à cette approche.

Les facteurs psychologiques sont les pensées « j'ai peur de bouger », « je vais devenir paralysé », les émotions (peur, colère) ou les comportements (évitement, ruminations). Les principaux facteurs sont listés dans la figure 2.6.

Les facteurs sociaux sont « l'ensemble des conditions socialement produites qui influencent la santé des populations. Une liste non exhaustive inclurait : les politiques en matière d'emploi, le type d'emploi, l'éducation, les infrastructures de transport, le revenu, l'environnement bâti dont l'habitation et autres » [19].

Appréhender la santé des patients aux regards de ces déterminants sociaux permet de prendre en compte toute la complexité de la santé.

Parmi ces facteurs, on peut distinguer plusieurs niveaux :

« Niveau macro » : il s'agit de facteurs qui sont non modifiables. Ils sont liés à la société, à la politique, à la culture ou à la place dans la hiérarchie sociale, c'est-à-dire le gradient social de santé.

On peut noter par exemple que les individus qui sont au sommet de la pyramide sociale ont une meilleure santé que ceux qui sont directement au-dessous d'eux, et qui eux-mêmes sont en meilleure santé que ceux qui sont juste en dessous et ainsi de suite jusqu'aux plus bas échelons. Ultimement, un cadre peut espérer vivre 6 ans de plus qu'un ouvrier et 10 ans de plus qu'une personne au chômage.

Ce point peut par exemple être expliqué par le fait que les individus des classes sociales les plus basses ont une moins bonne littératie en santé (la capacité et la compétence qu'a un individu à évaluer et à utiliser des informations sur la santé pour maintenir ou améliorer la « qualité de vie » [20]). Cette moins bonne littératie entraîne des comportements moins favorables à la santé et davantage de difficultés à suivre un traitement.

Facteurs de maintien d'origine psychologique		Définition	Évaluation par questionnaire	Discours type
Facteurs Psychologiques	Non-acceptation	Incapacité à faire avec les émotions, avec les pensées ou la douleur	CPAQ Questionnaire d'acceptation de la douleur	« Ça fait 10 ans que j'ai tout essayé pour ne plus avoir mal mais tant que j'aurai mal je chercherai encore » « Je vais courir tous les soirs, ça m'évite de trop cogiter »
	Catastrophisme	Tendance à développer des pensées négatives même en présence de problèmes mineurs	PCS Pain Catastrophising Scale	« je crois que mon genou ne récupérera jamais » « je ne pourrai plus recourir »
	Mauvaises stratégies d'adaptation	Stratégies comportementales ayant une conséquence négative pour la problématique du patient (augmentation de la douleur, risque de blessure…)	PCI Pain Coping Inventory	« Dès que ça va mieux je force pour rattraper mon retard » « Dès que la douleur revient j'arrête toute activité pendant 3 semaines »
	Manque auto-efficacité	L'auto-efficacité est la croyance qu'a un individu en sa capacité de réaliser une tâche	PSEQ Pain Self-Efficacy Questionnaire	« Je sens qu' il faut que je vienne vous voir toutes les semaines pour avoir moins mal » « Je n'arriverai pas à faire mes exercices tout seul »
	Dépression	Maladie caractérisée par une tristesse persistante, une perte d'intérêt et accompagnée de divers symptômes tels qu'une perte d'énergie, des troubles d'appétit, de sommeil ou de libido.	HADS Hospital Anxiety and Depression Scale	« Je n'arriverai pas à m'en sortir, de toutes façons tout le monde s'en fout et moi je ne sers à rien, autant arrêter les séances »
	Anxiété	Émotion entrainant des symptômes physiques et psychiques en réponse à un danger perçu	BAI Beck Anxiety Inventory	« j'ai tout le temps peur, peur de ne pas pouvoir récupérer, peur de ne pas reprendre le travail, peur de ne plus être comme avant… c'est tellement intense que je n'en dors plus »
	Inflexibilité psychologique	La flexibilité psychologique est la capacité à être conscient de ses pensées et sentiments, sans défense inutile en permettant de poursuivre des actions vers les objectifs et les valeurs.	PIPS Psychological Inflexibilty in Pain Scale Inventaire de flexibilité psychologique multidimensionnelle (forme abrégée, MPFI-SF ; Rolffs et al., 2016)	« J'ai stoppé tous mes loisirs à cause de la douleur » « tant que ma blessure sera présente, je ne bougerai pas »
	Kinésiophobie	Limitation du mouvement et/ou de l'activité physique souvent liée à une douleur ou une blessure.	TSK Tampa Scale of Kinesiophobia	« je vais me blesser si je bouge » « je vais avoir tellement mal si je bouge que je préfère rester immobile »

Figure 2.6
Les facteurs de maintien psychologiques.

Ces facteurs doivent être pris en compte dans les prises en charge. Non pas pour les modifier mais pour comprendre les résistances aux changements qu'un patient peut présenter et ainsi éviter une rupture de l'alliance thérapeutique (voir « Stades de changement »).

Exemple : un patient ayant une faible littératie en santé sera moins susceptible d'être observant. Plutôt que lui reprocher ce manque d'observance on peut accorder davantage de temps au travail éducatif, utiliser différents types de supports et augmenter la fréquence des séances.

« Niveau micro » : ce sont les facteurs en lien avec l'individu, son rythme de travail, sa reconnaissance au travail ou sa relation avec son entourage. En consultation, ces facteurs de risque peuvent être initialement présents lors d'une blessure et contribuer au passage à la chronicité ou apparaître à la suite de cette blessure.

Exemple : Luc, moniteur de ski, se fait opérer d'une ligamentoplastie du genou au printemps après la haute saison. Lors de son opération, il développe un staphylocoque doré qui ralentit sa récupération. Ses douleurs l'empêchent de faire les petits boulots qu'il réalise habituellement l'été (réparation de toitures et pose de parquets) et il puise donc dans ses économies pour tenir financièrement jusqu'au début de la saison de ski. Malheureusement pour lui les douleurs étant toujours présentes, après un mois de souffrance lors de sa reprise, il est obligé de passer à mi-temps pour le reste de la saison ce qui le met dans un inconfort financier très important.

Deux niveaux de facteurs sociaux sont présents chez Luc :

- macro : emploi précaire, éloignement des grandes structures médicales, vraisemblablement peu de soutien familial et faible niveau d'études ;
- micro : difficultés financières, nécessité de reclassement/adaptation de poste ?

Prendre en charge la rééducation du genou de Luc nécessite de prendre en considération l'ensemble de ces facteurs. Il faut être vigilant sur l'évolution des symptômes car la multiplication des problématiques ternit le pronostic.

Au niveau de la rééducation, c'est l'interdisciplinarité qui va être de mise. Il peut être conseillé à Luc de rencontrer une assistante sociale si ses difficultés financières perdurent, il peut être évoqué de réaliser un bilan de compétence si jamais il n'arrive pas à reprendre le ski à plein temps et il pourrait être également conseillé de rencontrer un•e psychologue si ces facteurs sociaux venaient à s'étendre sur la composante psychologique (stress, anxiété, peur...).

Recherche des facteurs psychosociaux

Ces facteurs peuvent être présents dans le récit du patient, il faut simplement y être attentif pour bien en tenir compte dans la rééducation.

Les phrases caractéristiques des principaux facteurs psychologiques sont présentes dans la figure 2.5 mais il arrive parfois que le récit du patient ne soit pas aussi clair. Il faut dans ces cas-là pousser le questionnement avec des phrases dédiées à chacun des paramètres à évaluer.

- Pour interroger les cognitions :
  - Qu'est-ce que vous vous dites dans ces moments-là ?
  - Que dit cette émotion ?
  - Qu'est-ce qui vous a poussé à agir comme cela ?
  - Pourriez-vous dire à voix haute ce qui vous passe par la tête dans ces moments-là ?
  - Que vous dit votre tête dans ces moments-là ?
  - Que pensez-vous de votre situation ?
- Pour interroger les émotions/sensations :
  - Quelles sont vos sensations corporelles dans ces moments-là ?
  - Qu'est-ce qu'elles vous signalent comme émotions selon vous ?
  - Ce comportement permet de soulager quel ressenti ?
  - Est-ce plutôt de l'ordre de la peur/tristesse/dégoût/honte/colère/joie/surprise ?
- Pour interroger les comportements :
  - Qu'est-ce que vous faites quand vous ressentez (émotion) ?
  - Qu'est-ce que ça vous donne envie de faire quand vous ressentez (émotion) ?
  - Que faites-vous quand cette pensée est présente ?
- Pour interroger les facteurs sociaux :
  - Comment se passe votre travail ?
  - Avez-vous quelqu'un pour vous aider ?
  - Combien de temps pouvez-vous tenir financièrement ?

Nous avons parlé jusqu'ici des moyens de découvrir les FDM (facteurs de maintien) de façon qualitative : écouter le récit du patient, créer une alliance thérapeutique pour découvrir les facteurs qui entretiennent la douleur.

Une fois ces facteurs découverts, il est possible de les quantifier grâce à des questionnaires (figure 2.6). Ces questionnaires permettent d'évaluer et réévaluer l'importance des troubles pour en suivre objectivement l'évolution.

Avantages :

- permet d'éviter les biais du thérapeute ;
- peut renforcer la posture professionnelle si on sent que cela rassure le patient ;

Inconvénients :

- utiliser un questionnaire signifie qu'il faut savoir l'interpréter et en parler avec le patient. Il faut donc se sentir prêt à discuter de ce qu'est la dépression si on fait passer un questionnaire sur ce thème.

Pour évaluer de façon plus objective les paramètres sociaux, il est possible d'utiliser le questionnaire EPICES (évaluation de la précarité et des inégalités de santé dans les centres d'examen de santé) [21] sur la précarité ou des questionnaires sur la littératie en santé comme le HLSEU-Q16 [22].

Options thérapeutiques

Thérapies cognitives et comportementales (TCC)

Les TCC sont l'option thérapeutique privilégiée de la PIP. Proposées par Main et George dans leur article de 2011, elles se différencient des autres courants de psychothérapie par leur base scientifique et leur capacité à faire un lien fort entre les paramètres psychologiques et le comportement.

En 1978, Engel écrivait : « La clef d'une prise en charge optimale réside dans la collaboration, la communication et la complémentarité entre toutes les branches des professions de santé [...] elle sera possible lorsque les différentes disciplines partageront un ensemble d'hypothèses et de principes de base » [23].

Par leur approche comportementale de la psychologie, les TCC ont toutes les qualités requises pour servir de base de raisonnement commune entre les professionnels de santé !

C'est dans cet esprit que sont organisés les *Pain Management Programs* en Grande-Bretagne.

Ces programmes de gestion de la douleur sont mis en œuvre par des équipes interdisciplinaires dont certaines compétences sont partagées et d'autres sont propres à chaque profession particulière. Tous les membres du personnel sont formés à mettre en place les TCC afin d'avoir une structure de travail commune.

Brève histoire des TCC

Les TCC se sont développées en trois phases successives :

- *la vague comportementale* (à partir de 1890) est caractérisée par les théories de l'apprentissage :
  - apprentissage répondant : lors de ses expériences, Pavlov conditionne un chien à saliver lorsqu'il entend une cloche alors que ce comportement est habituellement réservé à préparer la digestion. C'est en proposant plusieurs fois de la viande associée au bruit de la cloche que Pavlov a obtenu ce comportement. D'autres expériences ont montré que toutes sortes de stimuli (émotions, pensées) obéissaient à cet apprentissage répondant. Cet apprentissage est illustré en pratique lorsqu'un patient qui s'est plusieurs fois blessé lors d'une séance de fractionné sur piste finit par associer sa présence sur la piste aux émotions et pensées vécues lors de ces blessures,
  - apprentissage opérant : il peut être illustré par la loi de l'effet : un comportement est plus susceptible d'être reproduit s'il est suivi d'une conséquence appréciable et à être moins reproduit s'il est suivi d'une conséquence désagréable. Un patient qui a des douleurs de genou dans les escaliers aura tendance à moins emprunter les escaliers. Voire à ne plus les emprunter du tout. Au-delà du conditionnement répondant (stimulus = > réponse), c'est la conséquence « douleur » qui renforce le comportement d'évitement. Une façon de modifier le comportement « ne plus aller dans les escaliers » serait donc de faire en sorte que les conséquences de ce comportement ne soient plus aussi négatives. Une des solutions apportées fréquemment est de fractionner cet effort,
  - apprentissage social : il met en évidence le fait que nous apprenons aussi en observant les comportements autour de nous. En pratique, il est donc intéressant de montrer aux patients d'autres patients qui ont un comportement adapté, il est également intéressant que les thérapeutes adoptent un comportement à renforcer ;
- *la vague Cognitive* (à partir de 1950) : elle considère que les comportements ne sont pas uniquement régis par des conditionnements ou par la qualité des conséquences des événements mais par l'interprétation que notre cerveau fait de chacun de ces événements. La thérapie cognitive prend en compte les pensées automatiques, les distorsions cognitives et les schémas cognitifs. La première vague des TCC nous disait : si ton patient a mal au genou quand il monte les escaliers, alors trouve une solution pour qu'il ait moins mal et il les remontera. La deuxième vague nous dit que modifier le conditionnement et ses conséquences ne suffira peut-être pas car les pensées et les émotions peuvent diminuer les chances de survenue du comportement « monter les escaliers » ;
- *la vague émotionnelle* (à partir de 1980) : cette vague est la plus présente dans la littérature scientifique. Elle est notamment représentée par la thérapie d'acceptation et d'engagement (ACT) et la méditation de pleine conscience. Cette vague ne cherche plus à modifier les pensées mais propose de « faire avec » : faire avec la douleur, faire avec nos pensées catastrophistes, faire avec l'anxiété, etc.

L'ACT met l'accent sur l'acceptation, la pleine présence et les valeurs des patients afin d'accroître la flexibilité psychologique (capacité à être conscient de ses pensées et sentiments, sans défense inutile en permettant de poursuivre des actions vers ses objectifs et de ses valeurs).

La méditation de pleine conscience par un entraînement attentionnel et émotionnel favorise le bien-être physique et psychologique.

Analyse fonctionnelle

Maintenant que nous connaissons l'historique des TCC, il est important de savoir ce que nous pouvons en faire en pratique.

Les TCC, au-delà du savoir-être collaboratif, nous amènent à découvrir et comprendre les difficultés rencontrées par les patients. Pour y arriver, il existe un outil appelé « analyse fonctionnelle » (AF) qui consiste à investiguer une situation-problème.

Il existe de nombreuses grilles d'AF pour les thérapeutes en santé mentale (grille SORC [stimulus discriminatif organisme réponse conséquence], SECCA [situations émotions cognition comportement anticipation], Basic Idea...). Pour les rééduca-

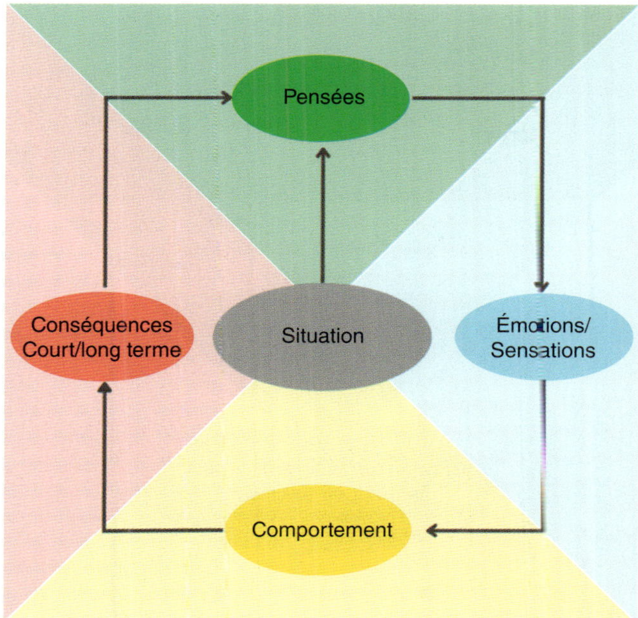

Figure 2.7
Analyse fonctionnelle, les cercles vicieux de Charly Cungi.

teurs, il paraît important d'utiliser la plus simple d'entre elles, la méthode des cercles vicieux de Charly Cungi (figure 2.7), qui repose sur l'observation de la boucle d'aggravation des comportements générée par nos pensées et nos émotions.

À partir d'une situation précise (bien détaillée grâce à la recontextualisation), le thérapeute et le patient investiguent les pensées et les émotions vécues ainsi que leurs conséquences à court et long terme (figure 2.7).

L'AF est souvent utilisée pour analyser des situations-problèmes, des situations dans lesquelles le patient se retrouve coincé et sans solution. Pour comprendre le fonctionnement d'une AF, nous allons d'abord faire ce qui est souvent réalisé en psychologie positive : faire l'AF d'une personne qui n'est pas « coincée ».

La figure 2.8 correspond à l'AF de Léa.

Situation : Léa est une joueuse de hand-ball qui vient de se blesser lors d'un match de début de saison. Elle est donc sur le banc, le physio du club lui a testé son genou et diagnostiqué une petite entorse (grade 1) du ligament collatéral médial (LCM) du genou droit et lui propose de mettre une poche de glace pour calmer la douleur (évaluée à 6/10 sur l'échelle numérique de la douleur).

La situation de Léa engendre des pensées : elle pense que sa saison est terminée et qu'elle va sûrement devoir arrêter de bosser et cela lui fait peur. On peut qualifier celles de Léa comme catastrophistes car elles sont particulièrement pessimistes face à une pathologie dont l'évolution habituelle est très positive.

Ces pensées catastrophistes sont accompagnées d'une émotion : la peur.

Pour faire face à ces pensées catastrophistes et à cette peur, Léa adopte un comportement de lutte. Dans les jours qui suivent cette blessure, elle cherche à éviter la douleur en prenant des antalgiques et elle va appeler son kiné libéral pour diminuer sa peur.

Ce comportement de lutte/évitement a des conséquences : elle a moins peur, elle a des pensées plus positives et la douleur semble moins présente.

Ces conséquences engendrent de nouvelles pensées : « Finalement, avec un peu de patience, je vais vite récupérer », « Je vais en profiter pour faire du renforcement musculaire de tout le reste du corps ». Ces pensées sont accompagnées de davantage de confiance, d'apaisement et d'optimisme. Le comportement qui découle de ceci est la reprise progressive des activités physiques et sportives, avec pour conséquence à long terme une récupération complète de son entorse.

Nous voyons ici que l'AF de Léa débouche assez rapidement sur la résolution de sa problématique. Les pensées et émotions désagréables qu'elle a vécu lui ont permis de réagir par un comportement de lutte qui a été adapté à la situation.

Le cas de Léa est intéressant car il montre que les pensées et les émotions quelles qu'elles soient ne sont ni bonnes ni mauvaises. Ce sont leurs conséquences dans un contexte précis qui déterminent leur utilité.

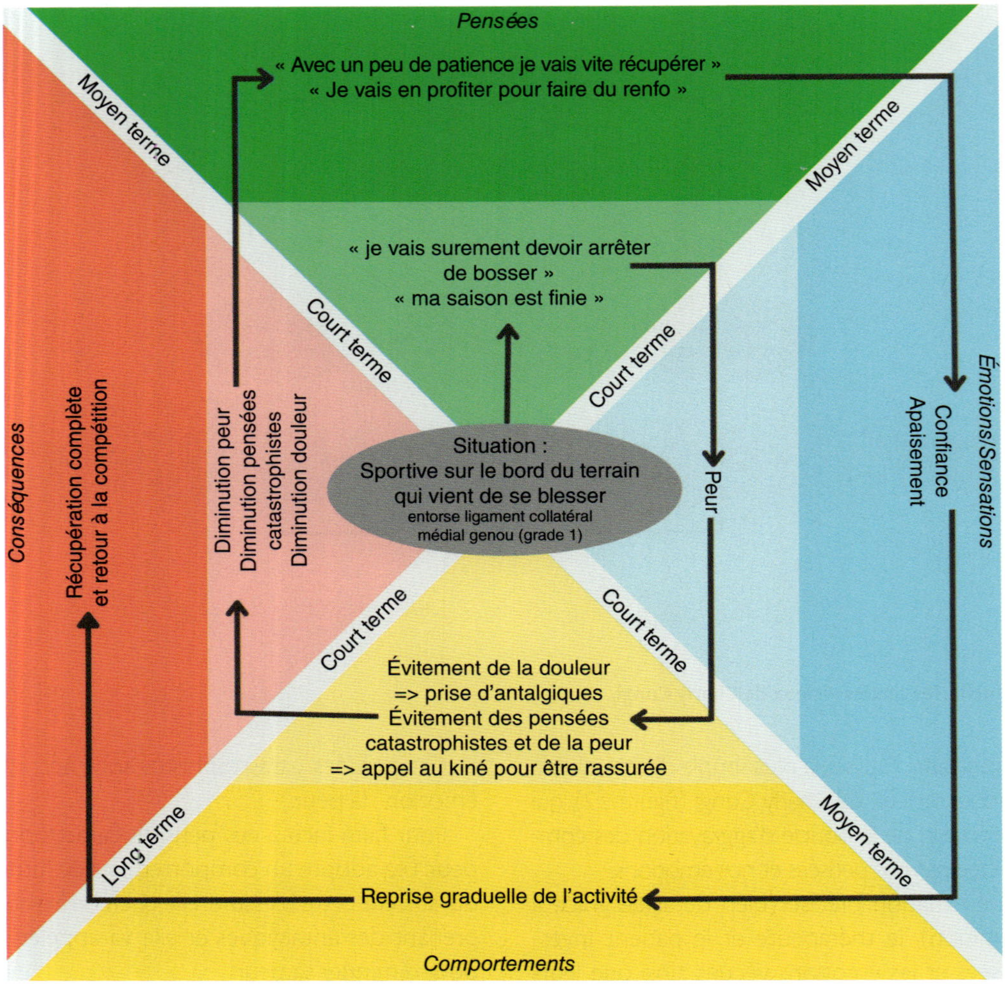

Figure 2.8

Analyse fonctionnelle de Léa.

Exemple :

La peur d'échouer à un examen peut stimuler l'intensité des révisions (émotion utile).

La peur d'échouer à un examen peut paralyser la réflexion le jour J (émotion inutile, délétère).

Prenons maintenant un autre exemple :

Situation : Jules est un joueur de handball qui vient de se blesser lors d'un match de début de saison. Il est donc sur le banc, le physio du club a testé son genou et diagnostiqué une petite entorse (grade 1) du ligament collatéral interne (LCI) du genou droit et lui propose de mettre une poche de glace pour calmer la douleur (évaluée à 6/10 sur l'échelle numérique de la douleur).

Dans cette situation, Jules pense que sa saison est terminée et qu'il va sûrement devoir arrêter de bosser et cela lui fait peur.

La situation, les pensées et les émotions de Léa et Jules sont en tout point identiques.

Découvrons maintenant comment Jules va se comporter (figure 2.9).

Face à la peur de la douleur et à la peur de ne pas récupérer, Jules décide de lutter en prenant des antalgiques puissants (palier 2) et des anti-inflammatoires et il va, dans les jours qui suivent le match, consulter un ostéo, son kiné libéral, son médecin généraliste et son médecin du sport. Chacun d'eux a un discours différent qui va de « ce n'est rien du tout » à « vous êtes déséquilibré », « le genou est bloqué », « il faut faire attention aux récidives ».

Ces discours discordants renforcent la peur de Jules de ne pas récupérer et ses pensées catastrophistes. Cette peur et ces pensées le tourmentent également la nuit et l'empêchent de bien dormir. Quant à la prise de tramadol, elle semble avoir un peu soulagé la douleur mais il ressent maintenant quelques vertiges.

Ces conséquences renforcent Jules dans ses pensées « j'ai eu raison de m'inquiéter car j'ai encore mal, ça veut dire que

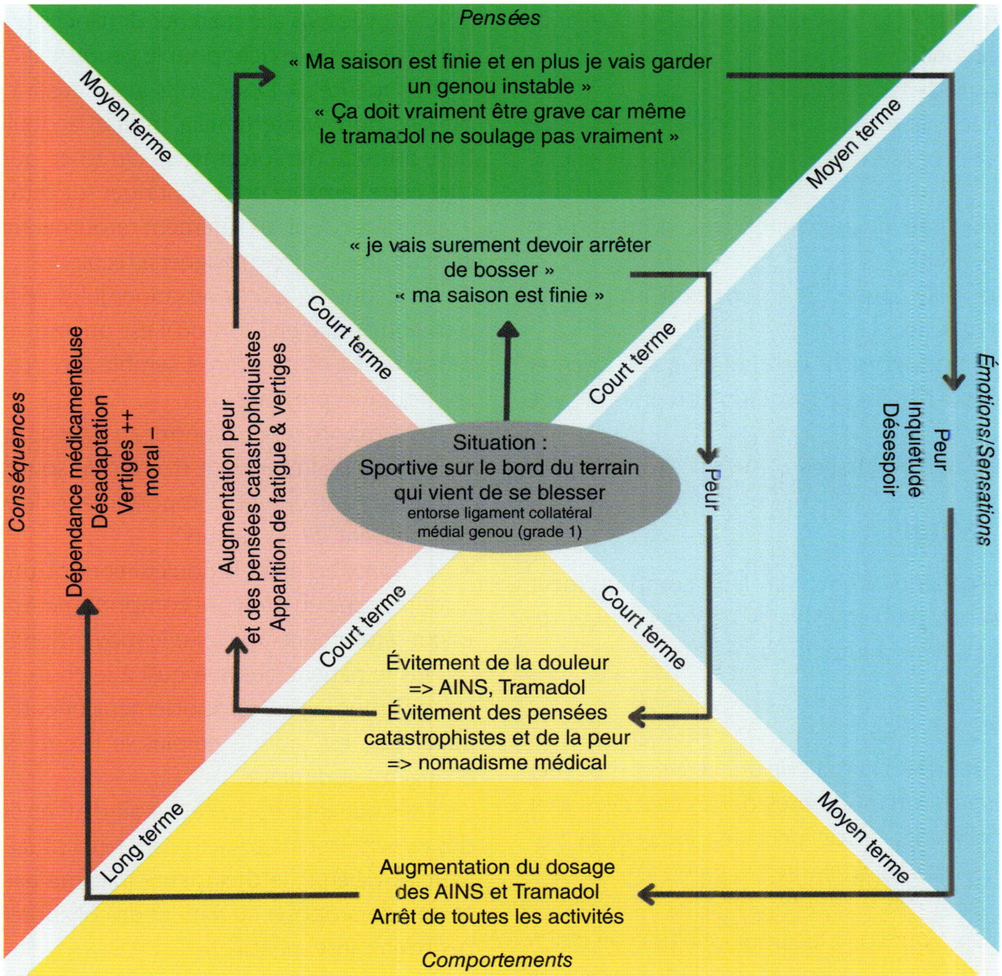

Figure 2.9

Analyse fonctionnelle de Jules.

c'est grave », « non seulement ma saison est finie mais en plus je garderai un genou instable ! ».

Les émotions qui le traversent après quelques jours sont toujours la peur mais aussi l'inquiétude et le désespoir.

Face à ces émotions désagréables, Jules réagit et décide d'augmenter le dosage de ses médicaments et de se mettre au repos complet pour que son genou récupère. Si dans un premier temps la douleur diminue légèrement, Jules se rend compte qu'il arrive de moins en moins à bouger, qu'il dort de moins en moins et que ses vertiges sont de plus en plus présents. Encore une fois, ces conséquences viennent renforcer les pensées catastrophistes : « J'avais donc bien raison de m'inquiéter car même en augmentant les antalgiques et malgré la période de repos j'ai encore plus de mal à bouger ! »

Jules semble être pris dans un cercle vicieux : chaque conséquence de ses comportements vient renforcer les pensées et les émotions désagréables qu'il essaie de fuir (apprentissage opérant).

Léa et Jules, bien que dans deux situations identiques du point de vue biologique (entorse ligament collatéral médial [LCM] grade 1), du contexte (match de début de saison), des pensées et des émotions ne rencontrent pourtant pas les mêmes problématiques. C'est l'AF, réalisée grâce à la collaboration entre le patient et le thérapeute, qui permet de découvrir les boucles d'aggravation des comportements générées par les pensées et les émotions.

Les facteurs de maintien de Jules (peur et les pensées catastrophistes) entraînent un comportement inadapté d'évitement. Ce comportement est assez fréquent pour avoir été décrit dans la littérature scientifique sous le nom de « modèle de peur-évitement » [24].

L'AF est un outil thérapeutique puissant car les patients ne sont généralement pas conscients des contingences qui contrôlent leur comportement. Dans le cadre d'une PIP le rééducateur a toute légitimité pour construire une AF avec un patient qui fait face à une situation-problème. Les principales difficultés sont de :

- se sentir légitime dans cet exercice ;
- savoir repérer les patients qui pourront bénéficier de ce travail (patients en phase d'action, de préparation ou de maintien) ;
- réussir à définir une situation-problème suffisamment recontextualisée ;
- être prêt à accueillir toutes les émotions et les pensées évoquées par le patient ;
- réussir à garder une approche collaborative sans orienter le patient vers ce qui paraît être la solution du point de vue du thérapeute.

Que faire une fois l'AF réalisée ?

Auto-observation

Demander aux patients d'observer leur comportement dans leurs situations-problèmes va développer leur autonomie et leur sentiment d'autoefficacité.

Valeurs

Les valeurs sont des directions de vie qui peuvent mobiliser les patients, des ressources internes puissantes. Elles sont différentes des objectifs car on peut s'en éloigner et s'en rapprocher mais jamais les atteindre.

Exemple :

Jules : « Si je viens vous voir c'est pour ne plus avoir mal. »

Thérapeute : « D'accord, et si vous n'aviez plus mal, que feriez-vous ? »

Jules : « Je passerai plus de temps avec ma famille. Actuellement j'ai tellement mal que je préfère rester tout seul. »

Thérapeute : « En quoi est-ce important de passer du temps avec votre famille ? »

Jules : « Pour moi, un père de famille doit être présent pour sa famille, il doit pouvoir la soutenir en toutes circonstances. »

Grâce à ce dialogue ouvert, on note que derrière l'objectif « ne plus avoir mal » se cache la valeur « soutenir ma famille ».

Travailler avec l'objectif « ne plus avoir mal » peut être risqué car la douleur est toujours multifactorielle et la maîtrise de l'ensemble de ses paramètres est complexe. Une focalisation sur les valeurs permet de rester attentif à l'essentiel : ce qui compte le plus pour le patient.

Exemple :

Jules : « Ca ne va pas, j'ai eu mal cette semaine. »

Thérapeute : « D'accord, et pouvez-vous me décrire ce que vous avez fait de particulier cette semaine ? (recontextualisation) ».

Jules : « Je suis allé marcher dimanche avec mes enfants et j'ai fait mes exercices pour le genou. »

Thérapeute : « Donc vous avez réussi à être davantage présent pour votre famille malgré la douleur ! C'est une belle attitude (renforcement). Qu'est-ce que vous pourriez faire cette semaine pour continuer sur cette voie ? »

Jules : « Je pourrais sûrement retourner marcher avec eux et peut-être les accompagner à l'école. »

Au début de la conversation, Jules semble déçu car il a toujours mal, une fois qu'il est orienté vers ses valeurs il retrouve une motivation et semble accepter que la douleur soit toujours présente.

Il est important de montrer au patient qu'il a le choix :

- le choix de lutter pour trouver un soulagement à court terme sachant que ce comportement de lutte l'éloigne le plus souvent de ses valeurs ;
- le choix d'accepter la douleur et donc une « souffrance » à court terme au profit de comportements qui ont un sens et qui seront bénéfiques sur le moyen/long terme.

Plus le patient observe qu'il a le choix, plus la probabilité qu'un nouveau comportement orienté vers les valeurs apparaisse est grande et plus le risque de résistance au changement diminue.

Si les patients, après ce travail d'AF et de travail autour des valeurs, restent coincés dans leurs situations-problèmes (cercles vicieux), le thérapeute informé par la psychologie se doit de proposer au patient de collaborer avec un thérapeute en santé mentale.

Entretien motivationnel (EM)

L'EM est un style de conversation collaboratif permettant de renforcer la motivation propre d'une personne et son engagement vers le changement. Le principe central est que la motivation à changer doit venir du patient lui-même et ne pas être imposée par un tiers.

La base est un savoir-être d'écoute empathique et collaborative, sur laquelle des techniques et des stratégies sont utilisées pour explorer les objectifs et susciter le changement [25].

Le développement de l'EM s'est fait autour de trois concepts :

- niveau de préparation : la préparation au changement est vue comme un continuum (similarité avec le cercle du changement de Prochaska et Di Clemente) et le thérapeute doit accompagner le patient sur ce continuum en évitant les résistances ;
- ambivalence : tout changement est précédé d'un certain degré d'ambivalence car le patient est confronté à diverses émotions, pensées ou croyances sur l'intérêt du comporte-

ment. En EM, le thérapeute veille à ce que le patient explore et verbalise (discours changement) cette incertitude sans jugement ;

- résistance : la résistance est considérée comme un comportement observable qui survient lorsque le thérapeute perd une congruence démontrable avec le patient. Cette résistance arrive souvent quand le thérapeute veut proposer, conseiller, et aider alors que le patient n'est pas encore prêt.

Exemple :

Thérapeute : « Pourquoi n'avez-vous pas fait vos exercices ? »

Patient : « J'ai essayé mais c'était trop difficile. »

Thérapeute : « Pourtant vous avez réussi à les faire au cabinet, ça devrait être possible de les faire chez vous ? »

Patient : « Oui, mais j'étais fatigué. »

Thérapeute : « Cette semaine vous essaierez d'en faire davantage ? »

Patient : « Oui, mais je ne vous garantis rien. »

On s'aperçoit dans cette séquence que le thérapeute n'est plus un chercheur qui collabore avec le patient mais un professeur qui a envie que l'élève fasse ses devoirs. Plus il insiste, plus le risque de perdre l'alliance thérapeutique est important et moins le sentiment d'autoefficacité du patient sera grand.

Pour avoir un changement de comportement qui se fasse sur le long terme, l'EM nous propose de rouler sur les résistances du patient, de faire avec ces résistances plutôt que de vouloir les supprimer.

Il existe de nombreuses similarités entre les TCC et l'EM (collaboration, communication, faire avec les résistances, travail sur les objectifs).

La différence se situe surtout dans le rapport au changement : l'EM cherche à encourager le changement tandis que les TCC vont encourager l'observation des situations précises pour mettre en évidence les boucles coincées dans lesquelles le patient se trouve.

Médecine narrative

Prônée par Main et al. [26] dans le cadre de la PIP, c'est une approche thérapeutique qui met l'accent sur l'importance du récit des patients. Elle repose sur des compétences narratives à développer [27] :

- la capacité à absorber l'histoire des patients ;
- la capacité à interpréter l'histoire du patient, à imaginer les différentes interprétations possibles, les conserver en mémoire pour ensuite utiliser la plus pertinente comme ressource de prise en charge ;
- l'empathie, que Rita Charon, à l'origine de cette discipline, définit comme la capacité à être ému par les histoires des patients.

Éducation à la douleur

L'éducation aux neurosciences de la douleur est née dans les années 2000 grâce à deux physiothérapeutes australiens. L'idée était de modifier certaines connaissances du patient sur le fonctionnement de la douleur :

- la douleur est produite par le cerveau ;
- la douleur est multifactorielle ;
- la douleur est un système de protection ;
- la sensibilité du système peut augmenter avec le temps et les circonstances.

Le but étant de réduire la sensibilité du « système douleur » et d'augmenter l'autoefficacité du patient dans la gestion de ses douleurs [28].

Cette approche prometteuse semble cependant montrer des résultats modérés [29].

Dans le but d'optimiser l'efficacité de cette éducation, Lorimer Moseley et Cormac Ryan ont crée le groupe PETAL (*Pain Education Team for Advance Learning*) qui travaille sur une nouvelle façon de délivrer cette « éducation aux sciences de la douleur » aux professionnels de santé, aux patients et aussi au grand public. Elle fait davantage appel aux sciences de léducation et à la participation active du patient. De nouvelles études sont en cours pour éprouver cette nouvelle vision de l'éducation à la douleur.

Thérapie cognitive fonctionnelle (TCF)

L'arrivée de la TCF marque un tournant dans la volonté des thérapeutes manuels de prendre en charge un individu selon une approche BPS. La TCF est la première thérapie développée par des physiothérapeutes ayant l'ambition d'individualiser les prises en charge grâce à une approche comportementale.

Elle consiste à informer et rassurer les patients concernant leur problématique douloureuse, et à leur faire expérimenter les conséquences que le mouvement peut avoir sur leurs pensées, émotions et sensations [30].

Cette approche étant comportementale, elle rejoint assez fortement les TCC de 1re et 2e vagues.

Interdisciplinarité

Une relation interdisciplinaire en santé est « un processus interpersonnel caractérisé par des professionnels de la santé issus de multiples disciplines ayant des objectifs communs et des prises de décisions communes pour résoudre les problématiques de soins aux patients » [31].

En ayant en tête le modèle patient-partenaire, il devient même possible d'intégrer les patients et les aidants dans cette relation interdisciplinaire.

Les vertus d'une telle relation sont nombreuses [32] :

- augmentation de la satisfaction des patients ;
- augmentation de la satisfaction des thérapeutes (amélioration du moral, réduction de l'épuisement professionnel, plus grande confiance en soi) ;
- réduction des coûts pour le système de santé.

Pour optimiser cette interdisciplinarité, Laura Petri [31] a mis en évidence plusieurs actions à mener :

- une formation interprofessionnelle qui favorise une atmosphère de confiance et de respect mutuel car les différentes professions de santé sont encore trop souvent cloisonnées dans des formations exclusives ;
- une communication efficace et ouverte pour s'assurer de la bonne coordination des soins ;
- une prise de conscience et une acceptation des rôles, des compétences et des responsabilités des disciplines participantes. Cela nécessite de parfaitement connaître les différents acteurs de soin et ses propres limites ;
- un soutien des structures administratives : il y a nécessité d'un soutien politique et financier. En France, ce soutien peut être illustré à travers les subventions accordées aux CPTS (communauté professionnelle territoriale de santé) pour aider les professionnels de santé à mieux structurer leurs relations et mieux se coordonner.

Au Royaume-Uni, ce soutien s'est développé par exemple à travers les « Pain Management Programs », programmes de prise en charge des douleurs chroniques dans lesquelles tous les acteurs de la santé sont formés en TCC afin d'avoir un socle de connaissances et d'échange commun.

Conclusion

Bien que l'application du modèle biopsychosocial en pratique clinique soit encore minime, l'arrivée de la pratique informée par la psychologie a permis de faire bouger les lignes.

Avec son approche collaborative de la relation thérapeutique et son ouverture vers les thérapies comportementales, la PIP permet aujourd'hui d'avoir une approche scientifique de la prise en charge globale d'un patient.

Se former à la PIP ce n'est pas apprendre une technique que l'on pourra ajouter à sa « trousse à outils » thérapeutique. C'est découvrir un savoir-être, une nouvelle façon d'appréhender la relation thérapeutique. Qu'on le fasse à travers une formation en TCC en entretien motivationnel ou en médecine narrative, cela demande un effort important qui doit être soutenu par une volonté forte de pratiquer autrement. Cela nécessite une sensibilisation des praticiens le plus précocement possible et doit s'accompagner d'un développement de la formation continue sur ce thème. Si l'entretien motivationnel a depuis longtemps été ouvert à toutes les professions y compris non médicales, il n'en est pas de même pour les TCC qui restent encore trop souvent l'apanage des psychologues et des psychiatres.

Références

[1] Kolasinski SL, Neogi T, Hochberg MC, et al. 2019 American College of Rheumatology/Arthritis Foundation Guideline for the Management of Osteoarthritis of the Hand, Hip, and Knee. Arthritis Rheumatol 2020 ; 72(2) : 149-62.

[2] Hunter CW, Deer TR, Jones MR, et al. Consensus Guidelines on Interventional Therapies for Knee Pain (STEP Guidelines) from the American Society of Pain and Neuroscience. J Pain Res 2022 ; 15 : 2683-745.

[3] Selhorst M, Hoehn J, Schmitt L, et al. The effect of a psychologically informed video series to treat adolescents' patellofemoral pain : A randomized controlled trial. J Orthop Sports Phys Ther 2023 ; 53(10) : 634-42. Disponible : https://doi.org/10.2519/jospt.2023.12041.

[4] Baez S, Jochimsen K. Current Clinical Concepts : Integration of Psychologically Informed Practice for Management of Sports-Related Injuries. J Athl Train 2023 ; 58(9) : 687-96. Disponible : https://doi.org/10.4085/1062-6050-0556.22.

[5] Selhorst M, Fernandez-Fernandez A, Schmitt L, Hoehn J. Effect of a Psychologically Informed Intervention to Treat Adolescents With Patellofemoral Pain : A Randomized Controlled Trial. Arch Phys Med Rehabil 2021 ; 102(7) : 1267-73. Disponible : https://doi.org/10.1016/j.apmr.2021.03.016.

[6] Preece SJ, Brookes N, Williams AE, et al. A new integrated behavioural intervention for knee osteoarthritis : development and pilot study. BMC Musculoskelet Disord 2021 ; 22(1) : 526. Disponible : https://doi.org/10.1186/s12891-021-04389-0.

[7] Patankar AG, Christino MA, Milewski MD. Psychological Aspects of Adolescent Knee Injuries. Clin Sports Med 2022 ; 41(4) : 595-609. Disponible : https://doi.org/10.1016/j.csm.2022.05.003.

[8] National Voices. Person-centred care in 2017. 2017. Disponible : www.nationalvoices.org.uk/publications/our-publications/person-centred-care-2017.

[9] Lange E, Palstam A, Gjertsson I, Mannerkorpi K. Aspects of exercise with person-centred guidance influencing the transition to independent exercise : a qualitative interview study among older adults with rheumatoid arthritis. Eur Rev Aging Phys Act 2019 ; 16 : 4. Disponible : https://doi.org/10.1186/s11556-019-0211-8.

[10] The Health Foundation. Realising the value. 2016. Disponible : www.health.org.uk/publications/realising-the-value).

[11] Stearns ZR, Carvalho ML, Beneciuk JM, Lentz TA. Screening for Yellow Flags in Orthopaedic Physical Therapy : A Clinical Framework.

J Orthop Amp Sports Phys Ther 2021 ; 51(9) : 459-69. Disponible : https://doi.org/10.2519/jospt.2021.10570.

[12] George L. Engel ; From Biomedical to Biopsychosocial 1. Being Scientific in the Human Domain. Psychother Psychosom 1997 ; 66(2) : 57-62. https://doi.org/10.1159/000289109.

[13] Waddell G. 1987 Volvo Award in Clinical Sciences : A New Clinical Model for the Treatment of Low-Back Pain. Spine 1987 ; 12(7) : 632-44. Disponible : https://doi.org/10.1097/00007632-198709000-00002.

[14] Main CJ, George SZ. Psychologically Informed Practice for Management of Low Back Pain : Future Directions in Practice and Research. Phys Ther 2011 ; 91(5) : 820-4.

[15] Prochaska JO, DiClemente CC. Transtheoretical therapy : Toward a more integrative model of change. Psychotherapy 1982 ; 19(3) : 276-88. Disponible : https://doi.org/10.1037/h0088437.

[16] Rogers C. La relation d'aide et la psychothérapie. ESF Sciences Humaines 2019 : 33.

[17] Charly C. L'alliance thérapeutique : Retz eBooks ; 2016.

[18] Bingaman L. The art of shared decision making. JAAPA 2023 ; 36(2) : 31-4.

[19] Potvin L, Moquet MJ, Jones C (sous la dir.) Réduire les inégalités sociales en santé. Saint-Denis : INPES, coll. Santé en action ; 2010. 380 p.

[20] Sørensen K, Van den Broucke S, Fullam J, et al. Health literacy and public health : a systematic review and integration of definitions and models. BMC Public Health 2012 ; 12(80).

[21] Sass C, Guéguen R, Moulin JJ, et al. Comparaison du score individuel de précarité des Centres d'examens de santé, EPICES, à la définition socio-administrative de la précarité. Sante Publique 2006 ; 18(4) : 513. Disponible : https://doi.org/10.3917/spub.064.0513.

[22] Rouquette A, Nadot T, Labitrie P, et al. Validity and measurement invariance across sex, age, and education level of the French short versions of the European Health Literacy Survey Questionnaire. Lee SYD, editor. PLoS One 2018 ; 13(12) : e0208091.

[23] Engel GL. The biopsychosocial model and the education of health professionals. Ann N Y Acad Sci 1978 ; 310 : 169-87. Disponible : https://doi.org/10.1111/j.1749-6632.1978.tb22070.x.

[24] Lethem J, Slade PD, Troup JDG, Bentley G. Outline of a fear-avoidance model of exaggerated pain perception – I. Behav Res Ther 1983 ; 21(4) : 401-8.

[25] Miller WR, Rollnick S. Ten Things that Motivational Interviewing Is Not. Behav Cogn Psychother 2009 ; 37(2) : 129-40. Available from : https://pubmed.ncbi.nlm.nih.gov/19364414/.

[26] Main CJ, Ballengee LA, George SZ, et al. Psychologically Informed Practice (PIP): The Importance of Communication in Clinical Implementation. Phys Ther 2023 ; 103(7) : pzad047. Disponible : https://doi.org/10.1093/ptj/pzad047.

[27] Rossi S, Goupy F, Le Jeunne C dir. (2016). La médecine narrative – Une révolution pédagogique ? Paris : Éditions Med Line Educ Social 2018(49). Disponible : https://doi.org/10.4000/edso.3134.

[28] Moseley GL, Butler DS. Fifteen Years of Explaining Pain : The Past, Present, and Future. J Pain 2015 ; 16(9) : 807-13. Available from : https://pubmed.ncbi.nlm.nih.gov/26051220/

[29] Lepri B, Romani D, Storari L, Barbari V. Effectiveness of Pain Neuroscience Education in Patients with Chronic Musculoskeletal Pain and Central Sensitization : A Systematic Review. Int J Environ Res Public Health 2023 ; 20(5) : 4098.

[30] O'Sullivan PB, Caneiro JP, O'Keeffe M, et al. Cognitive Functional Therapy : An Integrated Behavioral Approach for the Targeted Management of Disabling Low Back Pain. Phys Ther 2018 ; 98(5) : 408-23. Available from : https://academic.oup.com/ptj/article/98/5/408/4925487.

[31] Petri L. Concept Analysis of Interdisciplinary Collaboration. Nurs Forum 2010 ; 45(2) : 73-82. Disponible : https://doi.org/10.1111/j.1744-6198.2010.00167.x.

[32] D'amour D, Oandasan I. Interprofessionality as the field of interprofessional practice and interprofessional education : An emerging concept. J Interprof Care 2005 ; 19(sup1) : 8-20.

Chapitre 3

Anatomie du genou

Michel Dufour

PLAN DU CHAPITRE

Anatomie du genou

Condyles fémoraux

La partie articulaire englobe les faces inférieure et postérieure de chaque condyle, réalisant une articulation de type bicondylaire. Ils répondent aux condyles tibiaux et leur ménisque. La symétrie entre les deux condyles n'est que partielle.

Il est parfois signalé que le condyle médial descend plus bas que le latéral, ce qui est inexact, c'est la diaphyse fémorale qui est oblique en haut et dehors, les deux condyles se situant alors quasiment au même niveau.

L'**asymétrie des condyles fémoraux** humains est plus nettement visible en vue inférieure.

Chez les singes de type chimpanzés, où le genou fonctionne comme une simple charnière, cette asymétrie n'existe pas. Chez l'homme, on voit que le condyle latéral est plus large et plus court, également plus sagittal, alors que le médial est plus étroit, plus long, et plus oblique en arrière et en dedans. Cette conformation, associée au fait que sur le tibia le condyle médial est concave en tous sens alors que le latéral est légèrement convexe sagittalement, modifie le comportement de chacun des deux compartiments du genou : le latéral est plus mobile et moins stable, le médial est moins mobile et plus stable. Cette asymétrie concourt à l'association d'une légère rotation médiale du genou associée à sa flexion (ainsi lorsque l'on s'agenouille, assis sur les talons, les pointes de pied se touchent et les talons sont écartés).

Singe type chimpanzé (figure 3.1a)

Condyles en **arc de cercle régulier**. La position de référence étant mi-fléchie, la jambe peut partir autant vers l'arrière que vers l'avant. Cette conformation améliore les capacités en triple flexion dans les rebonds du membre inférieur.

Le condyle médial est **symétrique** au latéral.

Homme (figure 3.1b)

Condyles **aplatis** à leur partie inférieure (améliorant la stabilité à l'appui vertical) et très recourbé à sa partie postérieure (améliorant la flexion rapide).

Le condyle médial est **non symétrique**, plus long et plus étroit, orienté dans un plan oblique en arrière et en dedans.

Surface patellaire (trochlée)

C'est une surface articulaire de type ginglyme.

On peut ajouter que c'est une **ginglyme flottante**, puisqu'il doit autoriser les rotations du genou en flexion et donc le mouvement d'accompagnement de la patella.

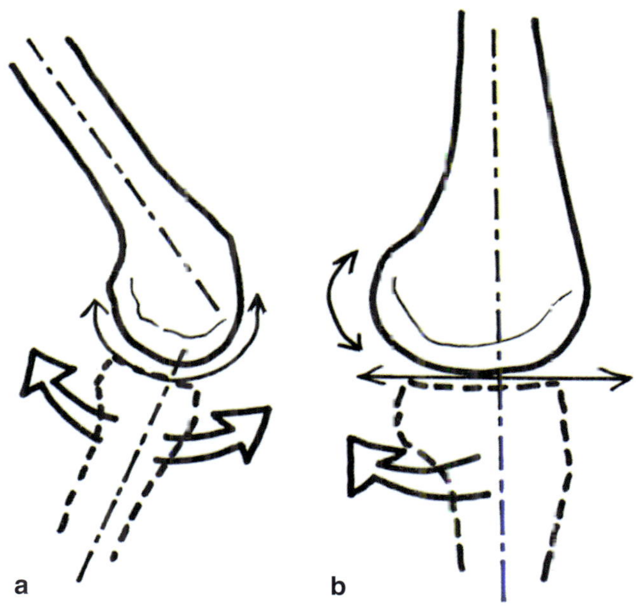

Figure 3.1

Condyles fémoraux de chimpanzés (a) et homme (b).
Calque de la courbure régulière de la surface des condyles chez le singe (a) qui, sans rectitude fonctionnelle, évolue entre flexion et extension, contrairement à l'homme (b) dont la courbure est plus plane dans le secteur de rectitude et fortement arrondie en secteur de flexion.

Elle répond à la patella, qui s'y engage à 30° de flexion (les défauts d'engagement patellaire peuvent être à l'origine de syndromes fémoro-patellaires).

Singe type chimpanzé (figure 3.2a)

- Les joues sont **symétriques** et sans saillie particulière de la joue latérale.
- Le glissement axial de la patella est sagittal puisque le genou ne présente pas de valgus.
- La gorge est très faible du fait de l'axialité.

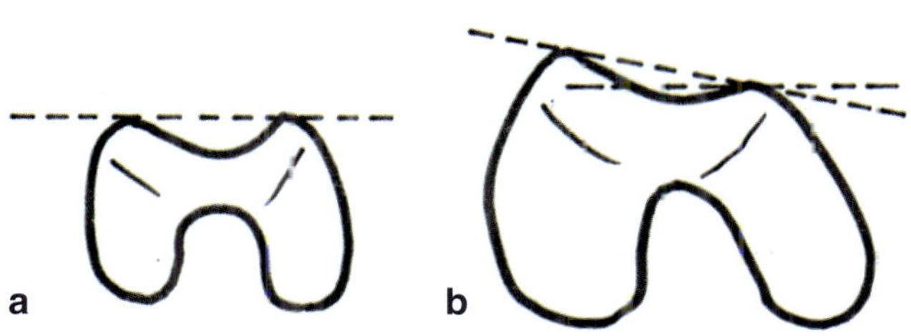

Figure 3.2

Surface patellaire de chimpanzés (a) et homme (b).
Pas de gorge ni de relèvement du bord latéral de la trochlée chez le chimpanzé (a), du fait de l'alignement fémoro-jambier, contrairement à l'homme (b).

Homme (figure 3.2b)

Les joues sont **non symétriques**, la latérale est plus large et plus haute (offrant une surface plus grande à l'appui patellaire, plus marqué en dehors du fait de l'angle Q). Elle est aussi plus saillante et son bord latéral est plus saillant (offrant une butée à la tendance latéralisante de la patella, en position proche de la rectitude).

La gorge est marquée.

Condyles tibiaux

Au nombre de deux et reposant sur le plateau tibial, ils reprennent l'apparente symétrie et les différences des condyles fémoraux.

Avec le fémur, ils forment une articulation **bicondylaire**.

Chacun a une forme ovalaire à grand axe grossièrement sagittal.

À noter que le plateau tibial n'est pas strictement horizontal, il est légèrement incliné en arrière et en bas, représentant la pente tibiale. Cette pente osseuse est de ±5 à 10° et légèrement diminuée si on la calcule avec les ménisques (**pente méniscale**) soit ±4°.

Les condyles supportent les ménisques, fixés par des freins au plateau tibial.

Condyle médial

- Plus large et moins allongé.
- Concave en tous sens (compartiment **stable** du genou, compte tenu de la convexité fémorale correspondante).

Condyle latéral

- Moins large et plus allongé.
- Concave frontalement mais plat, voire légèrement convexe sagittalement (compartiment **mobile** du genou, compte tenu de la convexité fémorale correspondante).

Aires intercondylaires

La présence des deux condyles tibiaux laisse libre une zone intercalaire, elle-même subdivisée en deux à la manière d'un sablier.

Cette zone correspond à l'évidement intercondylaire du fémur et on y trouve l'insertion des ligaments croisés, l'un en avant, l'autre en arrière.

Entre les deux, une zone rétrécie est surmontée de deux petits processus osseux : les tubercules intercondylaires (anciennes épines tibiales).

La présence d'un processus offre trois options possibles : soit une insertion, soit une **butée** osseuse, soit une réflexion pour un tendon. C'est le 2e cas qui est ici en cause. En effet, l'incongruence des surfaces fémorotibiales et la faible concordance ajoutée par les ménisques nécessiteraient la présence d'un double « rail » osseux sagittal (un pour chaque condyle) pour sécuriser le mouvement sagittal du genou en empêchant les glissements par côtés. Cependant, un tel dispositif interdirait les rotations, à moins de raccourcir considérablement ces rails à leur partie antérieure et postérieure afin de permettre la rotation axiale. Seule la partie moyenne subsiste donc, sous la forme de ces tubercules qui forment des butées interdisant les glissements frontaux de l'interligne.

À noter l'inclinaison vers l'arrière et le bas de l'aire intercondylaire postérieure, l'insertion tibiale du LCP déborde ainsi en face postérieure (ce qui pose toujours question lorsqu'on représente l'insertion capsulaire en arrière : selon les auteurs et que la vue se situe au ras de la surface osseuse ou légèrement au-dessus, la capsule est représentée en avant du LCP, ou en arrière, voire à travers. Ce ligament est bien intracapsulaire, même si ses fibres toutes basses se prolongent en arrière et en bas).

Patella

Os plat fonctionnellement apparenté à un **sésamoïde**, c'est un galet inclus dans l'appareil extenseur antérieur.

Sa face antérieure, ses trois bords et l'apex reçoivent l'insertion de l'ensemble quadricipital (tendon quadricipital en haut, tendon patellaire en bas).

Sa face postérieure est essentiellement représentée par la surface cartilagineuse pour le fémur, avec une crête sagittale et deux joues, dont la latérale est plus large (comme pour le fémur). La joue médiale est légèrement bombée par la présence d'une petite crête oblique en bas et dedans, difficilement identifiable et dont on ignore le rôle.

Le cartilage patellaire est le plus épais du corps humain (3 à 4 mm).

La partie tout inférieure de la face postérieure est en retrait du reste de l'os, donc non articulaire, et abrite la partie supérieure du corps adipeux.

L'apex offre l'insertion des fibres courtes du tendon patellaire et isolées par les anatomistes sous le terme de ligament patellaire.

Ménisques

Ce sont des **fibrocartilages**, les plus gros du corps humain, intercalés dans l'interligne fémorotibial et solidaires principalement du tibia.

Ils sont en forme de croissant à concavité axiale, c'est-à-dire regardant le centre de l'articulation.

Leur courbure est différente : le médial est en forme de C et le latéral en forme de O, ce qui reprend exactement la forme différenciée des condyles fémoraux et des condyles tibiaux.

Ils sont triangulaires à la coupe : face inférieure plaquée sur le condyle tibial correspondant, face surface supérieure répondant au glissement du condyle fémoral correspondant et face périphérique solidement adhérente à la capsule.

Ces structures sont plastiquement déformables sous l'effet des mobilités articulaires : fixés par leurs freins, ils se déforment en avançant légèrement lors de l'extension du genou et en reculant lors de la flexion, suivant par-là la modification des zones de contact entre les os au cours de ces mouvements.

Leur rôle mécanique est important. D'une part, ils améliorent légèrement la **concordance** des surfaces articulaires et, de ce fait, reçoivent une partie des contraintes fémorales. D'autre part, celles-ci, se répartissant à leur surface, se décomposent en une composante transversale, dirigée horizontalement vers la périphérie, et une composante verticale transmettant alors au tibia une charge moindre que celle transmise par le fémur. C'est donc un rôle de « **fractionnement des contraintes** », important sur le plan de l'économie articulaire et justifiant l'abandon des méniscectomies totales pratiquées à une époque. Le rôle amortisseur des ménisques, parfois évoqué, est très controversé.

Leur partie périphérique, la plus épaisse, est nommée « mur » et partage une innervation importante avec la capsule. C'est aussi celle qui réoriente le plus les contraintes latéralement (et que les chirurgiens évitent d'enlever).

Attaches méniscales

Les deux ménisques sont des fibrocartilages solidaires du tibia, mais néanmoins reliés à toutes les structures environnantes :

- **avec le tibia**, prioritairement, par deux paires de freins, pour les cornes antérieure et postérieure de chaque ménisque ;
- **avec le ménisque opposé** par un ligament transverse interméniscal, reliant les deux cornes antérieures ;
- **avec la patella**, par les ligaments méniscopatellaires (un de chaque côté) ;
- **avec le fémur**, par un petit ligament méniscofémoral, tendu entre la corne postérieure du ménisque latéral et la partie antérosupérieure de la face axiale du condyle médial du fémur. Il est facile d'y voir des fibres du LCP débordant sur le ménisque latéral et accompagnant le LCP dans son trajet (on comprend, de ce fait, que certains auteurs aient décrit un rare ligament méniscofémoral antérieur représentant des fibres équivalentes pour le LCA, entre la corne antérieure du ménisque médial et la partie postérosupérieure de la face axiale du condyle latéral du fémur) ;
- **avec la capsule**, par leur face périphérique ;
- **avec le LCT** pour le ménisque médial ;
- **avec les expansions musculaires** du semi-membraneux en dedans et du poplité en dehors.

Capsule

La capsule du genou présente des particularités par rapport à une capsule classique.

Son volume englobe 2 articulations et s'insère sur 3 os.

Ses insertions ne sont que partiellement au contact des surfaces articulaires (seulement au niveau de la patella).

À la partie antérieure du fémur, elle s'insère haut au-dessus de la surface patellaire (favorisant ainsi la remontée de son cul-de-sac).

À la partie postérieure du fémur, elle réunit la partie supérieure des condyles, englobant ainsi la fosse intercondylaire où siègent les ligaments croisés.

À la partie tibiale, son insertion longe la périphérie des condyles et les réunis, en avant et en arrière, englobant ainsi les aires intercondylaires antérieure et postérieure.

Sa partie antérieure développe un grand **cul-de-sac sous-quadricipital** (le plus grand du corps humain). Ce très gros repli est tracté dans toute extension active par les fibres du petit **muscle articulaire du genou**, qui évite à la capsule de se coincer dans l'interligne fémoro-patellaire (figure 3.3).

Sa partie postérieure est considérablement renforcée, formant les deux **coques condyliennes** au contact des condyles, elles-mêmes renforcées par le plaquage des lames tendineuses des chefs gastrocnémiens. C'est donc un obstacle majeur à tout secteur d'extension autre que le léger recurvatum propre aux sujets laxes. Un petit sésamoïde, la fabella, est souvent présent au sein de la coque latérale. Il représente une densification des tissus en rapport avec les insertions du ligament poplité arqué (faisceau vertical) et du poplité oblique (ou tendon récurrent du semi-membraneux).

Elle est tendue sur les côtés, du fait de l'absence de mouvements dans le plan frontal. Cependant, elle s'insère sur la lèvre supérieure de chacun des deux sillons condylaires (englobant donc, latéralement, l'insertion du tendon du poplité) et forme un récessus supraméniscal. Ce petit cul-de-sac est nécessaire pour permettre les rotations fémoro-tibiales de chaque côté. Leur tension contribue à limiter ces rotations.

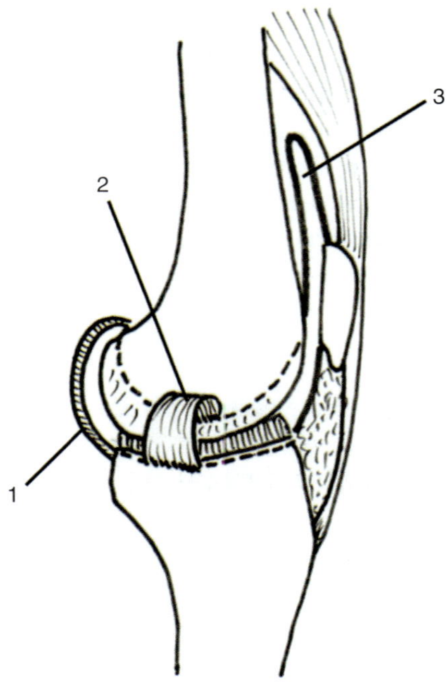

Figure 3.3

Capsule du genou.
Elle se caractérise par ses coques condyliennes (1), ses récessus supraméniscaux (2) et son fort cul-de-sac (3).

Poche synoviale

Manchon étanche tapissant, comme toujours, la face profonde la capsule, celle du genou présente des particularités.

La plus importante de ces particularités est la **tente des croisés** (figure 3.4), qui est une invagination postérieure pénétrant la fosse intercondylaire vers l'avant et isolant les ligaments croisés du contenu de la poche articulaire. Ces ligaments sont donc intracapsulaires mais extrasynoviaux, donc extra-articulaires.

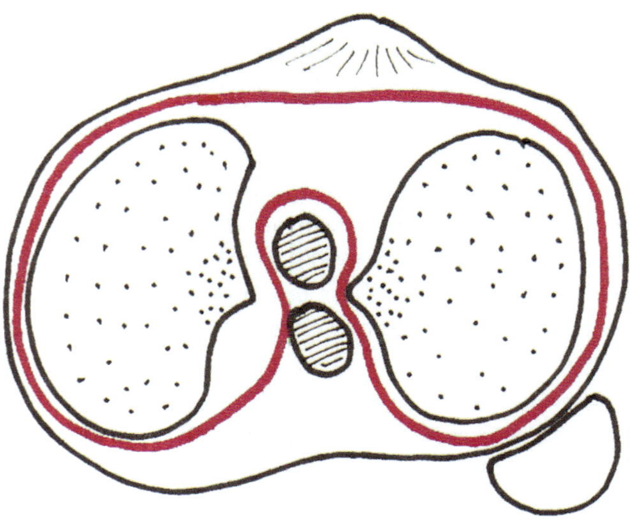

Figure 3.4

Tente des croisés.
Le LCA et le LCP (hachurés) se trouvent isolés de la poche capsulaire par le repli synovial de la tente des croisés (trait rouge).

La face axiale de l'articulation, c'est-à-dire située dans l'espace intercondylaire est libre de la présence de la capsule (qui relie les condyles) et la membrane synoviale est donc plus ou moins flottante à ce niveau, réalisant de petits replis, ou **plicas**. Ces derniers peuvent être à l'origine de souffrances articulaires lorsque, trop exubérants, ils s'intercalent dans le jeu articulaire. On leur attribuerait un rôle de balayage du liquide synovial au cours des mouvements.

Enfin la poche synoviale peut parfois communiquer avec la bourse synoviale du semi-membraneux, voire avec la synoviale de l'articulation tibiofibulaire supérieure.

Corps adipeux

Le corps adipeux, anciennement paquet de Hoffa, est situé entre la petite surface surplombant l'apex patellaire et la zone tibiale au-dessus de la bourse synoviale rétro-tendineuse du tendon patellaire. Ces deux surfaces osseuses sont toutes deux en retrait par rapport au reste du relief osseux de la patella et du tibia.

Le corps adipeux est bien délimité et ne se confond pas avec la graisse environnant le genou. Il est dense, épais et amarré en son sommet par le ligament adipeux qui le suspend à la partie antérieure de la fosse intercondylaire (reliquat d'un septum présent chez l'embryon). Il est aussi solidaire de la partie antérieure de la capsule, ce qui lui assure une bonne stabilité au cours des différents mouvements du genou.

Son rôle mécanique est double. D'une part, il réalise un **matelas souple** pour le tendon patellaire, matelas se durcissant au fur et à mesure qu'il est écrasé sur le plan osseux au cours de la flexion et encore plus lorsque le quadriceps est contracté, du fait de la tension importante ajoutée par le tendon patellaire, ce qui augmente le plaquage. D'autre part, ce phénomène se traduit par un appui dense et élargi à la face antérieure du genou. Il est donc incorrect de limiter les contraintes au seul cartilage des surfaces osseuses fémoro-patellaires, il faut les étendre à la zone du corps adipeux qui reçoit et **disperse les contraintes** antéropostérieures sur une étendue plus large (figure 3.5).

Pivot central (ligaments croisés)

Ils sont au nombre de deux : le croisé antérieur (LCA) et le croisé postérieur (LCP).

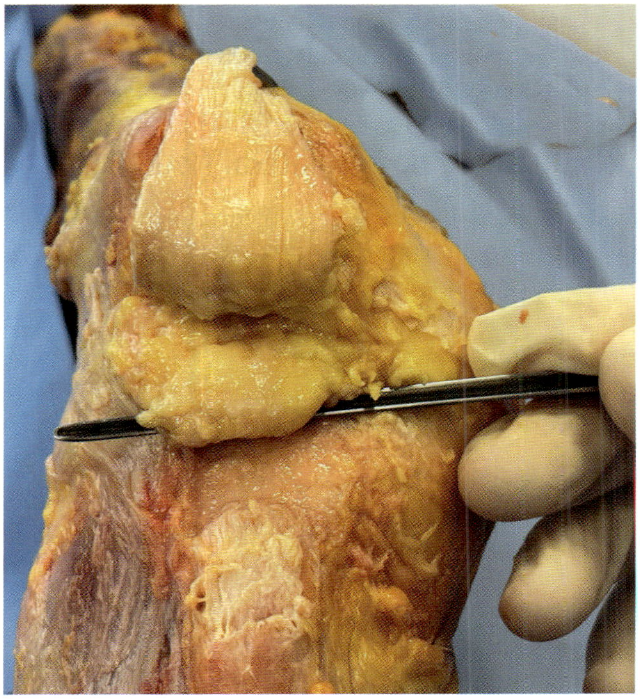

Figure 3.5

Corps adipeux du genou.

Cet amas graisseux bien isolé (ici soulevé par la sonde) est fixé au fond de la fosse condylaire par le ligament adipeux.

Ils sont **intracapsulaires mais extra-articulaires (extra-synoviaux)**.

Ces ligaments sont **croisés** dans deux plans (frontal et sagittal), mais parallèles dans le plan transversal.

Épais, puissants, torsadés, chacun est composé principalement de deux faisceaux (antéro-médial et postérolatéral), ce qui leur donne leur capacité isométrique quel que soit le degré de flexion.

LCA

- Insertion basse sur l'aire intercondylaire antérieure, entre les freins des cornes antérieures des deux ménisques.
- Insertions hautes sur le condyle fémoral latéral, à la partie postérosupérieure de sa face axiale (ou médiale).
- Oblique en haut, en arrière et en dehors.
- Son trajet affleure le fond de la fosse intercondylaire (cette proximité rend les ligamentoplasties délicates, risquant un « effet chevalet » en extension totale).

LCP

- Insertion basse sur l'aire intercondylaire postérieure, à sa partie toute postérieure (ses fibres les plus postérieures débordent de la capsule à la face postérieure de l'épiphyse).
- Insertions hautes sur le condyle fémoral médial, à la partie antérosupérieure de sa face axiale (ou latérale), débordant sur le fond de la fosse intercondylaire.
- Oblique en haut, en avant et en dedans.

Système collatéral

C'est un système classique, mais ici **très puissant**.

Les deux ligaments qui le composent se tendent d'autant plus que le genou approche de l'extension maximale (rectitude), du fait de leur insertion épicondylienne située postérosupérieurement.

Ligament collatéral tibial (LCT)

Ligament épiphyso-diaphysaire, faisant partie du point d'angle postéro-médial.

- Origine : épicondyle médial du fémur partie postéro-inférieure (sous le gastrocnémien médial).
- Trajet : il est oblique en bas, en avant et en dehors. Il est constitué de deux plans, un superficiel et un profond. Le superficiel est constitué de fibres larges et longues (10 à 12 cm) fémorotibiales. Le plan profond est lui-même subdivisé en trois types de fibres : des fémoroméniscales, des tibioméniscales, et des tibiotibiales représentant, en fait, une arcade de maintien pour le tendon réfléchi du muscle semi-membraneux.
- Terminaison : si l'on excepte le relais méniscal, le ligament se termine sur la diaphyse tibiale (1/4 supérieur de la face médiale) juste en arrière de l'insertion des muscles de la patte d'oie. Ces derniers forment un renfort puissant du ligament.
- C'est le ligament de l'entorse classique du genou (lésion en flexion, valgus et rotation latérale).

Ligament collatéral fibulaire (LCF)

Ligament puissant, faisant partie du point d'angle postéro latéral.

- Origine : épicondyle latéral du fémur, partie postéro-inférieure (sous le gastrocnémien latéral).
- Trajet : oblique en bas, en arrière. Il est court (3 à 4 cm), cylindrique et distant de la capsule du genou.
- Terminaison : tête de la fibula, versant postérolatéral, dans la concavité de l'insertion bicipitale.
- Il est rarement lésé isolément.

Ligament antéro-latéral

Nouvellement décrit par des chirurgiens, ce ligament est, en fait, une expansion tibiale du LCF, s'étalant vers l'avant.

- Origine ; épicondyle latéral du fémur, en avant du LCF.
- Trajet : oblique en bas, en avant et en dedans. Il est plus ou moins différencié.

- Terminaison : sur le tibia, en arrière et en haut du tubercule infracondylaire (Gerdy).
- Mis en cause dans les lésions antéro-latérales.

Points d'angle

Cette notion appartient au monde de la chirurgie et non de l'anatomie, puisqu'elle regroupe des **structures passives et des structures actives**, classées séparément par les anatomistes (figure 3.6).

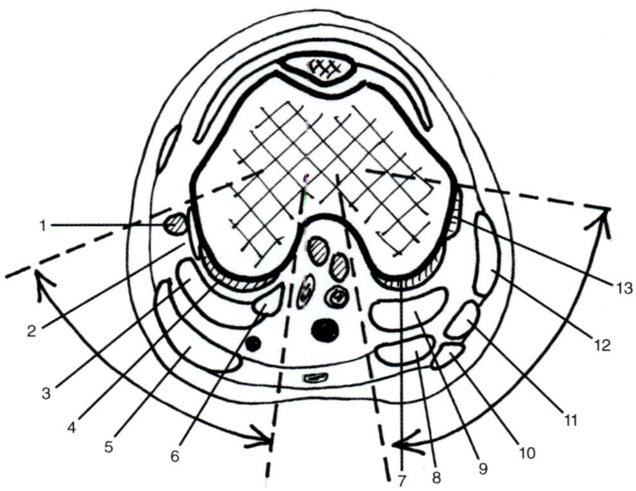

Figure 3.6

PAPL – PAPM.

Chaque point d'angle associe des structures passives et actives (les cornes postérieures des ménisques et leur frein ne sont pas visibles sur cette vue). 1. LCF. 2. Tendon du poplité. 3. Gastrocnémien latéral. 4. Coque condylienne latérale. 5. Biceps fémoral et nerf fibulaire commun à son contact. 6. Muscle plantaire. 7. Coque condylienne médiale. 8. Semi-membraneux. 9. Gastrocnémien médial. 10. Semi-tendineux. 11. Gracile. 12. Sartorius. 13. LCT.

La région postérieure est formée de deux ensembles séparés par un creux : la fosse poplitée.

Ces deux ensembles sont situés de telle manière qu'ils interviennent dans la mécanique sagittale et dans la transversale (rotations) puisque situés sur les côtés.

Point d'angle postéro-médial (PAPM)

Il est situé en arrière et en dedans et regroupe :

- la coque condylienne médiale (capsule) ;
- le plaquage aponévrotique du gastrocnémien médial ;
- le frein de la corne postérieure du ménisque médial ;
- le ligament collatéral tibial ;
- le triple tendon du semi-membraneux (directe, réfléchi et récurrent, typiques de la situation en point d'angle) ;
- les tendons de la patte d'oie.

Point d'angle postérolatéral (PAPL)

Il est situé en arrière et en dehors et regroupe :

- la coque condylienne latérale (capsule) ;
- le plaquage aponévrotique du gastrocnémien latéral ;
- le frein de la corne postérieure du ménisque latéral ;
- le ligament collatéral fibulaire ;
- le tendon du biceps fémoral ;
- les expansions postérieures du TIT.

Terminaison du quadriceps

C'est une terminaison extrêmement puissante.

Elle s'étale sur deux niveaux séparés par la patella, qui est englobée entre eux.

L'ensemble est renforcé par des fibres issues des éléments voisins : tractus ilio-tibial (TIT) en dehors et patte d'oie en dedans, ce qui forme une genouillère antérieure très efficace, capable d'associer des composantes rotatoires au mouvement sagittal.

À noter l'importance de « l'angle Q » formé par les tendons quadricipital et patellaire, d'une valeur moyenne de ±10° (environ 4° de plus chez la femme). Cet angle se réduit avec la flexion, du fait de la rotation médiale conjointe et automatique du genou (ce qui évite le risque de déviation latérale de la patella lorsque les contraintes augmentent).

Tendon quadricipital

- Portion terminale du quadriceps située au-dessus de la patella.
- Composé des quatre chefs du quadriceps.
- Il est large, épais, oblique en bas et dedans.
- Sous-jacent : le cul-de-sac.
- Il se termine sur la patella.

Tendon patellaire

- Portion terminale du quadriceps située au-dessous de la patella.
- Composé de trois chefs du quadriceps (le vaste intermédiaire, profond, ayant arrêté son trajet à la base de la patella).
- Il est moins large, moins épais, oblique en bas et dehors.
- Sous-jacent : le corps adipeux du genou.

• Il se termine sur le tibia (tubérosité tibiale et crêtes obliques la surplombant.
• C'est un des lieux de prélèvement tendineux dans les ligamentoplasties.

Éléments vasculo-nerveux

Nerf tibial :
• le nerf sciatique se scinde en deux au sommet de la fosse poplitée. Le nerf tibial (ancien SPI [sciatique poplité interne] tout au moins à ce niveau) est médian et vertical ;
• il se distribue aux muscles jambiers naissants et à la capsule postérieure du genou
Nerf fibulaire commun :
• issu, lui aussi, de la division du nerf sciatique, il longe le bord médial du biceps fémoral dès le début de la fosse poplitée ;
• il file vers la fibula, à la partie haute et latérale de la jambe, d'où son nom (mais ancien SPE [sciatique poplité externe]). C'est à ce niveau qu'il se divise à son tour en fibulaires superficiel et profond, zone aussi où il est particulièrement vulnérable (complication neurologique fréquente des fractures du col fibulaire).

Autres nerfs : deux nerfs sensitifs sont issus du fibulaire commun et se dirigent vers le bas, l'un en dehors (nerf sural latéral, pour la sensibilité latérale de la jambe), l'autre plus en dedans (rameau communicant fibulaire, qui rejoint le nerf sural médial, issu du nerf tibial, pour former le nerf sural caudal, pour la sensibilité de la partie latérale du dos du pied).
Artère poplitée :
• suite de l'artère fémorale, elle change de nom en franchissant le hiatus de l'adducteur, à la partie supéro-médiale du genou (on note que nerfs et vaisseaux, souvent mitoyens, ont ici des trajets différents) ;
• cette artère est profondément enfouie dans la graisse et située en arrière et en dedans du nerf tibial, d'où la difficulté à sentir son pouls ;
• d'abord curviligne, puisque venant du dedans, elle se verticalise et rejoint l'axialité du nerf tibial :
• elle donne quatre artères circonscrivant le genou et la patella en avant : artères supéro-médiale, supéro-latérale, inféro-médiale et inféro-latérale.
Veine poplitée :
• c'est la grosse veine profonde du genou, longeant l'artère sur son flanc latéral ;
• de ce fait, elle se trouve placée entre le nerf tibial, en dedans et arrière, et le condyle latéral du fémur, en avant et dehors. Cette disposition est capitale pour le retour veineux (C. Gillot). En effet, dès qu'une flexion du genou s'amorce, le nerf tibial détendu laisse la place nécessaire à la réplétion de la veine. En rectitude, au contraire, la tension du nerf vient plaquer la veine contre le plan osseux et provoque une chasse veineuse efficace (on en déduit que la marche active cette chasse veineuse et la station immobile ou le piétinement la supprime).
Veines saphènes :
• **la petite saphène** achève sa course en pénétrant dans un dédoublement du fascia jambier à la partie postérieure et inférieure du genou (lequel fascia, sous l'effet d'une extension, provoque un plaquage veineux nécessaire à la propulsion du sang dans la veine poplitée, au niveau de sa crosse) ;
• **la grande saphène** ne fait que passer à la partie postéro-médiale du genou. Ce faisant, elle reçoit une (ou des) veine communicante de la part de la petite saphène (Giacomoni). Cette postériorisation lui évite d'être trop étirée lors des mouvements de flexion importante du genou.
Lymphatiques :
• comme dans toutes les zones de transition segmentaire, la région poplitée est riche en graisse et en lymphonœuds. Ils occupent toute la zone poplitée ;
• les vaisseaux lymphatiques sont soit superficiels (le long des trajets saphènes), soit profonds (le long des veines profondes).

Genou et sa palpation

La palpation du genou est riche. En effet, la zone présente une très grosse articulation et ses ligaments, de gros os quasi sous-cutanés et de nombreux tendons également proches de la peau. De surcroît, cette zone est pourvoyeuse d'atteintes musculosquelettiques, notamment sur le plan traumatique, et l'on cherche souvent cliniquement à identifier les souffrances de telle ou telle structure.

Sur le plan osseux

Fémur

• **Condyles :** leur face périphérique est quasiment sous-cutanée, seules les fibres tendineuses des vastes latéral et médial et les expansions voisines les recouvrent. On peut les parcourir facilement sur toute leur étendue. Les condyles sont limités inférieurement par l'interligne fémoro-tibial (voir ci-dessous), le médial est surplombé par le tubercule de l'adducteur (repéré par une contraction du grand adducteur, en l'occurrence son 3e faisceau).

- **Épicondyles :** on les palpe au milieu de la face périphérique de chaque condyle. Leur saillie est nettement perceptible par glissement des téguments à leur contact.
- **Sillons condylaires :** situés au-dessus de l'interligne fémorotibial de chaque côté, ls ne doivent pas être confondus avec lui (d'où l'intérêt de la mobilisation conjointe). La partie moyenne du sillon latéral présente la fossette du tendon du poplité (non identifiable).
- **Interlignes :** la palpation du fémoro-patellaire se confond avec celle du pourtour de la patella, en la mobilisant. La palpation du fémorotibial n'est faisable que de part et d'autre du ligament patellaire jusqu'au ga be gastrocnémien homolatéral. L'interligne est identifié par la mobilité entre le tibia et le fémur, à la jonction entre la partie inférieure du sillon condylaire du fémur et le bord supérieur du plateau tibial.

Patella

- **Face supérieure :** son relief saillant à face antérieure du genou la rend facilement accessible à la palpation, malgré son recouvrement très peu épais par les fibres tendineuses médianes et superficielles du tendon quadricipital.
- **Bords latéraux :** on palpe chacun d'autant mieux que l'on pousse la patella de son côté, accentuant ainsi son relief, face au plaquage de l'aileron patellaire correspondant.
- **Bord supérieur :** malgré son surplomb par le tendon quadricipital, on le palpe facilement, même en cas d'hydarthrose, grâce à la mobilité patellaire.
- **Apex :** palpé à la jonction inférieure des bords latéraux, il est authentifié par la mobilité patellaire et sa situation légèrement plus médiale que la tubérosité tibiale, située en dessous.

Tibia

- **Condyles :** ils sont palpés, surtout en avant, grâce au repérage de l'interligne fémorotibial. Comme les condyles fémoraux, ils sont quasi sous-cutanés.
- **Tubérosité tibiale** (TT) : sa saillie est nettement identifiable à la partie moyenne de la face antérieure de l'épiphyse tibiale supérieure. Elle est légèrement décalée en dehors par rapport à l'apex patellaire (± 16 mm) et peut être très saillante, voir le siège d'un développement anormal (maladie d'Osgood-Schlatter).
- **Crêtes tibiales :** elles sont palpées au-dessus de la TT et en divergence par rapport à elle. La latérale est plus marquée (voir ci-dessous).
- **Tubercule infracondylaire** (Gerdy) : on le palpe sur la crête latérale du tibia, à la partie moyenne d'une ligne reliant la TT et la tête fibulaire. Sa saillie (insertion du TIT) varie beaucoup selon sa taille.
- **Sillon du semi-membraneux :** de palpation très modérée (car comblé par le tendon réfléchi du semi-membraneux), il longe inférieurement l'interligne fémorotibial médial.

Fibula

- **Tête :** elle est facilement repérable et palpable à la partie postéro-latérale du genou, en dessous de l'interligne fémorotibial. Elle est authentifiée par sa mobilisation par rapport au tibia (prise en pince utilisant le pouce et l'index fléchi, afin de ne pas saisir simultanément le nerf fibulaire commun). Son petit processus styloïde est deviné à la partie supéro-médiale (insertion du ligament poplité arqué).
- **Col :** on le palpe en descendant sous la tête fibulaire et en l'enserrant de près. Ses faces latérale et postérieure sont les plus palpables. On y sent le nerf fibulaire commun (se divisant latéralement en deux).

Sur le plan capsulo-ligamentaire

- **Ligament collatéral tibial :** plaqué contre le plan osseux et recouvert par les tendons de la patte d'oie, sa palpation est délicate mais il peut être perçu (ce qui n'est pas vrai chez un patient douloureux et avec un œdème).

Il est nécessaire de déverrouiller le genou et de provoquer un petit bâillement médial afin de le mettre en tension (cette tension est insuffisante pour agir sur les muscles de la patte-d'oie, mais suffisante pour le ligament) (figure 3.7).

La palpation transversale doit s'étendre de l'épicondyle médial du fémur jusqu'en arrière de la patte-d'oie (±12 cm de long).

- **Ligament collatéral fibulaire :** c'est sans doute le ligament le plus palpable du corps humain.

Sa distance par rapport à la capsule le rend sous-cutané à condition que le genou soit fléchi à angle droit (afin de dégager son recouvrement par le tendon bicipital).

- **Ligaments annexes :**
  - ligament antéro-latéral : peu identifiable. On le palpe sur l'obliquité entre l'épicondyle latéral du fémur et le tubercule infracondylaire du tibia ;
  - ligament patellaire : non identifiable, il occupe le plan profond du tendon patellaire et est totalement confondu avec lui ;
  - rétinaculums patellaires : ce sont des épaississements capsulaires situés de part et d'autre de la patella (anciens ailerons anatomiques). Non identifiables, on ne peut que situer leur localisation entre chacun des bords latéraux de la patella et l'épicondyle homolaté-

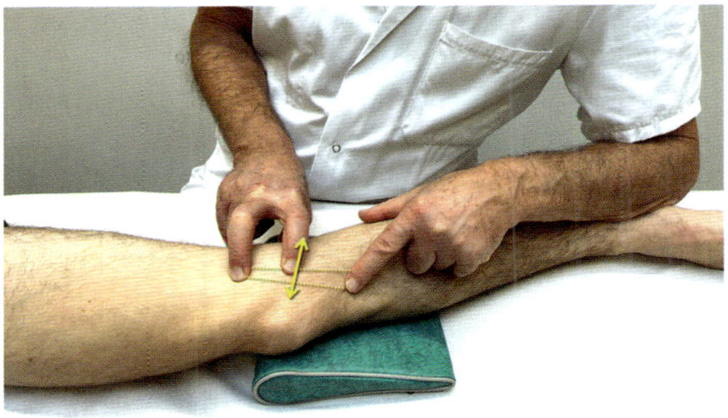

Figure 3.7

Palpation du LCT.
La position sur le côté permet l'utilisation d'un coussin en guise de pivot sous l'interligne opposé pour mettre en tension le LCT et offre un appui ergonomique pour le praticien.
Source : Traité pratique de morphologie et palpation anatomique, 9782294774560, Dufour M, Del Valle S, Elsevier Masson, 2023.

ral du fémur. Le médial, jouant un rôle de maintien plus important du fait de l'angle Q du genou, est plus important que le latéral ;

– ligaments ménisco-patellaires : non identifiables, on ne peut que situer leur localisation. On les palpe dans l'oblique joignant le bord correspondant de la patella et la partie moyenne du ménisque homolatéral ;

– corps adipeux du genou : ce n'est pas un ligament mais une formation graisseuse liée à la capsule antéro-inférieure. On le palpe de part et d'autre du tendon patellaire, surtout lorsque celui-ci est mis sous tension et qu'il l'écrase, faisant ainsi ressortir son volume bilatéral ?

Sur le plan tendineux

- **Tendon quadricipital :** c'est la portion terminale située **au-dessus de la patella**.

Ce tendon est oblique en bas et dedans, large, épais, puissant, composé des quatre chefs du quadriceps.

Il est palpable dans sa presque totalité (on ne peut ressentir le vaste intermédiaire, trop profond) notamment en distinguant la position des vastes latéral et médial.

- **Tendon patellaire :** c'est la portion terminale située **au-dessous de la patella**.

Oblique en bas et dehors, étroit, moins épais, composé de trois chefs du quadriceps (il n'y a plus de vaste intermédiaire), on le palpe dans sa totalité mais sans distinguer ses fibres directes, croisées, arciformes (expansions formations voisines : patte-d'oie et TIT).

Le corps adipeux du genou le déborde bilatéralement (voir supra).

- **Ailerons patellaires :** situés de part et d'autre de la patella (anciens ailerons chirurgicaux), ils assurent une stabilité patellaire.

On palpe toutes les fibres et expansions tendineuses qui le forment sans pouvoir les isoler.

- **Tendons de la patte-d'oie :**
  – leur palpation est surtout possible et différenciée juste au-dessus du genou. Au niveau tibial, ils sont confondus dans la même couche tendineuse, hormis le semi-tendineux, grâce à sa position plus inférieure ;
  – le sartorius est palpé en bordure du bord médial du vaste médial. Il est utile de le faire contracter par le maintien actif en position dite « en tailleur » (talon tenu au-dessus du genou opposé) ;
  – le gracile est délicat à palper. Il est prudent de suivre son trajet, sur la couture du pantalon en face médiale de la cuisse. À sa partie distale, on le palpe entre le sartorius, en avant, et le semi-tendineux, en arrière ;
  – le semi-tendineux est facile à identifier et palper du fait de sa superficialité. Il est fin et sous-cutané. On le palpe soit directement en face postérieure du genou, soit en remontant le long de la face médiale de la jambe, en flexion du genou (le doigt bute alors contre le tendon, palpation nette si on fait tenir une contraction statique) (figure 3.8).
- **Semi-membraneux :** différencié de la patte d'oie par sa situation plus postérieure et haute (terminaison épiphysaire et non diaphysaire comme la patte d'oie).

Son tendon est palpable en dedans et en profondeur du tendon du semi-tendineux.

- **Tractus ilio-tibial :** ce tractus (TIT) est souvent considéré comme la terminaison du TFL (tenseur du fascia lata). C'est la partie latérale, épaisse et puissante du fascia fémoral. On le palpe d'autant plus facilement que la hanche est en adduction (le mettant en tension). On le palpe transversalement, au niveau de la couture du pantalon.
- **Tendon bicipital :** facilement identifiable, surtout en amorçant une flexion avec rotation latérale du genou. Il ne doit pas être confondu avec le TIT, plus antérieur.
- **Tendons gastrocnémiens :** à la partie postérieure du genou et situés de part et d'autre de la ligne médiane, ils renforcent les coques condyliennes et on les palpe de part et d'autre de la partie inférieure de la fosse poplitée.

On palpe les fibres charnues naissant à la partie profonde et axiale de ces lames tendineuses (qui ne sont pas frontales mais forment un angle dièdre ouvert vers l'avant, ce qui se traduit par une saillie médiane à la contraction et palpable en tant que telle).

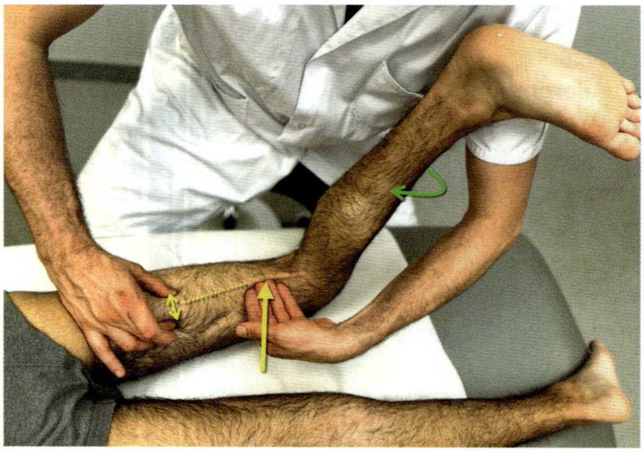

Figure 3.8

Palpation du semi-tendineux.
Il fait une saillie fine et sous-cutanée, surtout visible au niveau de son tendon (flèche jaune) et majorée par la rotation médiale du genou (flèche verte).
Source : Traité pratique de morphologie et palpation anatomique, 9782294774560, Dufour M, Del Valle S, Elsevier Masson, 2023.

- **Tendon du poplité :** son insertion fémorale est localisable mais non perceptible, juste en dessous de l'épicondyle latéral du fémur et l'interligne latéral, dans le sillon condylaire. Il peut être le siège d'un point douloureux local.

Sur le plan vasculo-nerveux

- **Nerf tibial :** facilement palpé dans l'axe médian de la fosse poplitée. Il est nécessaire de mettre en tension le nerf sciatique en plaçant la hanche en flexion importante, le genou proche de la rectitude et le pied en flexion dorsale.

  Le palpé transversal sur cette mise en tension révèle une corde épaisse et sensible.
- **Nerf fibulaire commun :** facilement palpé le long du bord médial du tendon du biceps fémoral, entre le haut de la fosse poplitée et le col fibulaire. Il est nécessaire de mettre en tension le nerf sciatique, comme pour le nerf tibial (hanche en flexion importante, genou proche de la rectitude, pied en flexion dorsale).

  Le palpé est souvent très net. On peut parfois sentir ses deux collatérales qui descendent depuis sa portion moyenne : le nerf sural latéral et le rameau communiquant fibulaire en dedans du précédent.
- **Artère poplitée :** malgré son gros calibre, elle est difficilement palpable du fait de sa profondeur et de la graisse environnante.

  Sur une flexion modérée du genou, afin de détendre le fascia poplité et en appuyant les doigts entre le nerf tibial et le condyle médial du fémur, on peut sentir son pouls (à noter qu'en position assise, lorsque l'on croise les jambes en posant l'arrière du genou sur la patella de l'autre côté, on peut observer un petit soulèvement rythmique du segment jambier détendu, dû au battement artériel).
- **Veines superficielles :** elles ne sont visibles et identifiables à la palpation que si le sujet présente une dilatation importante de leur calibre (cas de certains sportifs) ou chez les personnes atteintes de varices à leur niveau. Dans ces cas, les deux vaisseaux visibles (et leurs ramifications) sont :
  - la grande saphène est parfois visible à la surface postéro-médiale du genou ;
  - la petite saphène est parfois visible à la partie médiane et postérieure du genou et en dessous de lui.

Bibliographie

Dufour M, Del Valle S. Traité pratique de morphologie et palpation anatomique. Paris : Elsevier-Masson ; 2023.

Dufour M, Pillu M, Langlois K, Del Valle S. Biomécanique fonctionnelle ; membres, tête et tronc. 2e édition. Paris : Elsevier-Masson ; 2021.

Dufour M. Anatomie de l'appareil locomoteur – Tome 1. Membre inférieur. 4e édition. Paris : Elsevier-Masson ; 2023.

Kapandji IA. Physiologie articulaire – Tome 2. Membre inférieur. Paris : Maloine ; 2017.

Netter F. Atlas d'anatomie humaine. 7e édition. Paris : Elsevier-Masson ; 2019.

Tixa S. Atlas d'anatomie palpatoire – Tome 2. Membre inférieur. Paris : Elsevier-Masson ; 2012.

Chapitre 4

Cinésiologie du genou

Michel Pillu

PLAN DU CHAPITRE

Thérapie manuelle du genou

Présentation

Le genou, articulation intermédiaire du membre inférieur, est une région dans laquelle on trouve deux articulations (fémoro-tibiale, bicondylaire de flexion/extension et rotation et fémoro-patellaire, ginglyme, incluse dans le système extenseur), une zone de passage dans le creux poplité et un certain nombre d'insertions capsuloligamentaires et musculaires. Le genou joue un rôle fondamental dans la station debout (uni- ou bipodale), la marche et ses dérivés comme la course et le saut, avec la position du centre de gravité du corps par rapport au sol et la position assise avec la compression de l'articulation fémoro-patellaire (liste non exhaustive). Le genou possède plusieurs caractéristiques anatomiques et mécaniques. Il est prolongé par deux os, les plus longs du corps humain (fémur et tibia). Cela crée deux grands bras de levier fragilisant l'articulation qui sont à prendre en considération. Le genou est sous-cutané avec des surfaces articulaires ni congruentes ni concordantes donc mal protégées et vulnérables. La non-congruence permet une grande amplitude de déplacements dans le plan sagittal. Cela pourrait entraîner un risque d'instabilité si celle-ci n'était pas contrôlée par la capsule articulaire et les ligaments ainsi que tout l'appareil musculaire périarticulaire. La stabilité du genou est un chapitre important de sa biomécanique.

Mouvements analytiques et amplitudes

Le genou possède deux degrés de liberté : flexion/extension et rotation.

La position anatomique, à partir de laquelle on mesure les angles, est la position debout, cuisses et jambes alignées dans le plan sagittal. Autrement dit, le genou n'a pas d'extension absolue. Pour qu'il y ait extension, il faut qu'il y ait eu, au préalable, une flexion.

Cette position anatomique en extension est aussi une position de verrouillage capsulo-ligamentaire (rotation nulle) et donc une position de repos de l'articulation (particulièrement l'articulation fémoro-patellaire). Cette position joue aussi un rôle important dans le retour veineux par étirement-compression de la veine poplitée. Récupérer l'intégralité de l'extension devra être une des priorités de la rééducation.

Les surfaces articulaires sont non concordantes : les rayons de courbures des condyles et des plateaux tibiaux correspondants ne sont pas égaux et la surface de développement des condyles est deux fois supérieure à celle des plateaux tibiaux. Les centres instantanés de rotation de la flexion du genou sont regroupés sur des spirales particulières pour chaque condyle et il faut se rappeler aussi que les surfaces convexes sont fémorales et les concaves tibiales, surtout en médial, et ce, d'autant plus que l'on prend en compte les ménisques.

La non-concordance, très importante et préjudiciable à la stabilité de l'articulation, est combattue par les ménisques, dont les rôles sont, entre autres :

1. amélioration de la congruence, surtout pour le plateau tibial latéral qui de convexe vers le haut devient concave ;
2. rôle de cale dans la stabilité frontale, surtout en extension ;
3. rôle de joint élastique qui répartit et transmet les pressions en vertical et médiolatéral (figure 4.1).

Le genou possède un valgus physiologique, du fait du col fémoral et de la largeur du bassin par rapport aux pieds, qui dévie l'axe du fémur en disto-médial par rapport à l'axe du squelette jambier (angle ouvert en dehors de 170° ± 3°). En revanche, les trois articulations : hanche, genou et cheville

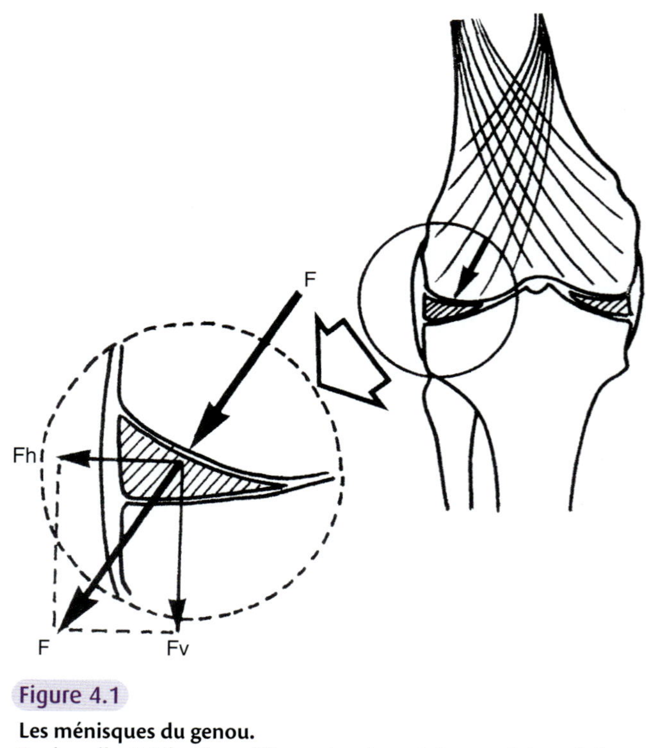

Figure 4.1

Les ménisques du genou.
Par leur élasticité et leur déformation, les ménisques divisent la force de compression en une force dirigée vers le latéral (Fh) et une force verticale (Fv). Ces deux forces varient en fonction de la position du genou.
Source : Biomécanique fonctionnelle, 9782294750939, Dufour M, © Elsevier Masson, 2017.). Tous nos remerciements à l'auteur.

(axe mécanique du membre inférieur) sont alignées sur une même droite qui du fait de l'écartement plus important des hanches que des chevilles fait avec la verticale un angle de 3° ± 1°.

Quant à la stabilité du genou, elle est améliorée par l'élargissement des épiphyses dans le plan frontal et elle est renforcée par la présence d'un important appareil ligamentaire et musculaire.

Cinématique tridimensionnelle

Flexion [1-3]

Pour les surfaces articulaires, il est facile de voir qu'un roulement pur et unique est impossible car l'arc développé par les condyles fémoraux est deux fois plus long que le plateau tibial correspondant et il y aurait risque de luxation ou de flexion très limitée. De même, un glissement pur dans lequel à tous les points des condyles correspondrait un seul point des plateaux tibiaux donnerait un mouvement sur une surface limitée, rapidement destructeur pour le cartilage.

Il y a donc association de roulement et de glissement dans des proportions diverses, selon l'amplitude, la vitesse de la flexion et la mise en charge du genou. En prenant l'exemple d'une flexion du fémur sur un tibia fixe, on peut décrire les séquences suivantes :

0 à 15° : roulement pur de l'antérieur vers le postérieur des deux condyles.

15 à 20° : condyle médial commence à glisser vers l'avant.

Le condyle latéral continue à rouler de 5°.

Le condyle latéral roule plus que le médial pour quatre raisons :

1. le développement du contour du condyle latéral est plus grand que celui du condyle médial ;

2. le plateau tibial latéral : il est légèrement convexe d'avant en arrière, le condyle latéral roule sur son versant postérieur alors que le plateau tibial médial est concave d'avant en arrière et stabilise plus le condyle fémoral correspondant. Cette cinématique se produit malgré la présence du ménisque latéral qui assure une concavité relative du plateau tibial latéral (figure 4.2) ;

3. la contraction du muscle poplité, il est rotateur latéral du fémur sur le tibia, c'est lui qui amorce la flexion et déverrouille le genou en chaîne ouverte ou fermée, dans les premiers degrés de flexion ;

4. le ligament collatéral médial (LCM) se détend moins en moins vite que le ligament collatéral latéral (LCL), ce qui permet une plus grande liberté au condyle latéral.

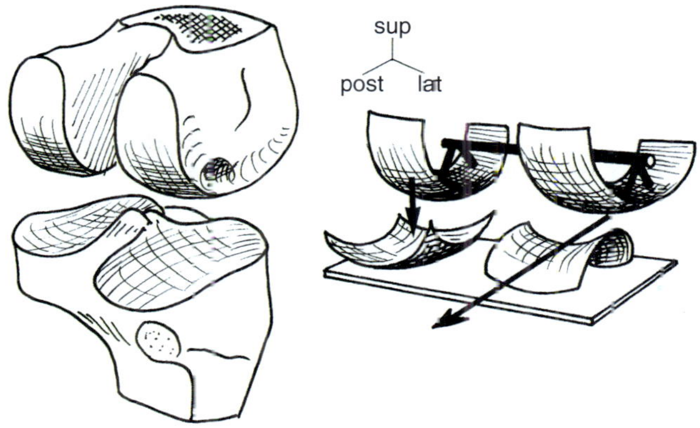

Figure 4.2

Surfaces articulaires du genou.

Le schéma de droite montre bien la convexité du plateau tibial latéral. Cela permet une plus grande mobilité (voire instabilité) du compartiment latéral par rapport au médial.

Source : Biomécanique fonctionnelle, 9782294750939, Dufour M., © Elsevier Masson, 2017.). Tous nos remerciements à l'auteur.

Quant aux ligaments croisés (LC), le ligament croisé antérieur (LCA) empêche tardivement le recul du condyle latéral et le ligament croisé postérieur (LCP) est sans effet dans ce secteur de flexion.

Au total, cela donne un déplacement vers le latéral du fût fémoral sur le tibia, équivalent à une rotation médiale automatique du genou (c'est-à-dire : tibia sous fémur, l'amplitude est d'environ 15°), dans les vingt premiers degrés de flexion.

20 à 130° : glissement d'arrière en avant prépondérant puis rapidement seul. Ce glissement est déterminé par la tension du LCA.

Au total, les condyles, ayant plus roulé que glissé, ont reculé par rapport aux plateaux tibiaux. Le condyle latéral, plus mobile, a plus reculé que le médial. Ce recul est contrôlé par les ligaments croisés et par le rempart postérieur des coques condyliennes, renforcées par la contraction du muscle gastrocnémien.

La rotation médiale automatique du tibia sous le fémur, dans les premiers degrés de flexion, a trois conséquences, importantes pour la fonction :

1. la rotation médiale enroule les ligaments croisés (LC), l'un autour de l'autre, et améliore la stabilité antéropostérieure ;

2. la rotation médiale aligne l'appareil extenseur du genou. Le ligament patellaire (par translation médiale de la tubérosité du tibia) vient plus en prolongement du tendon quadricipital. Il en résulte une meilleure efficacité de l'appareil extenseur ;

3. ce réalignement de l'appareil extenseur minore la contrainte en compression de la patella sur la joue latérale de la trochlée fémorale et diminue le risque de luxation latérale de la patella.

Il est à remarquer que la surface de contact entre la patella et le fémur augmente au fur et à mesure de la flexion (2,5 cm^2 en position anatomique à 12 cm^2 à 90° de flexion). Il faut aussi noter que la zone de compression entre le fémur et la patella change de position selon le degré de flexion. Dernière remarque, l'épaisseur de cartilage entre la patella et le fémur est la plus épaisse du corps humain. Tous ces facteurs protègent l'articulation fémoro-patellaire d'une usure prématurée malgré les contraintes fortes et fréquentes.

Pour les ménisques, ils suivent le mouvement de roulement-glissement des condyles fémoraux, donc ils reculent en se déformant par rapport aux plateaux tibiaux. Ces déformations, autour de leurs points d'insertion sur le tibia, sont dues à deux mécanismes, l'un passif, l'autre actif.

Déformation passive des ménisques

- « Pincés » entre les condyles et le plateau tibial correspondant, ils sont « chassés » par les condyles fémoraux ;
- Le ménisque médial est tracté vers le postérieur par le LCT (ligament collatéral tibial) et par la partie du LCA qui s'insère sur sa corne antérieure ;
- Le ménisque latéral n'est pas aidé passivement dans ses déformations ;
- Le recul de la trochlée fémorale et de la patella par rapport au tibia détend l'appareil de rappel antérieur des ménisques.

Déformation active des ménisques

- Le ménisque médial est tracté en postérieur par le muscle semi-membraneux qui s'insère sur sa face périphérique en postérieur par son tendon réfléchi, qui devient parallèle au ménisque en flexion à 90° ;
- Le ménisque latéral est tracté en postérieur par le muscle poplité.

Comme les ménisques sont fixés aux plateaux tibiaux par leurs cornes et les freins, les ménisques se déforment et le ménisque latéral se déforme plus que le médial (environ le double dans une flexion complète).

Ces mécanismes sont quelques fois insuffisants dans les mouvements rapides pour mettre les ménisques à l'abri d'un écrasement entre les condyles fémoraux et les plateaux tibiaux.

Pour la patella : elle est animée d'un déplacement en translation circonférentielle dans le plan sagittal, ayant le ligament patellaire comme rayon.

Elle glisse le long de la gorge de la trochlée, puis en fin de mouvement elle se place en regard des condyles et de l'échancrure intercondylaire. La flexion complète du genou permet donc la palpation de la trochlée fémorale. Les deux feuillets du cul-de-sac synovial et capsulaire sous-quadricipital glissent l'un sur l'autre et se déplissent (rôle du muscle articulaire du genou).

Plus la flexion s'accroît, plus la résultante de compression de la patella sur le fémur égale à la résultante des forces quadricipitales orientées de plus en plus parallèlement au ligament patellaire (dirigé en postéro-inférieur) et au tendon quadricipital (dirigé en postéro-supérieur) (figure 4.3) devient importante et plus la fémoro-patellaire devient stable et contrainte. De plus, il faut noter que la surface de contact fémoro-patellaire diminue au fur et à mesure de la flexion : le long maintien du genou en une position de flexion importante est préjudiciable à l'intégrité de l'articulation fémoro-patellaire.

Extension

Pour les surfaces articulaires, en début de mouvement, la tension du LCP provoque un glissement pur du fémur de l'arrière vers l'avant et en fin de mouvement un roulement pur d'arrière en avant. Le condyle latéral roule plus longtemps que le médial, créant un déplacement vers le dedans du fût fémoral. Il ne faut jamais parler de rotation latérale, mais de retour de rotation médiale automatique puisque le fémur ne se place jamais dans le secteur de la rotation latérale.

Dans les 20 derniers degrés d'extension relative :

20 à 15° : le condyle latéral commence à rouler vers l'avant, le condyle médial continue de glisser vers l'avant.

Mais comme le roulement est plus important que le glissement, cela crée un déplacement vers le dedans du fût fémoral, correspondant à une rotation vers le dehors du tibia, c'est-à-dire un retour de rotation médiale automatique du genou.

Pour les ménisques, ils suivent le mouvement de roulement-glissement des condyles fémoraux, donc ils se déforment vers l'avant par rapport aux plateaux tibiaux. Ces déformations ne sont pas dues au même mécanisme que pour la flexion, il n'est que passif : les ménisques sont poussés et chassés en avant par le roulement et le glissement des condyles.

Le LCT glisse en antérieur sur la capsule articulaire dans le passage de la flexion à l'extension et entraîne la partie moyenne et postérieure du ménisque médial vers l'avant.

La position de plus en plus antérieure de la patella sous la poussée de la trochlée fémorale entraîne la mise en tension de l'appareil extenseur fibreux antérieur. Pour finir, les éléments qui attiraient les ménisques en arrière se détendent.

Pour la patella : elle est animée d'un déplacement en translation circonférentielle dont le rayon est le ligament patellaire.

En début de mouvement, la patella se situe en regard de l'échancrure intercondylaire puis en regard des condyles et devant la trochlée fémorale en fin de mouvement.

En extension complète : la patella se dégage des surfaces articulaires, elle devient « flottante » (on peut la mobiliser latéralement) si le quadriceps n'est pas contracté. Le ligament patellaire et le tendon quadricipital se placent dans un plan quasi frontal. De plus, du fait du valgus physiologique du genou et de l'angle Q entre les tendons quadricipital et patellaire, leur résultante d'action a tendance à attirer la patella en latéral, d'où une instabilité combattue par :

- versant latérale de la trochlée fémorale plus large et plus saillant ;
- retinaculum patellaire médial, mécaniquement plus important que le latéral ;
- fibres les plus basses du muscle vaste médial (VM) (fibres musculaires du VM très obliques en bas et en dehors d'environ 50°, appelées quelquefois vaste médial oblique).

Le cul-de-sac sous-quadricipital se déplisse sous l'action du muscle articulaire du genou.

Par toutes ces considérations, on voit que l'intégrité de l'appareil extenseur et la liberté fémoro-patellaire sont absolument indispensables au jeu de flexion/extension du genou (importance en pathologie et nécessité d'une récupération ad integrum).

Rotations axiales

Ce sont les déplacements du tibia ou du fémur dans le plant transversal, sans être associés à la flexion/extension. Le plus souvent, on teste les rotations du genou en position assise, fémur fixe, pied dans le vide donc, genou fléchi à 90°.

Le mouvement de rotation est possible parce que c'est un pivot central qui sépare les deux condyles et non une crête antéro-postérieure.

L'axe est à l'intersection du plan frontal et du plan sagittal, passant par le tubercule intercondylaire médial (plus haut que le latéral, plus concave et formant une butée pour le condyle médial).

Amplitudes : de 40 à 45° en passif et de 35 à 40° en actif.

Pour une rotation médiale et pour le tibia, le plateau médial recule et le latéral avance. C'est l'inverse pour la rotation latérale.

Pour les ménisques, ils suivent les condyles fémoraux en se déformant par rapport au plateau tibial :

- rotation médiale : le ménisque médial avance, le ménisque latéral recule ;
- rotation latérale : le ménisque médial recule tandis que le latéral avance.

Dans les rotations, le ménisque latéral a plus de liberté de déplacement que le médial qui de ce fait est plus « pincé » entre les condyles fémoral et tibial et risque de plus souffrir.

Les déplacements des ménisques obéissent aux mêmes principes que dans la flexion/extension :

- passif : ils sont chassés par les condyles fémoraux ;
- actif : le muscle poplité qui a une composante de rotation médiale tracte vers le postérieur le ménisque latéral.

Pour la patella : du fait de la position de référence, genou fléchi, la patella est plaquée sur la trochlée fémorale et forme un bloc fémoro-patellaire. C'est donc le ligament patellaire qui va modifier son angle par rapport au tibia :

- en rotation latérale : allongement médial relatif de la distance tibia-patella, équivalent à une mise en tension du retinaculum ménisco-patellaire médial (tire le ménisque médial vers l'avant) ;
- en rotation médiale : allongement latéral relatif de la distance tibia-patella, équivalent à une mise en tension du retinaculum ménisco-patellaire latéral (tire le ménisque latéral vers l'avant).

Structures passives et ligaments du genou

Les structures passives autour du genou comme la capsule articulaire et ses annexes ne jouent pas un rôle mécanique très important. Il faut se rappeler que la capsule est lâche en antérieur de façon à permettre la flexion et solide et serrée de chaque côté, ce qui explique l'absence de déplacement en abduction-adduction. En postérieur, la capsule est renforcée par un fort épaississement en regard des condyles fémoraux. Ces coques condyliennes empêchent le recurvatum et rendent quelquefois difficile le retour à une extension complète, pourtant indispensable.

Les principaux ligaments du genou sont au nombre de quatre : deux forment le pivot central et deux sont collatéraux.

Pivot central

- Le ligament croisé antérieur [4] (LCA) a un trajet dirigé vers le haut, l'arrière et le dehors, et plutôt vertical en position anatomique. Ce ligament est facilement surutilisé, ce qui explique la fréquence de ses lésions. Plusieurs mécanismes peuvent être mis en évidence : flexion, valgus et rotation latérale, flexion, varus et rotation médiale ou encore hyperextension pure.

- Le ligament croisé postérieur [5] (LCP) a un trajet en haut, en avant et en dedans et plutôt horizontal en position anatomique.

Ces deux ligaments sont torsadés, ce qui leur permet de garder une tension constante quel que soit le degré de flexion, d'où le risque de surutilisation. Dans le plan transversal, ils s'enroulent l'un sur l'autre en rotation médiale, ils servent donc de frein à ce mouvement. Tous les deux jouent un rôle important dans la proprioception de l'articulation, surtout l'antérieur [6].

Chacun de ces deux ligaments est croisé avec un des ligaments collatéraux et joue un rôle fondamental dans le guidage des condyles pendant leurs glissements ; rappel antérieur pour le LCA et postérieur pour le LCP. Ils assurent aussi le placage des condyles fémoraux sur les ménisques et les plateaux tibiaux.

Ce qu'il est fondamental de retenir est que les deux ligaments croisés sont hypersollicités en tension permanente. Ils sont donc facilement surutilisés et donc susceptibles d'être fréquemment lésés.

Système collatéral

Il y a deux ligaments collatéraux, médial et latéral. Leurs rôles sont assez semblables, malgré leur différence anatomique. Ils sont croisés dans le plan sagittal et obliques vers le tibia dans le plan frontal, ce qui fait que mécaniquement ils sont aussi croisés dans le plan frontal. Situation comparable aux ligaments du pivot central. À noter que le ligament collatéral tibial est inséré en profondeur sur la capsule articulaire en regard du ménisque médial. Le balayage du ligament sur la face médiale du genou pendant les mouvements de flexion/extension aide aux déplacements du ménisque médial.

Ils sont tendus en extension et donc ils participent au verrouillage du genou en position debout. Ils participent ainsi à sa position de repos.

Ils se tendent en rotation latérale, même si celle-ci est associée à une flexion.

Il existe de nombreux autres éléments passifs autour du genou : le système de contention méniscale, les ligaments poplités et les retinaculums patellaires. Ils sont d'épaisseurs variées et jouent un rôle mécanique plus ou moins modeste. Leur importance est surtout proprioceptive.

Structures actives

Ce sont principalement les tendons terminaux des muscles qui croisent le genou. Ils sont essentiels pour une fonction optimale du genou. Ces éléments musculotendineux sont fondamentaux pour le rééducateur qui agit beaucoup par l'intermédiaire des muscles, dans une idée de force et de proprioception.

On peut les diviser en trois groupes :

1. muscles mono-articulaires : poplité et court biceps. Ils exercent une fonction proprioceptive fondamentale. Le muscle poplité joue un rôle de déverrouillage de l'extension du genou quand le membre inférieur est en appui, en position anatomique de repos. Trois chefs du quadriceps fémoral : les trois muscles vastes médiaux, intermédiaire et latéral. Leur rôle sera détaillé plus loin ;

2. muscles polyarticulaires, dont l'insertion haute est sur le bassin : droit fémoral en antérieur, les ischio-jambiers en médial et latéral, le deltoïde fessier en latéral, le gracile et le sartorius en médial ;

3. muscle polyarticulaire, dont l'insertion basse est sur le pied : le muscle gastrocnémien, plaqué sur les coques condyliennes [7].

Tous ces muscles jouent un rôle dans les mouvements du genou. Ils jouent aussi un rôle fondamental dans la stabilité du genou (voir ci-dessous).

Mouvements fonctionnels

Le genou présente deux degrés de liberté dans les plans sagittal et transversal : flexion et rotations. Dans le plan frontal, il y a des contraintes mais pas de déplacement.

Flexion et retour de flexion

Amplitudes :

- en actif :
  - hanche fléchie : 130° ;
  - hanche tendue : 110 à 120° ;
- en passif, hanche fléchie : 140 à 160°.

Fémoro-tibiale

Pour un fémur mobile, une flexion est une combinaison d'un roulement et d'un glissement en pourcentage varié (voir supra).

Ces roulements et glissements ne sont pas égaux entre le médial et le latéral, il y a donc la création d'une rotation médiale automatique de 15 à 20°, selon la vitesse, la force musculaire, l'appui ou le non-appui. Cette rotation médiale retend les ligaments croisés et assure une meilleure congruence.

Pour un fémur fixe, le déplacement est une translation circonférentielle du tibia autour des condyles fémoraux. C'est une surface concave sur une surface convexe.

Fémoro-patellaire

Au point de départ du mouvement (en position anatomique), la patella est flottante, si le quadriceps n'est pas contracté. À partir du début de la flexion, la patella s'engage entre les condyles, au niveau de la gorge de la trochlée et elle effectue un glissement linéaire vers le bas, sous l'effet de la traction du ligament patellaire. L'articulation entre immédiatement en compression. L'interligne fémoro-patellaire est fortement comprimé par la poussée vers l'avant du fémur et le blocage antérieur de la patella. D'où la nécessité d'une grande épaisseur de cartilage et d'un risque d'usure précoce (arthrose fémoro-patellaire). Dans le plan frontal, le valgus physiologique du genou et la localisation de la tubérosité du tibia créent un angle de 15°, ouvert en latéral entre le ligament patellaire et le ligament quadricipital (angle Q). Il en résulte une forte poussée de la patella vers le latéral.

Muscles moteurs

Les muscles ischio-jambiers sont les principaux fléchisseurs du genou, en chaîne ouverte. Dans cette configuration où le tibia tourne autour des condyles du fémur, la traction postérieure des ischio-jambiers favorise le recul des plateaux tibiaux. En chaîne fermée, en charge, c'est le poids du corps, situé au-dessus du genou qui est moteur de la flexion, à condition que le genou se déverrouille grâce à la contraction du muscle poplité. Les composantes rotatoires des muscles ischio-jambiers s'annulent pour que le mouvement se fasse dans un strict plan sagittal.

Le freinage de la flexion (si le genou est en charge) et le retour de flexion sont le rôle essentiel du quadriceps (aller-retour d'un accroupissement). Classiquement, le droit fémoral biarticulaire est plus actif en extension de hanche (position debout) qu'en flexion. L'efficacité du quadriceps est majorée par la présence de la patella, avec un angle de 15° entre les tendons quadricipital et patellaire, dans le plan sagittal, dès la position anatomique (figure 4.3). L'angle entre le tendon patellaire et le fût tibial est quasiment constant au long de la flexion, grâce au déplacement de l'axe de flexion/extension. La patellectomie, qui peut être compensée par un très fort renforcement du quadriceps, entraîne une gonarthrose prématurée du genou [8].

L'efficacité du quadriceps est renforcée par les fibres antérieures de certains muscles médiaux et latéraux (sartorius en médial et tractus iliotibial en latéral).

En chaîne fermée et pour une amplitude inférieure à 60°, les muscles postérieurs ischio-jambiers et gastrocnémien ont une composante de rappel du genou en postérieur. Ils

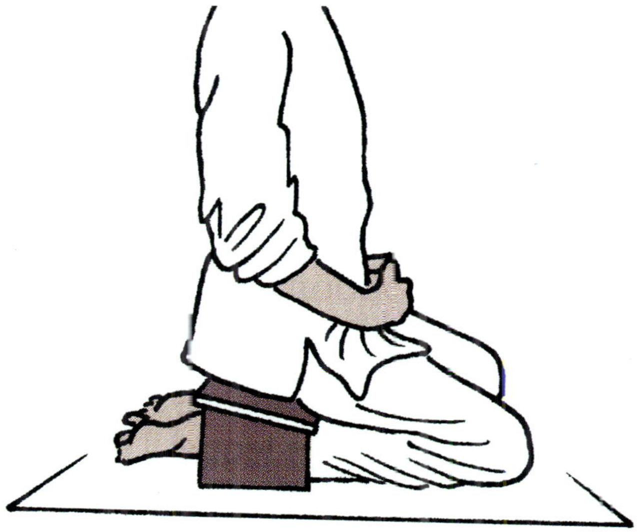

Figure 4.3

Genou en flexion complète.
Dans cette position, le tendon quadricipital est dirigé vers le bas et l'avant tandis que le tendon patellaire est dirigé vers le haut et l'avant. La patella est fortement contrainte contre la trochlée fémorale, ce qui entraîne une stabilisation maximale de l'articulation fémoro-patellaire.
Source : Biomécanique fonctionnelle, 9782294750939, Dufour M. © Elsevier Masson, 2017.). Tous nos remerciements à l'auteur.

peuvent donc verrouiller le genou et le mettre au repos. On peut également remarquer que cela est aussi vrai pour des muscles comme le soléaire ou les muscles rétromalléolaires médiaux comme le tibial postérieur. Cela explique que la flexion dorsale de la cheville, en chaîne fermée, proche de l'extension est un bon moyen de récupération de l'extension complète. Autrement dit, des muscles qui ne croisent pas l'interligne articulaire du genou peuvent avoir un rôle d'extension du genou, cela est très profitable au genou en cas d'arthrose fémoro-patellaire. Il faut s'en souvenir en rééducation (figure 4.4).

Rotations axiales (mobilités transversales)

L'axe de ces mouvements est dans le prolongement de tibia, passant par le milieu de l'articulation fémoro-tibiale mais légèrement excentré vers le médial. Il est donc proche de la partie médiale du genou, celle qui est moins mobile que le compartiment latéral.

En rotation médiale, le plateau tibial latéral avance tandis que le médial recule. L'inverse en rotation latérale.

Les deux rotations additionnées forment un angle d'environ 80°, moitié rotation médiale ou latérale. Cette ampli-

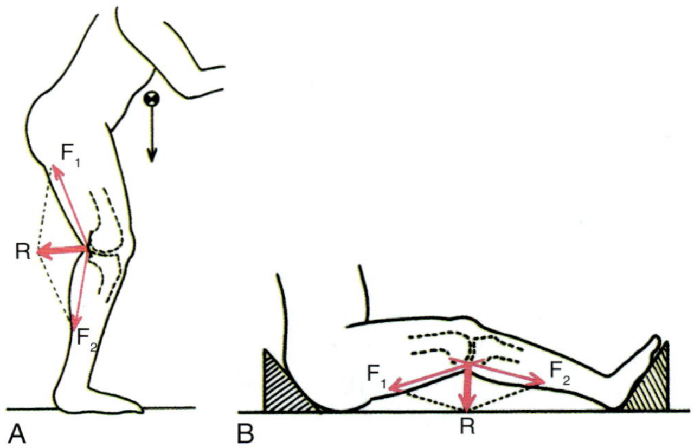

Figure 4.4

Extension en chaîne musclaire fermée (CMF) des muscles postérieurs.

L'appareil extenseur postérieur du genou en chaîne musculaire fermée. Entre 0 et 60°, les muscles ischio-jambiers et le triceps sural ont une composante de traction vers le postérieur qui aligne le segment cuisse par rapport à la jambe. Cela soulage d'autant le muscle quadriceps et les composantes de compression fémoro-patellaire et fémoro-tibiale (rôle du soléaire).

Source : Biomécanique fonctionnelle, 9782294750939, Dufour M, © Elsevier Masson, 2017.). Tous nos remerciements à l'auteur.

tude est maximale entre 60 et 90° de flexion, elle est nulle en extension et diminue au-delà de 90°. La convexité du plateau tibial latéral provoque un rapprochement en rotation médiale entre le condyle fémoral et le plateau tibial. Cela entraîne une détente ligamentaire qui peut engendrer une instabilité.

Les limites ligamentaires sont la tension de ligaments collatéraux pour la rotation latérale et l'enroulement des ligaments croisés pour la rotation médiale. Le jeu méniscal limite également ces rotations.

Muscles de la rotation médiale

Les muscles de la patte-d'oie (sartorius, gracile et semi-tendineux), le semi-membraneux, le poplité et le vaste médial du quadriceps.

Muscles de la rotation latérale

Le biceps fémoral et le tractus iliotibial, tendon terminal du tenseur du fascia lata.

On constate que les muscles de la rotation médiale sont plus nombreux et donc relativement plus puissants que les rotateurs latéraux.

On peut remarquer aussi que plus on approche de 90°, plus les muscles rotateurs deviennent efficaces puisque leur tendon terminal devient perpendiculaire au tibia.

Stabilité

Un genou instable est un genou inutilisable et dangereux à utiliser. Par conséquent, la stabilité est fondamentale et le rééducateur doit être très attentif au maintien ou à la restauration de cette stabilité.

Comme pour toute articulation, la stabilité du genou est l'addition de facteurs osseux, capsulo-ligamentaires, musculaires et proprioceptifs.

Facteurs osseux

La bicondylaire fémoro-tibiale s'élargit dans le plan frontal, cela diminue la contrainte par unité de surface et protège les cartilages. Le ginglyme fémoro-patellaire est autostable par la compression de la patella sur la trochlée fémorale et la poussée du fémur sur la patella. Le problème est surtout de contrôler la tendance à la subluxation latérale de la patella par une bonne anatomie osseuse pour la crête verticale de la patella, la gorge de la trochlée et le versant latéral de la trochlée qui doit être plus haut et plus saillant ainsi qu'une bonne position de la tubérosité tibiale.

Facteurs capsulo-ligamentaires

En position anatomique debout, les quatre principaux ligaments du genou sont en tension. Les coques condyliennes le sont aussi. L'ensemble place le genou en verrouillage passif, le genou est au repos.

Dès que la flexion s'amorce (0 à 20°), la stabilité est ligamentaire, le genou s'autostabilise notamment par la tension du LCA.

Au-delà de 20°, la stabilité reste ligamentaire mais renforcée par les muscles (voir infra), il faut empêcher un tiroir postérieur du tibia : contrôle par le LCP aidé du LCF (ligament collatéral fibulaire). Dans les accroupissements, le fémur a tendance à glisser vers l'arrière, c'est-à-dire un tiroir postérieur, le contrôle est alors fait par le LCA aidé du LCT.

Les ligaments collatéraux avec les muscles périarticulaires se regroupent en points d'angles postéromédial (muscle semi-membraneux et de la patte-d'oie avec le LCT) et postérolatéral (muscle biceps fémoral et poplité associé au LCM).

Depuis 2013, on a décrit un ligament antéro-latéral [9] avec le rôle biomécanique d'un troisième point d'angle antéro-latéral [10].

Facteurs musculaires

Les muscles, avec leurs tendons terminaux, assurent une grande partie de la stabilité du genou en dynamique. Les muscles autour du genou sont majoritairement issus de la partie proximale du membre inférieur (bassin ou du fémur), seul le gastrocnémien a pour insertion distale le pied. Tous les muscles envoient des expansions, surtout vers l'appareil extenseur, pour améliorer la cohésion de l'ensemble.

Tous les muscles sont répartis autour du genou :

- muscles de la patte-d'oie en médial ;
- muscles semi-membraneux par trois tendons en postéro-médial ;
- muscle gastrocnémien en postérieur ;
- muscles poplités et biceps fémoral en postérolatéral ;
- muscles deltoïdes fessier en latéral, avec une composante antérieure ;
- muscles quadriceps en antérieur.

Dans le plan frontal, les tendons terminaux des muscles ont leur insertion distale sur le tibia qui est une région plus fine que la partie distale du fémur, autrement dit les tendons sont dirigés vers le bas et soit le médial, soit le latéral. Ils enserrent donc le genou dans un étau musculofibreux (figure 4.5).

Dans la stabilité du genou, les muscles travaillent beaucoup en excentrique mais, en rééducation, négliger le statique et le concentrique serait une erreur.

Dans le contrôle de la stabilité du genou, la raideur des ischio-jambiers est une grande aide [11].

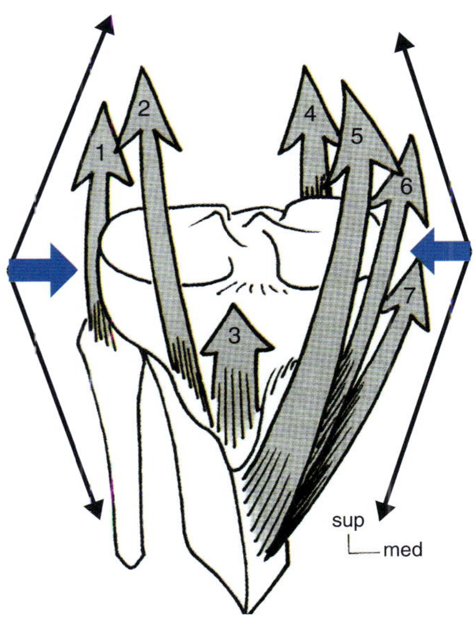

Figure 4.5

Orientation de tendons terminaux des muscles venant de la cuisse. L'orientation des tendons terminaux des muscles du genou, issus de la partie proximale du membre inférieur, entraîne une compression médiolatérale de l'articulation qui améliore la stabilité. 1. Biceps fémoral. 2. Tractus ilio-tibial (deltoïde fessier). 3. Quadriceps. 4. Semi-membraneux. 5. Sartorius. 6. Gracile. 7. Semi-tendineux.
Source : Biomécanique fonctionnelle, 9782294750939, Dufour M, © Elsevier Masson, 2017.). Tous nos remerciements à l'auteur.

En flexion du genou, les muscles ischio-jambiers sont perpendiculaires au tibia et ils assurent une traction postérieure sur le tibia tandis que le quadriceps assure une traction du tibia vers l'antérieur.

En flexion du genou, on note aussi le blocage postérieur du fémur.

À noter que sur un genou fléchi et qui reçoit un choc vers le dedans ou le dehors, les rotations (appelées aussi abduction-adduction) de la hanche assurent une échappatoire, protégeant le genou d'un excès de valgus ou de varus (d'où la relative dangerosité des crampons).

Au total, les muscles sont essentiels à la stabilité du genou. Se contracter au bon moment est plus important que la force pure, la proprioception est donc essentielle.

Contraintes

Les forces musculaires développées autour du genou sont relativement importantes : 2,2 N.m/kg^{-1} pour l'extension et 1,2 N.m/kg^{-1} pour la flexion chez de jeunes athlètes [12].

Les contraintes sur l'articulation fémoro-patellaire. Elles dépendent de la force du quadriceps nécessaire au mouvement et à son contrôle. Elles dépendent aussi de la taille des surfaces articulaires en contact. Ces contraintes sont évaluées à 0,2 P dans la marche et 1,8 P dans la montée et la descente des escaliers (P est le poids du corps). La contrainte en descente est plus forte que celle en montée.

Pour l'articulation fémoro-tibiale, les contraintes sagittales peuvent être très fortes selon les bras de leviers, même en absence d'appui. Par exemple, assis, genou en extension complète contre le poids de la jambe, le quadriceps développe une force d'environ 7 P. Les contraintes frontales dépendent des variations en genu valgum ou varum. Les ménisques jouent un rôle important de fragmentation et dissipation des contraintes vers les plateaux tibiaux et vers les parois fibro-tendineuses qui entourent le genou.

Conclusion

Le genou est à la fois résistant et fragile. Son mode de fonctionnement est complexe (tridimensionnel). Les mouvements dans le plan sagittal sont bien visibles mais on ne doit pas négliger ceux dans le plan transversal plus discrets. La position d'extension complète doit être récupérée à tout prix, c'est la position de repos du genou, en charge. Le rôle des muscles est fondamental, en force comme en vigilance.

Références

[1] Fuss FK. Principles and mechanisms of automatic rotation during terminal extension in the human knee joint. J Anat 1992 ; 180(Pt 2) : 297-304.

[2] Klein P, Sommerfeld P, Medded G. Biomécanique des membres inférieurs. Issy-les-Moulineaux : Elsevier ; 2008. p. 258-64.

[3] Dufour M, Pillu M, Langlois K, Del Valle Acedo S. Biomécanique fonctionnelle. Issy-les-Moulineaux : Elsevier Masson ; 2017. p. 145-96.

[4] Siegel L, Vandenakker-Albanese C, Siegel D. Anterior cruciate ligament injuries : anatomy, physiology, biomechanics, and management. Clin J Sport Med 2012 ; 22(4) : 349-55. doi:10.1097/JSM.0b013e3182580cd0.

[5] Philipp WW, Bálint Z, Nyaluma N, et al. Evolving evidence in the treatment of primary and recurrent posterior cruciate ligament injuries, part 1 : anatomy, biomechanics and diagnostics. Knee Surgery, Sports Traumatology, Arthroscopy 2021 ; 29 : 672-81.

[6] Banios K, Raoulis V, Fyllos A, et al. Anterior and posterior cruciate ligaments mechanoreceptors : a review of basic science. Diagnostics (Basel) 2022 ; 12(2) : 331.

[7] D'Lima DD, Fregly BJ, Patil S, et al. Knee joint forces : prediction, measurement, and significance. Proc Inst Mech Eng H 2012 ; 226(2) : 95-102. doi:10.1177/0954411911433372.

[8] Gwinner C, Märdian S, Schwabe P, et al. Current concepts review : fractures of the patella. GMS Interdiscip Plast Reconstr Surg DGPW 2016 ; 5 : Doc 01. doi:10.3205/iprs000080.

[9] Claes S, Vereecke E, Maes M, et al. Anatomy of the anterolateral ligament of the knee. J Anat 2013 ; 223(4) : 321-8.

[10] Bonanzinga T, Signorelli C, Grassi A, et al. Kinematics of ACL and anterolateral ligament. Part II : anterolateral and anterior cruciate ligament reconstruction. Knee Surg Sports Traumatol Arthrosc 2017 ; 25(4) : 1062-7. doi:10.1007/s00167-017-4496-8.

[11] Satkunskie D, Zadeh Ardekani M, Khair R, et al. Warm-up and hamstrings stiffness, stress relaxation, flexibility, and knee proprioception in young soccer players. J Athl Train 2022 ; 57(5) : 485-93.

[12] Risberg M, Steffen K, Nilstad K, et al. Normative quadriceps and hamstring muscle strength values for female, healthy, elite handball and football players. J Strength Cond Res 2018 ; 32(8) : 2314-23.

Chapitre 5

Évaluation du genou

PLAN DU CHAPITRE

Examen subjectif

Fabrice Barillec

Quelques généralités

L'entretien est une étape fondamentale de la consultation kinésithérapique. Il se fait selon un mode semi-dirigé. Le praticien est souvent placé en face du patient, séparé de lui par une table ou un bureau, il semble cependant préférable que les deux protagonistes soient installés côte à côte, cela crée une atmosphère bienveillante et moins « jugeante » qui permettra de libérer la parole du patient.

Sur le fond, l'acronyme ACT-UP [1] estime que cinq éléments doivent être renseignés :

- *Activity* : activité ;
- *Coping* : adaptation ;
- *Think* : pensées ;
- *Upset* : contrariétés ;
- *People* : entourage.

Sur la forme, l'acronyme OuVerr [2] nous donne quatre outils incontournables de l'entretien motivationnel :

- Ou : questions ouvertes, ce mode de questionnement permet de recueillir un maximum d'informations sans orienter le propos. Il permet aussi de hiérarchiser les peurs, les plaintes et les attentes du patient ;
- V : valoriser le patient, il s'agit ici essentiellement de valoriser son engagement sans jamais le culpabiliser même si les stratégies antérieures peuvent apparaître fantaisistes ;
- R : reflets, le praticien répète la fin de certaines phrases prononcées par le patient ;
- R : résumer, le kinésithérapeute résume le récit de son interlocuteur en quelques mots ou quelques phrases. Les deux derniers items ont pour but d'ancrer le patient dans la conversation et de lui faire ressentir d'être écouté, ce qui n'est pas toujours évident lorsque des patients ont un historique thérapeutique long et qu'ils n'ont plus le sentiment d'être entendus et compris.

Amorce

Le début de l'entretien consiste en général à régler les formalités administratives. La question qui suit est déterminante, elle doit obligatoirement être une question ouverte et peut prendre différentes formes telles que :

- Quel est votre motif de consultation ?
- Comment puis-je vous aider ?
- Voulez-vous bien me raconter votre histoire ?

Beaucoup d'autres formes sont envisageables, elles dépendent essentiellement du choix du praticien mais dans tous les cas, elle doit donner une grande liberté de parole au patient.

À cette phase, le praticien doit reconnaître le motif principal de consultation. Parfois le patient hésite sur la douleur qui le gêne le plus. Il suffit souvent de lui poser la question suivante : « Imaginez que j'ai une baguette magique, quelle douleur souhaiteriez-vous que je fasse disparaître en priorité ? » pour qu'il parvienne à faire un choix. Plusieurs motifs de consultation disséminés sur plusieurs régions sont une information importante qui peut laisser imaginer une origine douloureuse à dominante nociplastique.

Le mode de vie du patient a également beaucoup d'importance. Si cela n'apparaît pas spontanément dans les propos du patient, le praticien l'interroge sur son activité professionnelle et ses activités physiques de loisir. Le questionnement demeure ici assez généraliste et l'activité professionnelle n'est envisagée que de façon superficielle, les questions deviendront plus précises si la dominante nociplastique de la douleur semble majoritaire. La pratique d'activités sportives ou parasportives est un indice important quant à l'autoefficacité du patient et permettra d'envisager rapidement un traitement actif et une certaine forme d'autonomisation.

Douleur

Le praticien se doit de documenter de façon très précise la douleur présentée par le patient. L'utilisation d'une *body chart* [3] est devenue incontournable. Sur cette *body chart*, le praticien et le patient collaborent pour circonscrire l'ensemble des douleurs. Elles sont ensuite hiérarchisées et des précisions sont apportées :

- La douleur est-elle constante, constante variable ou intermittente ?
- Est-elle profonde ou superficielle ?
- Existe-t-il des symptômes associés ?
- La douleur est-elle irradiante ?
- Quelle est son intensité sur l'échelle visuelle analogique ?
- Quels sont les facteurs déclenchants, aggravants ?
- Qu'est-ce qui améliore cette douleur ?

Drapeaux jaunes

Les drapeaux jaunes sont des indicateurs d'un risque accru de passage à la chronicité et/ou d'incapacité prolongée [4]. Ils peuvent être recherchés de façon systématique ou seulement dans le cas d'une expérience douloureuse qui apparaît disproportionnée (incohérence mécanique, temporalité, douleur diffuse...).

De façon pragmatique, plusieurs questions peuvent être posées au patient :

- Êtes-vous d'un naturel anxieux, stressé ? La période actuelle majore-t-elle votre niveau d'anxiété ou de stress ? Votre vie sociale est-elle impactée ? Ces premières questions permettent d'aborder les problématiques émotionnelles qui sont un facteur décisif dans le processus de production de la douleur et sa conscientisation.
- Selon vous, quel est votre problème de santé et comment celui-ci se soigne-t-il ? Ces interrogations permettent de faire le point sur le niveau de croyance et de catastrophisme du patient. Elles permettent aussi de recenser ses attentes.
- Que ne faites-vous plus ou que faites-vous moins depuis que vous souffrez du genou ? Cette question permet de rechercher le niveau de kinésiophobie du patient.
- Votre activité professionnelle vous convient-elle ? Si non, pourquoi, depuis quand ?
- Dormez-vous bien ?
- Êtes-vous bien entouré ?

Première hypothèse

La première hypothèse concerne le mode de production de la douleur. Elle s'établit à la lumière des informations récoltées lors de l'interrogatoire qui sont confrontées aux connaissances du praticien. Cela n'est pas sans rappeler le mur de brique semi-perméable de Maitland [5].

L'International Association for the Study of Pain [6] reconnaît trois types de douleur :

- la douleur nociceptive est une atteinte réelle ou la menace d'atteinte d'un tissu non neural due à l'activation des nocicepteurs (peau, muscles, ligaments, os...) ;
- la douleur nociplastique est une douleur résultant d'une altération de la nociception sans que l'on puisse démontrer que les nocicepteurs soient activés par des dommages tissulaires réels ou potentiels ;
- la douleur neuropathique est définie comme une douleur résultant directement d'une lésion ou d'une maladie affectant le système somatosensoriel.

Il est d'usage d'appliquer un pourcentage pour chaque mécanisme douloureux. Par exemple, la présentation clinique d'un patient pourrait nous amener à penser que 80 % de la douleur est d'origine nociceptive et 20 % d'origine nociplastique. Cette répartition pourra être modifiée à l'issue de l'examen clinique mais aussi tout au long du traitement. Cette étape est fondamentale car elle conditionne la planification de l'examen clinique. Si la dominante nociceptive est majoritaire, l'examen clinique sera davantage orienté vers la recherche d'une source nociceptive non neurale (os, ligament, articulation, muscle...). Si la dominante nociplastique est majoritaire, le praticien essaiera de confirmer son hypothèse en approfondissant l'interrogatoire sur les drapeaux jaunes, bleus et noirs, il pourra aussi faire appel à des questionnaires comme l'inventaire de sensibilisation centrale (CSI) [7] ; l'examen clinique portera peu sur l'examen discriminatif des tissus qui ne sont probablement pas en cause dans le mécanisme douloureux et préférera s'intéresser à la kinésiophobie du patient, cherchant rapidement sa réversibilité. Enfin, si la dominante neuropathique est majoritaire, l'examen clinique se recentrera sur un examen neurologique et neurodynamique précis qui permettra de discriminer une atteinte neuropathique réelle avec perte de fonction et une mécanosensibilité qui relève davantage de la composante nociceptive.

Par choix éditorial, le bilan diagnostique proposé dans la suite de ce chapitre s'inscrit de façon quasi exclusive dans une démarche de bilan adaptée à un mécanisme de production nociceptif.

Drapeaux rouges

Avant de commencer la planification de l'examen clinique, le praticien se doit d'étudier scrupuleusement la présence de drapeaux rouges afin de savoir si le patient est éligible à une approche kinésithérapique ou s'il doit être réorienté vers le prescripteur.

Les drapeaux rouges (*red flags*) sont d'après Goodman et Snyder [8] les caractéristiques issues de l'histoire médicale individuelle du patient et de son examen clinique qui nous amènent à penser qu'ils peuvent être associés à un haut risque de troubles sérieux tels qu'une infection, une inflammation, un cancer ou une fracture.

Le Conseil national de l'ordre des masseurs kinésithérapeutes a édité à ce sujet un document en accès libre [9] qui nous permet de recenser :

- l'ostéosarcome dont :
  - les signes et symptômes sont : une douleur osseuse ou une douleur autour de l'articulation, une douleur persistante ou majorée la nuit, un gonflement, une masse

ou une difformité, une raideur articulaire, une fatigue inhabituelle,
– les facteurs de risque sont : un antécédent de cancer juvénile, les adolescents sont le plus souvent touchés (ostéosarcome et sarcome d'Ewing), un âge supérieur à 60 ans (ostéosarcome), un âge supérieur à 40 ans (chondrosarcome), les localisations communes sont le tibia en proximal et le fémur en distal. La réorientation vers le médecin généraliste est conseillée ;

- le descellement ou l'infection suite à une arthroplastie de genou dont :
  – les signes et symptômes sont :
    – une articulation ou plaie rouge, chaude, gonflée en postopératoire aigu, un malaise généralisé : fièvre, frissons, sueurs nocturnes, la présence de pus, d'écoulements de la cicatrice,
    – des signes de sepsis : température, tachycardie, polypnée,
    – une infection chronique : douleur persistante, parfois descellement amenant à la rupture du montage, une fatigue, l'apparition récente d'une douleur ou d'une raideur du côté de l'arthroplastie, une sensation d'instabilité, de dérobement ;
  – les facteurs de risque sont :
    – pour une opération de prothèse de genou, le descellement a lieu dans 5 % des cas,
    – pour un patient immunosupprimé (diabète, BPCO, polyarthrite rhumatoïde, alcool, usage de drogue par voie intraveineuse), un temps opératoire prolongé. La réorientation vers le médecin généraliste est recommandée en cas de descellement, vers les urgences en cas d'infection de la prothèse ;
- le blocage aigu du genou dont les signes et symptômes sont : l'existence d'un traumatisme, d'une blessure, le blocage du genou en extension, la présence d'un épanchement, une sensibilité à la palpation de l'interligne. La réorientation vers le médecin généraliste doit être immédiate ;
- l'ostéonécrose spontanée du genou dont :
  – les signes et symptômes sont : typiquement une présentation clinique unilatérale médiale, l'apparition soudaine d'une douleur intense, un épanchement, une amplitude articulaire limitée, elle touche plus communément le condyle médial, on retrouve une sensibilité à la palpation de l'interligne, une apparition d'une douleur nocturne et à l'appui ;
  – les facteurs de risque sont : la spontanéité de l'atteinte, les femmes sont plus touchées que les hommes, souvent après 60 ans. Si l'ostéonécrose est secondaire, la nécrose avasculaire est un facteur de risque majeur. La réorientation vers le médecin généraliste doit être immédiate ;
- l'anévrisme de l'artère poplitée dont :
  – les signes et symptômes sont : une masse pulsatile à l'arrière du genou, une pâleur, une douleur, un genou froid, une paralysie, une paresthésie, un pouls pédieux réduit ou absent, des orteils bleus,
  – les facteurs de risque sont : des antécédents de claudications intermittentes, l'association d'autres sites d'anévrisme (poplité, aortique, iliaque), des facteurs de risque vasculaires (tabagisme, hypertension, hypercholestérolémie, athérosclérose), des antécédents personnel ou familial d'anévrisme, plus communément les hommes âgés sont les plus touchés, la présence de pathologies des tissus conjonctifs est aussi à prendre en considération. Une réorientation vers le médecin est recommandée.

L'examen objectif du genou

Florian Forelli, Alexandre Rambaud

Bilan cutané, trophique et vasculaire

Le bilan cutané, trophique et vasculaire du genou en kinésithérapie est une évaluation clinique réalisée par le kinésithérapeute pour comprendre l'état de la peau, de la trophicité tissulaire et de la vascularisation autour du genou. Cette évaluation est importante pour la prise en charge des patients présentant des problèmes musculosquelettiques, postopératoires ou liés à des affections chroniques.

Bilan cutané

Dans cet item, le masseur kinésithérapeute observe l'intégrité cutanée du genou du patient. Ainsi, il va vérifier présence de plaies, cicatrices, ecchymoses, érythèmes ou infections cutanées autour du genou. Il est à noter que seul l'aspect adhérent et inflammatoire de la cicatrice est intéressant car il peut limiter la qualité du mouvement. L'adhérence de la cicatrice est à apprécier aussi bien en extension qu'en flexion maximale afin de repérer d'éventuelle adhérence dans les plans profonds [10,11].

Tableau 5.1. Mesures périmétriques des régions de la cuisse, du genou et de la jambe.

	Membre inférieur gauche	Membre inférieur droit	Différence
15 cm au-dessus de la base de la patella			
10 cm au-dessus de la base de la patella			
5 cm au-dessus de la base de la patella			
Milieu de la patella			
5 cm en dessous de l'apex de la patella			
10 cm en dessous de l'apex de la patella			
15 cm en dessous de l'apex de la patella			

Le kinésithérapeute peut également s'intéresser à la température cutanée et détecter les zones chaudes ou froides qui pourraient indiquer des problèmes de vascularisation et/ou nerveux. C'est souvent dans ce même temps que le thérapeute pourra vérifier la couleur normale de la peau, qui est généralement rose à beige. La présence de rougeurs, de pâleur ou d'autres anomalies doit être notée. De même, la peau sèche peut être un signe de déshydratation ou de problèmes circulatoires. Dans le cas contraire, il est aussi possible de trouver des problèmes de transpiration ou de rétention d'eau [10-12].

Bilan trophique

Ce bilan renvoie souvent à la confusion avec le bilan qualitatif musculaire que nous allons explorer plus tard. En effet, dans ce bilan, nous pourrions renvoyer plutôt à quantifier ce que l'on voit, ce qui est observable. C'est dans ce sens que le masseur kinésithérapeute effectue une mesure de la circonférence à la fin de la comparaison des volumes de la cuisse et du segment jambier entre les membres pour détecter d'éventuels œdèmes, épanchement et/ou amyotrophies (tableau 5.1).

La distinction entre la présence de l'œdème et de l'amyotrophie peut se faire par le test du « pli de peau ». En effet, en présence d'un œdème, l'engorgement des tissus sera tel qu'il sera impossible de prendre le pli de peau. De plus, l'évaluation de l'œdème doit se faire par l'intermédiaire du « signe du godet ».

Le « signe du godet » en kinésithérapie fait référence à une technique d'évaluation utilisée pour détecter un éventuel œdème dans les membres inférieurs, souvent autour du genou ou de la cheville. Cette évaluation peut être réalisée lorsqu'il y a une suspicion d'accumulation anormale de liquide dans les tissus, ce qui peut résulter d'une inflammation, d'une blessure, ou d'autres conditions médicales [13,14].

Le signe du godet est généralement effectué :

1. position du patient : le patient est généralement allongé en position de decubitus de manière à ce que le membre inférieur concerné soit à la même hauteur que le reste du corps ;

2. pression : le kinésithérapeute exerce une pression douce mais ferme avec ses doigts sur la zone suspectée d'œdème, en appuyant légèrement la peau ;

3. formation d'une dépression : si un œdème est présent, la pression exercée sur la peau peut provoquer une dépression locale, semblable à l'apparence d'une empreinte de godet ou de pression. Cela indique que l'excès de liquide est déplacé temporairement sous la pression des doigts ;

4. retour à la normale : lorsque la pression est relâchée, la peau devrait revenir à sa forme initiale. La persistance de la dépression ou une récupération lente peuvent indiquer un œdème.

Le signe du godet peut être utilisé comme l'un des indices dans l'évaluation de l'œdème, mais il ne constitue pas un diagnostic en soi. Si un œdème est suspecté, d'autres évaluations et tests peuvent être nécessaires pour déterminer la cause sous-jacente de l'accumulation de liquide [13,14]. Par exemple, des examens médicaux approfondis, des tests d'imagerie médicale, et la collaboration avec d'autres professionnels de la santé peuvent être nécessaires pour établir un diagnostic précis et élaborer un plan de traitement approprié.

L'épanchement, quant à lui, peut s'évaluer de plusieurs façons mais nous retiendrons les plus communes qui sont le signe du glaçon et le *Stroke Test*.

Le signe du glaçon ou choc patellaire permet noter la présence ou non de liquide à l'intérieur de l'articulation. Si certains auteurs font la distinction entre les deux afin d'apprécier la qualité du liquide, il n'en reste pas moins que ce test ne permet pas d'exclure si un patient présente ou non un épanchement intra-articulaire de genou [15,16]. Perrot le définit comme étant un test réalisé de la même façon que le choc patellaire, à la différence que lors de sa réalisation, on ne retrouve pas de contact entre la trochlée fémorale et la face postérieure de la patella, la dépression élastique est ressentie mais l'effet de la présence importante de liquide dans l'articulation interdit le contact entre la patella et le fémur [17]. La réalisation de ces tests s'effectue de la façon suivante :

1. le sujet est en décubitus dorsal. Le thérapeute comprime d'une main le cul-de-sac sous-quadricipital, et de l'autre presse verticalement le centre de la rotule ;

2. la rotule se mobilise verticalement jusqu'au contact avec la trochlée fémorale puis remonte au relâchement de la pression, comme un glaçon dans l'eau.

> **Remarque**
>
> **Ce test est plutôt sensible aux épanchements importants.**

Le *Stroke Test* a été défini principalement dans le but de quantifier la présence de liquide dans l'articulation du genou et pour établir des paliers de progression en fonction de la réponse inflammatoire du genou [18-20]. Le *Stroke Test* est décrit de la façon suivante (figure 5.1) :

1. le patient est positionné en décubitus avec le genou en extension. L'examinateur débute au niveau de la partie médiale de l'articulation tibiofémorale en réalisant des pressions glissées vers le cul-de-sac suprapatellaire (2-3 fois) dans le but de déplacer l'épanchement dans ce cul-de-sac suprapatellaire ;

2. une fois cette manœuvre effectuée, l'examinateur réalise une pression glissée vers le bas, de la face latérale du cul-de-sac suprapatellaire jusqu'à la ligne tibiofémorale latérale ;

3. si le genou présente un épanchement intra-articulaire, l'examinateur va observer la création d'une vague à la réalisation de la deuxième manœuvre qui apparaîtra au niveau de la ligne articulaire de la face médiale du genou.

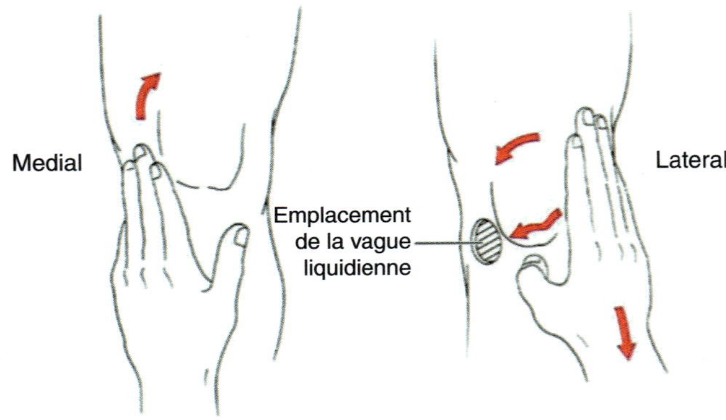

Figure 5.1

Réalisation du *Stroke Test* [20].

Source : d'après Sturgill LP, Snyder-Mackler L, Manal TJ, et al. Interrater reliability of a clinical scale to assess knee joint effusion. J Orthop Sports Phys Ther. 2009;39(12):845-9.

L'avantage de ce test est qu'il permet de quantifier et par conséquent d'adapter la conduite à tenir face au traitement en rééducation du patient, notamment sur le renforcement musculaire ou l'orientation vers le médecin et/ou chirurgien (tableau 5.2) [18-20]. Les règles sont les suivantes :

1. les patients ne doivent pas progresser dans leur programme d'exercices lorsque l'épanchement est supérieur à 1+ ;

2. lorsque les patients ont une cotation à 2+ pendant des périodes prolongées, contactez le chirurgien ;

3. tout changement drastique de 2 grades ou apparition d'épanchement lorsqu'il était absent doit faire diminuer l'activité avec réintroduction progressive de l'activité lorsque cela est possible.

Tableau 5.2. Échelle de graduation de l'épanchement articulaire du genou basé sur l'échelle de Stroke.

Grade	Résultat du *Stroke Test* 1. Éliminer le gonflement de distal à proximal plusieurs fois le long de la face médiale du genou 2. Balayer de proximal à distal sur la face latérale du genou 3. Observer le sulcus médial pour le retour du gonflement
Zéro	Absence d'épanchement
Trace	Une légère vague est aperçue lors de manœuvre avec des petits retours proximaux
1+	Disparition transitoire du gonflement, mais revient avec un balayage latéral
2+	Disparition transitoire du gonflement avec retour immédiat
3+	L'épanchement articulaire est tellement important que la première manœuvre ne permet pas de chasser le liquide articulaire de la partie antéro-médiale de la capsule articulaire

Bilan vasculaire

La palpation des pouls du membre inférieur (fémoral, poplité, tibial antérieur et postérieur) est une technique utilisée par les professionnels de la santé, y compris les kinésithérapeutes, pour évaluer la circulation sanguine dans les jambes. Cela permet de détecter d'éventuels problèmes circulatoires, notamment des obstructions artérielles ou des anomalies vasculaires [21,22]. La palpation des principaux pouls du membre inférieur est généralement effectuée :

- pouls fémoral : le pouls fémoral est palpé dans la région de l'aine, juste en dessous du pli de l'aine et légèrement à l'intérieur de la cuisse. Le kinésithérapeute applique une légère pression avec les doigts pour sentir le pouls fémoral ;
- pouls poplité : le pouls poplité est situé derrière le genou, dans la fosse poplitée. Le kinésithérapeute applique une légère pression avec les doigts dans cette région pour détecter le pouls poplité ;
- pouls tibial postérieur : le pouls tibial postérieur est palpé sur le côté interne de la cheville, juste derrière la cheville. Le kinésithérapeute peut utiliser ses doigts pour appliquer une pression légère à cet endroit ;
- pouls tibial antérieur : le pouls tibial antérieur ou pouls pédieux, ou pouls dorsal du pied est situé sur le dessus du pied, entre le gros orteil et le tendon extenseur du hallux. Le kinésithérapeute peut appliquer une légère pression pour détecter le pouls tibial antérieur ;
- pouls du membre inférieur : la palpation des pouls dans le membre inférieur peut également inclure la vérification des pouls dorsaux du pied, qui sont situés sur le dessus du pied près des orteils. Cela peut aider à évaluer la circulation sanguine dans la partie inférieure du pied. La palpation des pouls du membre inférieur est importante pour détecter toute anomalie de la circulation sanguine, en particulier chez les patients présentant des symptômes tels que des douleurs, des crampes ou des sensations de froid dans les jambes [21,22].

L'évaluation de la capillarité du membre inférieur est également une méthode clinique pour évaluer la perfusion sanguine et la microcirculation cutanée. Cela peut être particulièrement utile dans le bilan du kinésithérapeute pour détecter d'éventuels problèmes de circulation sanguine au niveau du genou.

Généralement, le kinésithérapeute examine la couleur de la peau (voir « Bilan cutané »). Des signes de mauvaise perfusion peuvent inclure une pâleur ou une cyanose. Après avoir pressé légèrement le site choisi pour chasser le sang des capillaires, le thérapeute observe le temps nécessaire pour que la couleur normale revienne au niveau de la zone testée (temps de recoloration capillaire). Le plus souvent, le temps de recoloration normale est de moins de 2 secondes. Un temps plus long peut indiquer des problèmes de circulation.

Ces évaluations aident le kinésithérapeute à élaborer un plan de traitement personnalisé. En cas de problèmes identifiés, le kinésithérapeute peut travailler sur des techniques de mobilisation articulaire, de renforcement musculaire, et recommander des exercices spécifiques pour améliorer la circulation sanguine.

Bilan articulaire du genou

L'évaluation de la mobilité articulaire du genou en kinésithérapie est une etape pour comprendre les limitations de mouvement, les dysfonctions et les éventuelles restrictions qui peuvent affecter la fonction articulaire.

Le masseur kinésithérapeute cherche à mesurer les amplitudes articulaires le plus souvent à l'aide d'un goniomètre. Les amplitudes évaluées sont généralement la flexion/extension et les rotations médiales/latérales. Cependant, les mesures goniométriques peuvent varier d'un évaluateur à l'autre en raison de différences dans la technique de mesure, la palpation des repères anatomiques et l'interprétation des résultats. De ce fait, la précision de la goniométrie peut être affectée par des erreurs de mesure, notamment des erreurs de parallaxe (dues à la position incorrecte du goniomètre), des limitations dans la palpation des repères anatomiques et des erreurs de lecture [23-25].

Par ailleurs, il est également à noter que les limitations de mouvement causées par des contractures musculaires peuvent fausser les résultats de la goniométrie, car la technique mesure la capacité de déplacement articulaire sans toujours différencier les causes musculaires des causes articulaires.

La goniométrie se concentre principalement sur la mesure des amplitudes articulaires et ne fournit pas une évaluation complète de la stabilité articulaire, ce qui est essentiel dans certaines conditions pathologiques, surtout au niveau du genou. Elle est souvent limitée à la mesure des mouvements dans un seul plan, ne prenant pas toujours en compte les mouvements complexes et tridimensionnels des articulations [24].

Les mesures goniométriques reposent sur la coopération du patient, et certaines personnes peuvent avoir du mal à se détendre complètement ou à comprendre les consignes, ce qui peut influencer les résultats.

Si la goniométrie fournit des chiffres sur les amplitudes articulaires, elle ne donne pas d'informations sur la qualité du mouvement, la fluidité, ou d'autres aspects de la fonction articulaire.

Tests patellaires

Selon Cook et al., le déficit de sensibilité des tests pour diagnostiquer un syndrome fémoro-patellaire engendre un diagnostic par exclusion après avoir évalué et exclu d'autres pathologies [26]. Parmi les tests les plus intéressants on retrouve :

Clark's Patella/Patella Grind Test

Douleur rétropatellaire lors de l'élévation contrariée de la patella donne un test positif. Permet de rechercher une souffrance rétro-patellaire. Test peu sensible et peu spécifique.

Test de compression patellaire/signe du rabot

Mobilisation de la patella crânio-caudale en exerçant une compression progressive (figure 5.2). Permet d'évaluer la sensation douloureuse comparativement au côté controlatéral. Test peu sensible et peu spécifique.

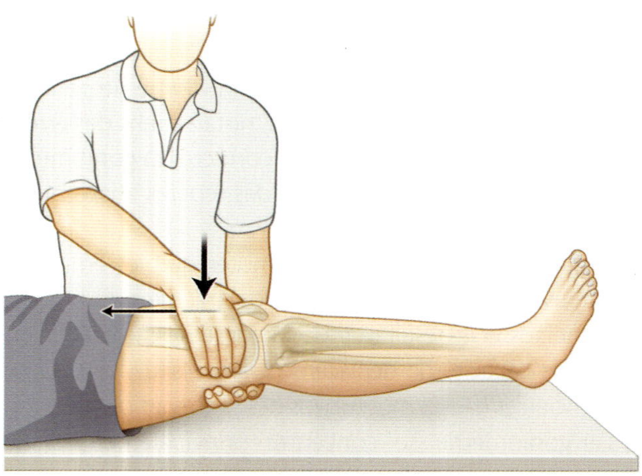

Figure 5.2

Réalisation du test de compression patellaire.

Source : Van Linschoten, Robbart. (2012). Patellofemoral Pain Syndrome and Exercise Therapy. BMC Medical Ethics - BMC MED ETHICS : ISBN : 978-94-6169-207-8

Copyright : © Robbart van Linschoten, 2012.

Test d'appréhension patellaire (Smillie/Fairbank)

Permet de mettre en évidence une instabilité patellaire. Le patient est en décubitus dorsal, genou à 30° de flexion, placer les pouces sur le bord médial de la patella pour exercer une pression latérale. Le test est positif lorsque le patient arrête le thérapeute ou allonge la jambe. Test peu sensible et peu spécifique.

Tests ligamentaires

Il existe une multitude de tests visant à examiner les ligaments du genou (collatéraux et pivot central). L'examen ligamentaire peut être orienté en fonction de l'interrogatoire qui pourra mettre en évidence une atteinte du pivot central. Dans la littérature, on retrouve 5 critères de gravité de l'entorse du genou [27] :

- une sensation de dérobement ;
- une douleur vive, diffuse, après un mouvement forcé ;
- un craquement ;
- une impotence fonctionnelle ;
- un épanchement articulaire.

Si au moins 2 signes sont présents, alors le praticien peut suspecter une atteinte du pivot central et notamment le ligament croisé antérieur (LCA).

Les tests cliniques pourront venir renforcer cette hypothèse. Parmi les plus utilisés et les plus référencés dans la littérature on retrouve le test de Lachman, le tiroir antérieur direct, le *Pivot Shift Test* ou encore le *Lever Sign* [18-30]. Pour chaque test, on pourra mettre en avant sa capacité à inclure et exclure la pathologie (diagnostic différentiel).

Dans sa méta-analyse, Benjaminse et al. ont comparé la précision du test du tiroir antérieur traditionnel, du test de Lachman et du test du *Pivot Shift*. Le test de Lachman semble être le plus précis avec une sensibilité de 85 % et une spécificité de 94 % [31].

Tests du ligament croisé antérieur

Test de Lachman-Trillat

Il évalue le contrôle du tiroir antérieur par le LCA.

Le patient est en décubitus, le genou est en flexion à 20-30°. Le praticien stabilise le fémur avec la main crâniale et empaume le haut du mollet avec l'autre main. Il exerce une pression sur la face postérieure de la jambe pour entraîner le tibia vers l'avant. Le test est positif lorsqu'il y a une translation du tibia vers l'avant avec un arrêt mou. C'est le faisceau antéro-médial qui est mis en tension principalement.

Ce test est un des plus sensibles et spécifiques pour le diagnostic de rupture du LCA.

Pivot Shift Test/Jerk Test/test de McIntosh

Permet de tester l'instabilité rotatoire antéro-latérale du LCA.

Le praticien empaume le talon du patient avec sa main caudale et imprime un mouvement de rotation médiale. L'autre main saisit la jambe à hauteur de la tête fibulaire et amène un mouvement de flexion du genou avec valgus. Le test est positif lorsque l'on peut percevoir un ressaut.

Ce test est peu sensible mais très spécifique.

Signe de Lever

Le patient est placé en décubitus dorsal avec les genoux complètement étendus sur une surface dure telle que la table d'examen. L'examinateur se tient à côté du patient et place un poing fermé sous le tiers proximal du mollet. Cela provoque une légère flexion du genou. Avec son autre main, il applique une force modérée vers le bas sur le tiers distal du quadriceps. Avec cette configuration, la jambe du patient agit comme un levier sur un point d'appui, le poing du clinicien (figure 5.3).

Ce test serait le plus sensible et le plus spécifique des tests du LCA. Cependant il existe peu d'études.

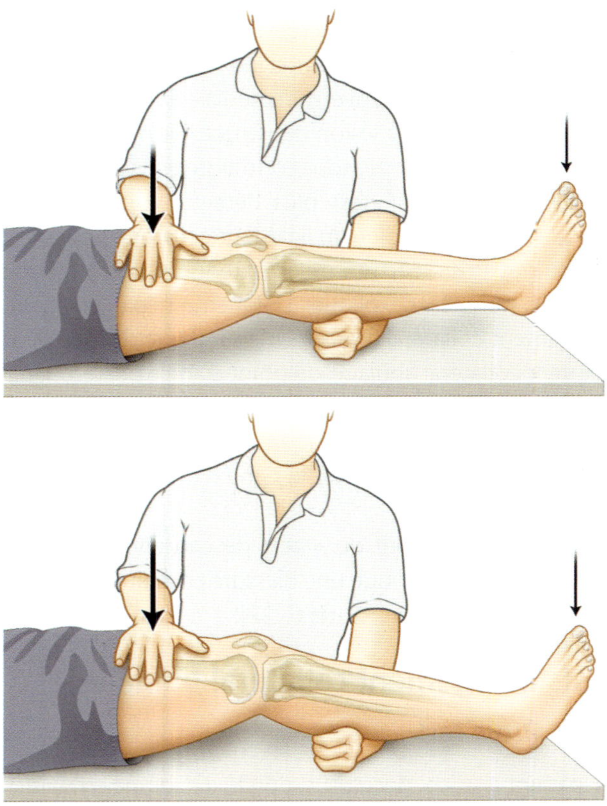

Figure 5.3
Réalisation du *Lever Sign Test*.
Source : d'après https://litfi.com/lelli-test/.

Test du tiroir antérieur

Genou en flexion à 90°, le praticien s'assoit sur le pied du patient pour maintenir la position et saisit le mollet avec ses deux mains, les pouces placés de part et d'autre du ligament patellaire, la pulpe sur l'interligne articulaire. Le praticien exerce une traction sèche sur le tibia et évalue le mouvement de tiroir. Lorsque l'arrêt est mou, le test est positif. Il est important d'avoir évalué le tiroir postérieur et le signe de Sag (ligament croisé postérieur [LCP]) afin de ne pas retrouver de faux positifs.

Ce test est peu sensible en aigu mais beaucoup plus lors de lésions chroniques. Il a une bonne spécificité.

Tests du ligament croisé postérieur

Posterior Sag sign/Step Off Test

Le genou est fléchi à 90° de flexion, si on observe un effacement de la tubérosité tibiale antérieure (TTA), le test est positif. Ce test a une bonne sensibilité et une bonne spécificité.

Quadriceps Active Test/test du tiroir actif

Depuis la position précédente, on demande alors au patient une contraction volontaire du quadriceps pour mettre le genou en extension, cela va réduire la postériorité si le ligament croisé postérieur (LCP) est rompu. Un test positif se produit lorsqu'il y a une réduction tibiale supérieure à 2 mm. Ce test présente une sensibilité comprise entre 54-98 % et une spécificité comprise entre 97-100 % [32-34].

Tiroir postérieur

Genou en flexion à 90°, le praticien s'assoit sur le pied du patient pour maintenir la position et pose ses 2 paumes de mains sur les TTA, les pouces au niveau des interlignes articulaires. Le praticien exerce une pression vers l'arrière.

Le test du tiroir postérieur se réalise avec le genou en flexion à 90° et a pour objectif de dépister la lésion du LCP. Il possède une sensibilité de 90 %, et une spécificité de 99 % [35].

Certains auteurs suggèrent que la réalisation du test du tiroir postérieur peut également se réaliser avec le tibia en rotation médiale ou latérale afin d'orienter vers une blessure ligamentaire supplémentaire [36].

Une translation tibiale postérieure excessive en rotation interne suggère une lésion concomitante du ligament collatéral tibial (LCT) ou du point d'angle postéromédial. Une translation accrue avec rotation latérale peut indiquer la présence d'une lésion du ligament collatéral fibulaire (LCF) ou du point d'angle posterolatéral [36].

Lors de la réalisation du test du tiroir postérieur, l'examinateur doit au préalable ramener le tibia en position neutre afin de réduire la translation postérieure occasionnée par la mise en flexion du genou à 90° (figure 5.4).

Test du step off tibial

Le test du « *step off* tibial » ou d'affaissement postérieur est réalisé avec le patient en décubitus dorsal et la hanche fléchie à 45°, et le genou fléchi à 90°. Dans cette position, le patient est encouragé à détendre les muscles du membre

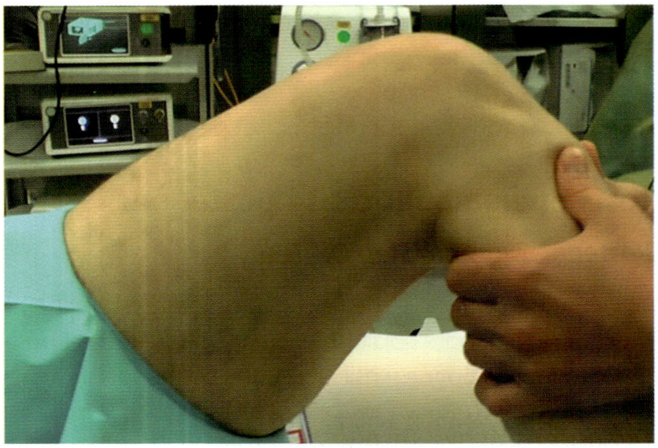

Figure 5.4

Réalisation du test du tiroir postérieur.
Temps 1 : translation antérieure, temps 2 : translation postérieure.
Source : Photo Florian Forelli d'après Schüttler KF, Ziring E, Ruchholtz S, et al. Verletzungen des hinteren kreuzbands. Unfallchirurg. 2017;120(1):55-68.

inférieur tandis que le clinicien maintient l'alignement du plan sagittal des jambes. L'examinateur observe l'affaissement postérieur du tibia sur le fémur en présence d'une lésion du LCP. Ce test possède une sensibilité de 70 % et une spécificité de 100 % [32,34].

Godfrey Test

Le test de Godfrey s'effectue à une position de 90° de flexion de la hanche et 90° flexion du genou. Le clinicien soutient les jambes dans cette position, le patient est invité à détendre complètement la musculature des membres inférieurs et la position du tibia des deux extrémités est évaluée d'une vue latérale. Lors d'une lésion du LCP, la gravité fait reposer le tibia en position postérieure subluxée, ce qui réduit la tubérosité tibiale antérieure.

Whipple Test

Pour ce test, le patient est couché et le genou fléchi à environ 70°. L'examinateur saisit la partie distale du tibia d'une main pour le soutenir et applique une force dirigée vers l'arrière en poussant sur la tubérosité tibiale antérieure de l'autre main. Cependant, peu de valeurs de sensibilité ou de spécificité ont été rapportées dans la littérature [37].

Reverse Pivot Shift

Lors de ce test, le patient est couché sur le dos, le genou fléchi à 90°. L'examinateur saisit la partie distale du tibia du patient d'une main et la partie proximale du tibia de l'autre main. Une contrainte de valgus et de rotation latérale sont appliquées tout en étendant passivement le genou du patient.

S'il est positif, un « décalage » ou *clunk* se produira à environ 20-30° de flexion du genou.

Ceci est le résultat du plateau tibial latéral postérieur subluxé se relocalisant antérieurement sous l'action de la bande iliotibiale. Néanmoins, ce test possède une sensibilité de 26 % et une spécificité de 59 % [35].

Lors de l'examen physique, une attention particulière doit être portée aux éventuelles lésions multiligamentaires ou instabilités périphériques [38]. La suspicion clinique d'instabilité périphérique associée doit être éveillée par la déclaration anamnestique du patient d'un sentiment subjectif d'instabilité.

Au cours de l'examen clinique, l'augmentation de la rotation latérale dans le « test de cadran » peut donner un réelle indication sur les lésions ligamentaires associées [32]. L'ouverture latérale accrue sous contrainte de varus indiquent la lésion qui accompagne les structures latérales et l'augmentation de l'ouverture médiale et de la contrainte en valgus indiquent la lésion des structures médiales [32].

Une ouverture accrue sous contrainte en varus et flexion de genou à 30°, qui n'est plus détectable en extension, indique une lésion isolée du ligament collatéral fibulaire.

Une ouverture persistante en extension sous contrainte de varus ne peut s'expliquer uniquement par une lésion du ligament collatéral fibulaire, mais indique des lésions du ligament collatéral fibulaire, du point d'angle postéro-latéral et des ligaments croisés antérieur et/ou postérieur.

L'augmentation de la rotation latérale dans le « test du cadran » en flexion à 30° est le signe d'une lésion du point d'angle postérolatéral.

Si le résultat positif du « test de cadran » persiste en flexion à 90°, cela indique une blessure combinée du LCP et du point d'angle postérolatéral [32].

Tests du ligament collatéral fibulaire

Varus Stress Test

Le patient est en décubitus dorsal. Le praticien saisit la jambe au-dessus de la cheville avec sa main caudale, et la cuisse au-dessus du genou sur la face médiale par sa main crâniale. Il exerce alors un mouvement d'abduction de la jambe. Ce test est évalué à 0 et 30° de flexion du genou.

En cas de douleur ou de laxité importante comparativement au côté sain, le test est positif.

Ce test est peu sensible.

Tests du ligament collatéral tibial

Valgus Stress Test

Le patient est en décubitus dorsal. Le praticien saisit la jambe au-dessus de la cheville avec sa main caudale, et réalise un

Tableau 5.3. Fiabilité du stress valgus test sur la douleur et laxité.

Mouvement de stress de l'articulation fémoro-tibiale en valgus à 30° engendrant une douleur [28]			
		Sensibilité = 78 %	Spécificité = 67 %
RV+	2,36	Faible. Autres tests nécessaires	Si le test provoque une douleur, d'autres tests sont nécessaires pour affiner le diagnostic de lésion du LCT
RV–	0,33	Faible. Autres tests nécessaires	Même s'il n'y a pas de douleur provoquée, d'autres tests sont nécessaires pour écarter la lésion du LCT
Mouvement de stress de l'articulation fémoro-tibiale en valgus à 30° engendrant une laxité en comparaison avec le côté controlatéral [28]			
Normal : entre 1 et 2 mm ; subnormal : entre 3 et 5 mm ; anormal : entre 6 et 10 mm ; très anormal : > 10 mm			
		Sensibilité = 91 %	Spécificité = 49 %
RV+	1,78	Sans utilité pour le diagnostic	D'autres tests sont nécessaires pour affiner le diagnostic de lésion du LCT
RV–	0,18	Assez Bonne	S'il n'y a pas de laxité plus importante que le côté controlatéral, la lésion du LCT peut être écartée

LCT : ligament collatéral tibial.

Source : d'après Logerstedt DS, Scalzitti D, Risberg MA, et al. Knee Stability and Movement Coordination Impairments : Knee Ligament Sprain Revision 2017. J Orthop Sports Phys Ther. 2017 Nov;47(11):A1-A47. doi: 10.2519/jospt.2017.0303. PMID : 29089004.

contre-appui au-dessus du genou avec l'autre main. Il amène le tibia en rotation latérale et exerce une force en abduction de la jambe avec la main caudale pour tester le valgus du genou. On réalise une évaluation à 0 et 30° de flexion.

En cas de douleur ou de laxité importante comparativement au côté sain, le test est positif.

Ce test a une bonne sensibilité (tableau 5.3).

Le diagnostic se fera également grâce à une douleur provoquée ou une laxité plus importante retrouvée lors d'un mouvement de stress de l'articulation fémoro-tibiale en valgus en extension complète du genou et entre 20 et 30° de flexion du genou pour le LCT [39].

Si le patient présente une hyperextension, l'examen du ligament poplité oblique se fera en hyperextension de genou [39,40].

Tests méniscaux [41-43]

*Palpation méniscale antérieure/*Joint Line Tenderness Test

Le genou fléchi, le praticien amène une rotation tibiale médiale pour palper au niveau de l'interligne médiale le bord antérieur du ménisque médial et une rotation tibiale latérale pour palper au niveau de l'interligne latérale le bord antérieur du ménisque latéral. (Pour rappel, les ménisques vont suivre les mouvements condylaires fémoraux.)

Ce test a une sensibilité et une spécificité moyennes.

Test de McMurray

Le patient est en décubitus dorsal. Le genou est tout d'abord placé en flexion complète. Le praticien saisit le talon et amène le tibia en rotation médiale (pour tester le ménisque latéral) et en rotation latérale (pour tester le ménisque médial), puis il allonge la jambe en exerçant un contre-appui au niveau du genou afin d'exercer une force en valgus. On répète la manœuvre plusieurs fois afin de repérer les amplitudes de flexion ou d'extension douloureuses.

Le test est considéré positif en cas de ressaut, blocage ou douleur.

Ce test est peu sensible mais possède une bonne spécificité.

Test d'Apley

Le patient est en décubitus ventral. Le praticien saisit la cheville et amène le genou à 90°de flexion. Le premier temps du test : manœuvre en distraction, le praticien exerce une traction axiale et des rotations médiales et latérales. Puis dans un deuxième temps : manœuvre en compression, le praticien exerce une pression axiale sur la jambe et des rotations médiales ou latérales.

On recherche une diminution des amplitudes ou une augmentation de la douleur entre le premier et le deuxième temps.

Ce test à une faible sensibilité et une faible spécificité.

Test de Thessaly

Le patient se tient debout sur une jambe face au praticien, afin d'être maintenu. Le patient fléchit le genou à 20° et réalise 3 rotations du genou de chaque côté. On évalue d'abord le côté sain avant de tester le côté pathologique.

Tableau 5.4. Cluster d'inclusion et d'exclusion des pathologies méniscales non traumatiques.

Clusters d'inclusion	
Cluster 1	Apparition progressive de la douleur Localisation isolée de la douleur médiale du genou Douleur légère à sévère lors de la rotation du genou lors d'activités ou de sports
Cluster 2	Apparition progressive de la douleur Localisation isolée de la douleur médiale du genou Pas de valgus du genou ni de désalignement en varus OU Flexion passive complète du genou
Clusters d'exclusion	
Cluster 1	Apparition progressive de la douleur Localisation isolée de la douleur antérieure ou postérieure du genou
Cluster 2	Apparition progressive de la douleur Pas de localisation médiale isolée de la douleur Douleur intense ou extrême en montant ou en descendant les escaliers OU Flexion passive du genou restreinte
Cluster 3	Douleur d'origine traumatique

Source : d'après Décary S, Fallaha M, Frémont P, et al. Diagnostic validity of combining history elements and physical examination tests for traumatic and degenerative symptomatic meniscal tears. PM R. 2018;10(5):472-82.

Le test est positif si le patient décrit une douleur au niveau de l'interligne articulaire.

La sensibilité et la spécificité de ce test sont moyennes.

La fiabilité des tests méniscaux reste discutable sur le plan clinique. C'est pourquoi Décary et al. proposent des clusters d'inclusion et d'exclusion qui semblent beaucoup plus pertinents dans l'aide à la décision chez les thérapeutes (tableau 5.4) [44].

Bilan musculaire du genou

Le bilan musculaire du genou en kinésithérapie est une évaluation systématique des muscles périarticulaires d'un individu afin de déterminer leur fonctionnement global à travers une approche qualitative et quantitative. Ce bilan est essentiel pour établir un diagnostic précis, concevoir un plan de traitement adapté et suivre l'évolution du patient au fil du temps.

Force musculaire

Le kinésithérapeute évalue la force musculaire en utilisant des tests spécifiques pour chaque groupe musculaire. L'articulation du genou reste une articulation intermédiaire et possède une proximité particulière avec les muscles du complexe pied-cheville et hanche-bassin. C'est pourquoi une évaluation de la force musculaire du genou doit inclure une évaluation systémique du membre inférieur. Cette évaluation quantitative doit cibler, au minimum, les muscles intrinsèques et extrinsèques du pied, le triceps sural, le quadriceps, les ischio-jambiers, le moyen et grand fessier. L'évaluation de la force musculaire peut inclure des tests manuels où le thérapeute applique une résistance tandis que le patient effectue un mouvement spécifique, ou l'utilisation d'instruments de mesure de la force musculaire.

Ainsi lors d'un *testing* manuel de résistance au niveau du genou, le kinésithérapeute applique une résistance manuelle pendant que le patient effectue un mouvement spécifique contre cette résistance. Le *testing* des muscles susmentionnés peut se faire par l'intermédiaire d'un *Break Test* ou la mise en place d'un dynamomètre manuel. Cela permet d'évaluer la force musculaire dans des directions spécifiques et de détecter d'éventuelles faiblesses [45]. Les positions peuvent varier en fonction des muscles testés et des pathologies. En effet, lors d'une reconstruction du ligament croisé antérieur ou postérieur, par exemple, la protection du transplant doit être assurée par l'examinateur. Il est donc parfois conseillé de placer le genou à 60 ou 90° de flexion pour examiner le quadriceps et les ischio-jambiers, la résistance se situant à deux travers de doigt au-dessus de la malléole externe [45,46]. Si ces tests donnent un aspect global de la force mais surtout de la symétrie par rapport au côté opposé, ils ne peuvent apporter une analyse qualitative de la force musculaire.

C'est pourquoi le *testing* isocinétique reste une approche intéressante dans l'évaluation musculaire de la force du genou (figure 5.5). Cette méthode utilise un dynamomètre isocinétique pour mesurer la force musculaire à une vitesse constante pendant un mouvement articulaire spécifique. À ce jour, il n'existe malheureusement aucun consensus ni méthode validée pour l'évaluation du genou. Cependant, il existe des normes qualitatives qui permettent à l'évaluateur de pouvoir déterminer les qualités intrinsèques du patient. Ainsi, on peut considérer qu'un individu est fort s'il possède une force développée du quadriceps équivalente à 2,5 $Nm.kg^{-1}$ et des ischio-jambiers à 1,75 $Nm.kg^{-1}$ [47,48]. Van Melick et al. ont récemment mis en lumière des normes en fonction des âges, des sports, du niveau d'intensité et des genres qui permettent aux kinésithérapeutes de pouvoir encore approfondir cet aspect qualitatif [49].

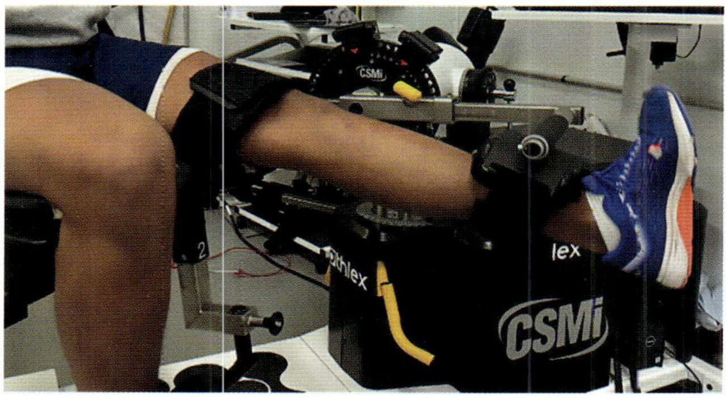

Figure 5.5
Réalisation d'une évaluation isocinétique du genou.

La dynamométrie manuelle ou le *Break Test* reste à privilégier pour l'évaluation du moyen ou grand fessier. Pour le moyen fessier, le patient est souvent installé en décubitus latéral avec la jambe à tester sus-jacente. L'examinateur applique une résistance placée à 2 travers de doigt au-dessus du condyle latéral du fémur ou de la malléole externe de la cheville et oppose une résistance à l'abduction sans rotation de hanche. Concernant l'extension de hanche, le patient est installé en décubitus ventral avec la jambe à tester homolatérale au praticien. L'examinateur applique une résistance placée à 2 travers de doigt au-dessus du creux poplité ou du calcanéus et oppose une résistance à l'extension sans flexion de genou [45,50,51].

Si la dynamométrie manuelle semble intéressante pour les muscles sus-jacents à l'articulation du genou, elle n'en reste pas moins limitée pour les muscles sous-jacents. Ainsi pour le triceps sural, l'utilisation du *Heel Raise Test* semble plus appropriée. En effet, il permet d'évaluer les propriétés musculotendineuses du mollet, incluant des aspects d'endurance, de force, de fatigue, de fonction ou encore de performance musculaire. Les résultats obtenus permettent d'une part de détecter des déficits musculotendineux du mollet, notamment du triceps sural (soléaire, gastrocnémien médial et gastrocnémien latéral). Les valeurs normales sont de l'ordre de 30 ± 10 répétitions, avec une grande dispersion. Il n'y a pas de différences entre sujets féminins et masculins. Le test est terminé si le sujet dévie de la position, pousse l'examinateur, fléchit le genou, ou diminue de plus de 50 % l'amplitude d'élévation du talon. Un sujet ne pouvant faire 25 répétitions est considéré comme déficient [52].

Des échelles d'évaluation musculaire standardisées existent. L'une des plus connues d'entre elles est l'échelle de force musculaire manuelle (MRC) qui attribue des notes numériques à la force musculaire en fonction de la capacité du patient à effectuer des mouvements spécifiques contre la résistance. Les échelles d'évaluation musculaire en kinésithérapie sont des outils couramment utilisés pour quantifier la force musculaire d'un individu. Cependant, comme tout instrument de mesure, ces échelles présentent des avantages et des limites.

Les échelles d'évaluation musculaire sont souvent simples à administrer, ne nécessitant généralement que des compétences minimales de la part du praticien. Cela les rend accessibles et utilisables dans divers contextes cliniques. Elles peuvent fournir une évaluation relativement rapide de la force musculaire, ce qui peut être précieux dans un environnement clinique où le temps est limité. Les échelles d'évaluation musculaire fournissent une méthode standardisée pour communiquer la force musculaire d'un patient, ce qui peut faciliter la collaboration entre différents professionnels de la santé.

Néanmoins, l'évaluation musculaire à l'aide d'échelles est souvent subjective, dépendant de l'interprétation du praticien. Cela peut entraîner une variabilité interprétative entre différents évaluateurs. En effet, les échelles d'évaluation musculaire peuvent manquer de sensibilité pour détecter de petites variations de force musculaire, en particulier chez les patients présentant des niveaux de force proches du normal. De même, elles peuvent manquer de spécificité pour évaluer certains groupes musculaires de manière isolée, ce qui peut être important dans ces contextes cliniques spécifiques. On notera également que des facteurs tels que la fatigue du patient, la douleur, ou même la motivation peuvent influencer les résultats des évaluations musculaires, introduisant un biais potentiel [53,54].

Les échelles standard peuvent ne pas être adaptées à toutes les populations, en particulier celles avec des pathologies complexes ou des déficits neurologiques sévères. Bien que l'évaluation de la force musculaire soit importante, elle ne reflète pas toujours la capacité d'un individu à effectuer des activités fonctionnelles complexes dans la vie quotidienne.

En dépit de ces limitations, les échelles d'évaluation musculaire restent des outils utiles dans la pratique clinique, en particulier pour établir une mesure de référence, suivre l'évolution d'un patient au fil du temps et guider le processus décisionnel en kinésithérapie. Cependant, il est essentiel que les praticiens reconnaissent les limites de ces échelles et les utilisent judicieusement en combinaison avec d'autres méthodes d'évaluation musculaire et fonctionnelle.

L'évaluation de la force musculaire doit être réalisée de manière complète et individualisée, en tenant compte des particularités anatomiques et physiologiques du patient. Elle sert de base pour établir des objectifs de traitement et concevoir des exercices de renforcement adaptés afin d'améliorer la force musculaire et la fonctionnalité.

Extensibilité musculaire

L'évaluation de l'extensibilité en kinésithérapie est une composante importante du bilan musculaire, permettant au kinésithérapeute de comprendre la souplesse musculaire et articulaire d'un patient. Il existe plusieurs méthodes couramment utilisées pour évaluer l'extensibilité.

Généralement, ces tests impliquent l'étirement passif d'un muscle spécifique pour évaluer sa longueur. Les tests de longueur musculaire peuvent être effectués pour différents groupes musculaires, tels que les ischio-jambiers, les quadriceps, les muscles du mollet, les adducteurs/abducteurs de la hanche et les muscles fléchisseurs et extenseurs de hanche.

L'évaluation de l'extensibilité permet au kinésithérapeute de détecter d'éventuels déséquilibres musculaires, restrictions articulaires ou raccourcissements musculaires qui pourraient contribuer à des problèmes de mobilité. En fonction des résultats, le plan de traitement peut inclure des techniques d'étirement, des exercices d'assouplissement, et d'autres interventions visant à améliorer la souplesse musculaire et articulaire. Il semble important de se focaliser sur le quadriceps, les ischio-jambiers et le triceps sural [55].

Test d'extensibilité du quadriceps (test de Thomas modifié) [56,57]

Le patient est invité à s'allonger en décubitus dorsal, avec les jambes se prolongeant au-delà du bord de la table. Les deux jambes du patient sont initialement fléchies vers la poitrine, les genoux touchant le thorax. Une jambe est lentement abaissée jusqu'à ce que le genou atteigne la table. L'autre jambe reste fléchie contre la poitrine. L'observateur note la position du genou de la jambe abaissée par rapport à la table et observe si le genou touche complètement la table ou s'il y a une élévation. Si le genou reste élevé, cela indique une limitation de l'extensibilité du quadriceps.

Si le genou touche complètement la table, la souplesse du quadriceps est considérée comme normale. Si le genou reste élevé, cela suggère une limitation de l'extensibilité du quadriceps.

Test d'angle poplité pour les ischio-jambiers [58]

Le patient est allongé en décubitus dorsal sur une table de traitement, avec les jambes se prolongeant au-delà du bord de la table. Le praticien fléchit une jambe du patient au niveau du genou, amenant le talon vers les fesses. Le praticien mesure l'angle formé entre la jambe fléchie et la table à l'aide d'un goniomètre. Le point zéro du goniomètre est placé sur la face antérieure de la cuisse, aligné avec le fémur, et le bras mobile est aligné avec la face antérieure de la jambe. L'observateur note l'angle formé par la jambe fléchie par rapport à la table. Cet angle est l'angle poplité.

Un angle poplité plus grand indique une meilleure extensibilité des ischio-jambiers tandis qu'un angle poplité plus petit indique une limitation de l'extensibilité des ischio-jambiers.

Test d'extensibilité du triceps sural [59,60]

Le patient est allongé en décubitus dorsal sur une table de traitement, avec les jambes se prolongeant au-delà du bord de la table. Le praticien fléchit une jambe du patient au niveau de la hanche et du genou, de manière à ce que la cheville soit en position neutre (90°) par rapport à la jambe. Le praticien maintient le talon dans une position neutre (90°) et effectue une flexion dorsale du pied en le tirant doucement vers lui.

L'observateur mesure l'angle formé par la jambe et le dessus du pied à l'aide d'un goniomètre. Le point zéro du goniomètre est placé sur la face antérieure de la jambe, aligné avec le tibia, et le bras mobile est aligné avec le dessus du pied. L'observateur note l'angle formé par la jambe et le dessus du pied. Cet angle représente l'angle d'extensibilité du triceps sural.

Un angle d'extensibilité plus petit indique une meilleure souplesse du triceps sural tandis qu'un angle d'extensibilité plus grand indique une limitation de la souplesse du triceps sural.

Réflexes ostéotendineux

L'évaluation des réflexes ostéotendineux du genou est une partie intégrante de l'examen musculosquelettique en kinésithérapie et elle peut être complémentaire à d'autres tests et évaluations cliniques. Ces réflexes fournissent des informations sur l'état du système nerveux et peuvent être utiles pour identifier d'éventuelles anomalies neurologiques ou musculaires [61-63].

Réflexe rotulien (réflexe patellaire)

Le patient est assis ou allongé de manière décontractée avec le genou légèrement plié. Le praticien utilise un marteau à réflexe pour frapper doucement le tendon patellaire, situé juste en dessous de la rotule. La contraction rapide et involontaire du muscle quadriceps en réponse à la percussion.

Réflexe achilléen (réflexe du tendon d'Achille)

Le patient est assis ou allongé, le pied suspendu dans le vide. Le praticien utilise un marteau à réflexe pour frapper le tendon d'Achille, situé à l'arrière du talon. La contraction rapide et involontaire du muscle triceps sural (gastrocnémien et soléaire) en réponse à la percussion.

Réflexe des muscles ischio-jambiers

Le patient est en position allongée avec la jambe étendue. Le praticien exerce une légère résistance sur le tendon du muscle biceps fémoral, situé à l'arrière de la cuisse, tout en étirant le muscle. Une contraction du muscle biceps fémoral apparaît en réponse à l'étirement.

L'évaluation de ces réflexes peut aider à détecter des signes de dysfonctionnement du système nerveux ou de déséquilibres musculaires autour du genou. Des réponses exagérées, diminuées ou absentes peuvent indiquer des problèmes neurologiques ou musculaires spécifiques. Il est important de noter que l'interprétation des réflexes doit être effectuée en conjonction avec d'autres informations cliniques et ne doit pas être utilisée seule pour établir un diagnostic.

Contractilité musculaire

Les capacités de contractilité, notamment du quadriceps sont à évaluer avec la plus grande importance. La capacité de verrouillage minimal et adéquat du genou doit être évaluée (tableau 5.5) tout en recherchant des processus plus complexes. En effet, après un traumatisme, une opération, un phénomène douloureux, les capacités d'activation du quadriceps peuvent être altérées et par conséquent venir engendrer des contraintes délétères sur le genou [64]. Cette inhibition musculaire arthrogène (AMI) doit être dépistée et traitée le plus précocement possible afin d'éviter toute sorte de complications [65]. L'AMI est un processus neurologique séquentiel et cumulatif qui conduit à des déficiences cliniques complexes. Les patients subissent des changements dans les informations afférentes provenant de l'articulation. Cela est dû à l'inhibition musculaire d'origine spinale, mais aussi corticale. Il en résulte des déficiences somatosensorielles, des compensations neuroplastiques dans les centres cérébraux supérieurs et une diminution de la commande motrice vers le muscle interagissant avec l'articulation [66]. D'autres aspects de la fonction clinique, comme la structure musculaire et les réponses psychologiques aux blessures, sont également altérés et influencés par l'inhibition musculaire. La suppression ou la réduction de l'AMI doit être au centre des programmes de réadaptation pour aider à l'optimisation de la récupération après une blessure ou une chirurgie au niveau du genou.

Tableau 5.5. Cotation en 5 grades de Rachet.

Grades	Observations
1	Contraction visible
2	Ascension patellaire complète (2 moins : limitée)
3	Extension de jambe avec flexum actif
4	Extension de jambe avec extension totale
5	Globulisation de qualité avec muscle dur

Source : d'après Recommandations Haute Autorité de Santé (HAS) sur le Ligament Croisé Antérieur 2008. www.has-sante.fr/upload/docs/application/pdf/2008-07/lesions_meniscales_et_du_ligament_croise_anterieur_-_recommandations.pdf.

Il semble donc important de définir si l'AMI est présente ou non, et il est très important de suivre la progression de l'activité volontaire musculaire, principalement du quadriceps, grâce aux stratégies thérapeutiques établies par le kinésithérapeute. De manière pratique, nous pouvons donc retrouver des patients avec déficit d'extension active du genou causé par le déficit d'activation du vaste médial, mais aussi une hypertonie réflexe des ischio-jambiers. Norte et al. ajoutent à ces caractéristiques cliniques citées précédemment la douleur, l'épanchement intra-articulaire et l'inflammation [67]. Lepley et Lepley soulignent l'importance de l'immobilisation dans les changements neuroplastiques du cortex moteur [68].

Il sera également intéressant de pouvoir objectiver les déficiences somatosensorielles en demandant au patient le ressenti d'une contraction du quadriceps comparativement au côté opposé.

Une classification permettant le dépistage de l'AMI a été proposée (tableau 5.6), permettant une meilleure prise en charge thérapeutique.

Bilan fonctionnel

L'évaluation fonctionnelle du genou en kinésithérapie est une étape essentielle pour comprendre les capacités et les limitations d'un patient souffrant de problèmes au niveau du genou. Dans cette partie, nous aborderons l'évaluation de la marche, de l'équilibre et des activités de la vie quotidienne.

Tableau 5.6. Échelle de graduation de l'*Arthogenic Muscle Inhibition* selon Sonnery-Cottet et al. [67].

Grades	Résultats
Grade 0	Contraction normale du vaste médial oblique
Grade 1	Inhibition du vaste médial oblique sans déficit d'extension active
Grade 1a	Échec d'activation réversible en quelques minutes après le début d'un exercice d'extension active assistée simple
Grade 1b	Réfractaire aux exercices d'extension active assistée simple, nécessitant des programmes de rééducation plus longs et spécifiques
Grade 2	Inhibition du vaste médial oblique associé à un déficit d'extension active dû à une contracture des ischio-jambiers
Grade 2a	Échec d'activation et perte de mouvement dans les quelques minutes suivant la fatigue des ischio-jambiers et le début d'exercices simples d'extension active assistée
Grade 2b	Réfractaire à la fatigue des ischio-jambiers et/ou des exercices simples d'extension active assistée donc nécessité d'une rééducation plus longue et spécifique
Grade 3	Déficit d'extension passive chronique par rétraction capsulaire postérieure Arthrolyse postérieure extensive obligatoire avec programme spécifique de rééducation préopératoire et postopératoire

Source : d'après Sonnery-Cottet B, Hopper GP, Gousopoulos L, et al. arthrogenic muscle inhibition following knee injury or surgery : pathophysiology, classification, and treatment. Video J Sports Med. 2022;2(3):263502542210862.

Évaluation de la marche

L'évaluation de la marche en kinésithérapie, également appelée analyse de la marche ou démarche, est une étape cruciale dans l'évaluation fonctionnelle d'un patient. Elle permet au kinésithérapeute de comprendre comment le patient se déplace et d'identifier d'éventuels problèmes ou dysfonctionnements [69-71].

Le kinésithérapeute commence par observer la marche du patient dans un environnement naturel, souvent en allant de l'avant, de côté et en tournant. L'observation initiale peut révéler des anomalies évidentes telles que des boiteries, des asymétries, des difficultés à démarrer ou à s'arrêter, etc.

L'analyse débute souvent en observant la posture du patient au repos, y compris la position des pieds, des genoux, des hanches et du tronc. L'observation de la manière dont le pied entre en contact avec le sol. Cela peut révéler des anomalies dans la manière dont le pied s'adapte au sol.

Le kinésithérapeute observe la période où le pied est complètement en contact avec le sol, évaluant la stabilité et la répartition du poids et la manière dont le pied quitte le sol, évaluant la force et la coordination des muscles impliqués [69,70].

La longueur des pas et la cadence sont également des paramètres pertinents dans l'évaluation de la marche. Le thérapeute mesure la longueur des pas et du nombre de pas par minute (cadence), ce qui peut fournir des informations sur la vitesse de marche et la coordination [71].

L'analyse des membres inférieurs et l'observation des mouvements des hanches, des genoux et des chevilles pendant la marche pour identifier d'éventuelles asymétries, limitations de mouvement ou compensations sont également à noter tout comme la coordination des bras et du tronc pendant la marche, car ces éléments contribuent à l'équilibre et à la stabilité [70,71].

Enfin, des tests spécifiques peuvent être ajoutés en fonction des besoins du patient, tels que des tests de virage, de montée ou de descente d'escaliers, ou d'autres activités liées à la vie quotidienne.

L'évaluation de la marche permet au kinésithérapeute de cibler des domaines spécifiques nécessitant une intervention, que ce soit par le biais d'exercices, de techniques de rééducation, d'ajustements biomécaniques, ou d'autres stratégies visant à améliorer la qualité de la marche du patient. C'est un outil précieux pour la prise de décisions cliniques et la personnalisation du plan de traitement.

Évaluation de l'équilibre et de la proprioception

L'évaluation de l'équilibre en kinésithérapie est une étape importante pour comprendre les capacités du patient à maintenir une posture stable et à effectuer des mouvements en toute sécurité.

Une évaluation morphostatique peut être entreprise afin d'observer la posture du patient en position debout, y compris la position des pieds, la répartition du poids, et l'alignement du corps. Des anomalies évidentes peuvent être notées.

Nous pouvons également évaluer la capacité du patient à effectuer des déplacements simples tels que la marche en ligne droite, le talon-pointe, la marche en tandem (un pied devant l'autre), et la marche sur les talons ou les orteils.

L'évaluation unipodale constitue un moment important du bilan fonctionnel. Le patient est invité à se tenir en équilibre sur un seul pied, en alternant entre les deux pieds entre 4 à 6 secondes sur chaque. Il sera important de noter les désalignements biomécaniques que le patient peut subir et notamment les compensations au niveau du bassin et de l'épaule qui pourraient traduire un manque de force des abducteurs de hanche (moyen fessier et fibre superficielle du grand fessier) ou des muscles du tronc [72].

Le test de Romberg constitue une approche intéressante dans la capacité à évaluer la dépendance visuelle du patient [73-77]. En effet, la littérature montre un phénomène de neuroplasticité dans les pathologies du genou. Il semble que la vision semble compenser l'aspect somatosensoriel [48,64]. C'est pourquoi l'évaluation de la dépendance visuelle constitue une approche innovante et intéressante qu'il faudra intégrer par la suite à son plan de traitement. Ainsi, le test se déroule en 2 étapes :

- les yeux ouverts :
  - le patient est invité à se tenir debout les pieds joints, les bras le long du corps,
  - les yeux restent ouverts pendant cette phase du test,
  - le kinésithérapeute observe la stabilité posturale du patient et note tout mouvement excessif, déséquilibre ou difficulté à maintenir la position ;
- les yeux fermés :
  - après la première phase, le patient est invité à fermer les yeux tout en maintenant la position debout,
  - la privation visuelle met davantage l'accent sur les informations provenant du système proprioceptif, qui est responsable de la perception de la position du corps dans l'espace,
  - le kinésithérapeute observe à nouveau la stabilité posturale, notant tout déséquilibre ou oscillation accrue.

L'objectif de ce test est d'évaluer la capacité du système nerveux à intégrer les informations sensorielles (visuelles, proprioceptives et vestibulaires) pour maintenir l'équilibre [78]. Si le patient présente une instabilité accrue avec les yeux fermés par rapport à la condition les yeux ouverts, cela peut indiquer des problèmes dans la capacité du système proprioceptif à compenser l'absence d'informations visuelles.

L'évaluation de la proprioception du genou permet d'évaluer la capacité du patient à percevoir la position et le mouvement de son genou dans l'espace. La proprioception est le sens qui informe le système nerveux sur la position relative des parties du corps les unes par rapport aux autres.

Le test de la position articulaire est très communément utilisé. Le patient est généralement assis ou allongé, et son genou est placé dans différentes positions. Le kinésithérapeute demande ensuite au patient de décrire la position de son genou sans le regarder. Ce test évalue la capacité du patient à percevoir la position précise de son genou [79,80].

Dans le même esprit, on retrouve le test de détection du mouvement. Le patient est invité à fermer les yeux et à signaler quand il ressent un mouvement passif du genou effectué par le kinésithérapeute. Cela évalue la capacité du patient à détecter et à reconnaître les changements de position de son genou sans avoir besoin de la vision [79,80].

Le test de reproduction d'angle est aussi intéressant dans l'évaluation de la proprioception du patient. Le kinésithérapeute déplace passivement le genou du patient dans une position spécifique. Le patient doit ensuite essayer de reproduire cette position sans regarder son genou. Cela teste la capacité du patient à mémoriser et à reproduire une position spécifique du genou [79,80].

On pourra inclure également des tests de coordination avec des mouvements spécifiques où le kinésithérapeute peut incorporer des mouvements spécifiques, tels que la flexion du genou ou la rotation, tout en évaluant la capacité du patient à maintenir l'équilibre et la coordination.

Par ailleurs, une évaluation plus dynamique peut être proposée au patient au travers le *Star Excursion Balance Test* (SEBT) modifié. Le SEBT modifié est un test utilisé en kinésithérapie pour évaluer la stabilité, la proprioception et la fonction des membres inférieurs [48,81]. Ce test est une version modifiée de l'original SEBT et est souvent utilisé dans le cadre de l'évaluation fonctionnelle après une blessure, une chirurgie ou dans le cadre d'un programme de rééducation. Voici comment le test est généralement réalisé :

- matériel nécessaire :
  - un diagramme en forme d'étoile dessiné au sol ou un kit commercial SEBT,
  - une règle ou un ruban à mesurer ;
- procédure du SEBT modifié (figure 5.6) :
  - le patient se tient debout au centre de l'étoile, avec un pied sur le pied d'appui et l'autre pied libre,
  - le kinésithérapeute explique au patient comment effectuer l'exercice et démontre le mouvement,
  - le patient est invité à étendre le pied libre dans différentes directions (antéro-médiale, antéro-latérale, médiale, latérale, postéro-médiale, postéro-latérale) tout en touchant le sol avec la pointe du pied libre et en revenant ensuite au centre,

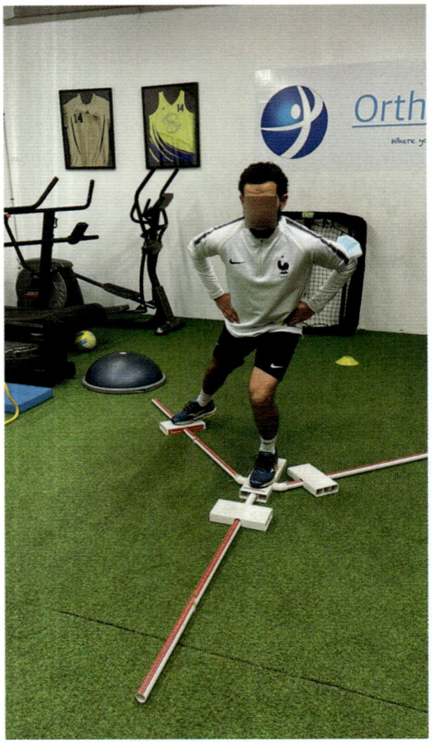

Figure 5.6
Évaluation du SEBT modifié (mains sur les hanches + regard à l'horizontal).

– pendant chaque extension, le patient doit atteindre aussi loin que possible tout en maintenant l'équilibre sur le pied d'appui,
– le kinésithérapeute mesure la distance atteinte par le pied libre par rapport à la ligne de base à l'aide de la règle ou du ruban à mesurer ;

- répétitions :
  – le test est généralement réalisé pour chaque jambe,
  – trois essais sont effectués pour chaque direction, et la meilleure mesure de distance atteinte est enregistrée ;
- interprétation :
  – une meilleure performance est associée à de meilleures stabilité et proprioception,
  – des asymétries significatives entre les deux membres inférieurs peuvent indiquer des déficits de stabilité et peuvent orienter le plan de traitement.

L'évaluation de la proprioception du genou est particulièrement importante après une blessure ou une intervention chirurgicale, car elle peut être altérée dans ces situations. Les résultats de cette évaluation aident le kinésithérapeute à élaborer un plan de traitement qui cible spécifiquement les déficits proprioceptifs du patient, en utilisant des exercices et des activités visant à améliorer la sensibilité et la coordination proprioceptive du genou [48].

En fonction des résultats de l'évaluation de l'équilibre, le kinésithérapeute peut concevoir un plan de traitement qui peut inclure des exercices spécifiques pour renforcer les muscles stabilisateurs, améliorer la proprioception, et augmenter la confiance du patient dans ses capacités d'équilibre. L'évaluation est souvent répétée à intervalles réguliers pour suivre les progrès du patient et ajuster le plan de traitement en conséquence.

Analyse dynamique des squats

L'analyse des squats en kinésithérapie est une composante importante de l'évaluation fonctionnelle, en particulier lors de la rééducation après une blessure ou pour améliorer la force, la stabilité et la mobilité. L'analyse des squats permet d'évaluer la qualité du mouvement, d'identifier les éventuels déséquilibres musculaires, et de concevoir un programme d'exercices adapté aux besoins spécifiques du patient. Voici 10 points à prendre en compte lors de l'analyse des squats (à adapter en fonction de l'analyse bipodale et/ou unipodale) [82-85] :

1. posture initiale :
   a. la position de départ est cruciale. Les pieds doivent être écartés à la largeur des épaules, les orteils légèrement tournés vers l'extérieur,
   b. le poids du corps est réparti équitablement sur les pieds,
   c. le bas du dos est maintenu dans une position neutre, avec les épaules alignées au-dessus des hanches ;
2. alignement des genoux :
   a. les genoux doivent suivre la direction des orteils lors de la descente et de la remontée,
   b. éviter les mouvements excessifs vers l'intérieur (valgus) ou l'extérieur (varus) des genoux ;
3. amplitude du mouvement :
   a. la descente doit se faire avec contrôle, en cherchant une amplitude de mouvement complète,
   b. les hanches descendent en arrière et vers le bas, et les genoux fléchissent sans dépasser les orteils ;
4. maintien de la courbure lombaire :
   a. la courbure naturelle de la colonne lombaire doit être maintenue pendant tout le mouvement,
   b. éviter la flexion excessive du bas du dos, ce qui peut entraîner une tension indésirable sur la colonne vertébrale ;
5. stabilité du tronc : le tronc doit rester stable pendant le mouvement. Éviter la rotation excessive du tronc ;
6. distribution du poids : le poids du corps doit être équilibré sur tout le pied, en évitant de se pencher excessivement en avant ou en arrière ;

7. position des pieds :
   a. les pieds doivent être solidement ancrés au sol, avec une répartition égale du poids sur toute la plante du pied,
   b. les genoux doivent suivre la ligne des pieds ;
8. alignement de la colonne vertébrale : la colonne vertébrale doit rester alignée tout au long du mouvement. Éviter l'inclinaison excessive du torse vers l'avant ;
9. équilibre :
   a. le mouvement doit être effectué avec contrôle et stabilité,
   b. l'analyse de l'équilibre pendant le squat peut révéler des faiblesses musculaires ou des problèmes de coordination ;
10. observation globale : observer le squat dans son ensemble pour repérer des asymétries, des compensations ou des problèmes de mouvement.

Questionnaires fonctionnels

Les questionnaires fonctionnels sont des outils précieux dans l'évaluation du genou en kinésithérapie. Ces questionnaires permettent d'obtenir des informations subjectives directement du patient concernant son état fonctionnel, sa qualité de vie, et les limitations qu'il peut rencontrer. Certains questionnaires sont spécifiquement conçus pour évaluer la fonction du genou.

Knee Injury and Osteoarthritis Outcome Score (KOOS)

Le *Knee Injury and Osteoarthritis Outcome Score* (KOOS) est un questionnaire utilisé pour évaluer la fonction et les symptômes du genou, notamment dans les cas de blessures, d'arthrose et d'autres affections du genou. Le KOOS est conçu pour être administré aux patients afin d'obtenir des informations subjectives sur leur état de santé lié au genou [86-89].

Le KOOS couvre cinq sous-échelles principales :

1. douleur (*pain*) : évalue la douleur liée au genou dans différentes situations et activités ;
2. symptômes (*symptoms*) : évalue les symptômes autres que la douleur, tels que la raideur, le gonflement et le bruit articulaire ;
3. activités de la vie quotidienne (*Activities of Daily Living* – ADL) : évalue la capacité du patient à effectuer des activités quotidiennes, telles que monter ou descendre des escaliers, se lever d'une chaise, etc. ;
4. activités sportives et récréatives (*sport and recreation function*) : évalue la capacité du patient à participer à des activités sportives et récréatives ;
5. qualité de vie liée à la santé (*knee-related quality of life*) : évalue l'impact global de l'état du genou sur la qualité de vie du patient.

Chaque sous-échelle est composée de plusieurs questions, auxquelles le patient attribue une note en fonction de son ressenti. Les réponses sont ensuite converties en scores pour chaque sous-échelle, permettant d'obtenir une évaluation globale de la fonction du genou du patient.

Le KOOS est utilisé dans divers contextes cliniques, y compris après une intervention chirurgicale du genou, pour évaluer l'arthrose du genou, et pour suivre la progression des symptômes au fil du temps. Il fournit aux cliniciens une mesure subjective importante de la perception du patient de son propre état de santé lié au genou, ce qui peut être utile pour orienter le plan de traitement et évaluer l'efficacité des interventions thérapeutiques.

International Knee Documentation Committee (IKDC) *Subjective Knee Form*

L'*International Knee Documentation Committee* (IKDC) *Subjective Knee Form* est un questionnaire utilisé pour évaluer les symptômes, la fonction et la capacité d'une personne à retourner à ses activités sportives après une blessure au genou. Le questionnaire a été développé pour fournir une évaluation subjective et spécifique du genou, en particulier après des lésions du ligament croisé antérieur (LCA) [40,88,90,91].

Le questionnaire IKDC *Subjective Knee Form* est généralement divisé en plusieurs sections, couvrant ces aspects spécifiques liés au genou. Les sections typiques peuvent inclure :

1. symptômes : évalue la présence et la gravité des symptômes tels que la douleur, le gonflement et la raideur du genou ;
2. activités fonctionnelles : explore la capacité du patient à effectuer des activités spécifiques liées au genou, telles que la marche, la montée ou la descente d'escaliers, la course à pied, etc. ;
3. sports et activités récréatives : évalue la capacité du patient à participer à des activités sportives ou récréatives, ainsi que l'impact de la blessure sur ces activités ;
4. qualité de vie : évalue l'impact global de la blessure sur la qualité de vie du patient.

Les questions sont formulées de manière à ce que le patient puisse attribuer des scores en fonction de ses symptômes, de sa fonction et de son niveau d'activité. Les réponses du patient fournissent une évaluation subjective de son état de santé lié au genou.

Le questionnaire IKDC est souvent utilisé dans le cadre de la recherche clinique, de l'évaluation préopératoire et postopératoire, ainsi que dans le suivi de la rééducation après des blessures du genou, en particulier des lésions du ligament croisé antérieur. Il aide les cliniciens à comprendre l'impact fonctionnel de la blessure du genou du patient et à adapter le plan de traitement en conséquence. Les résultats peuvent également être utilisés pour évaluer l'efficacité des interventions et le rétablissement global du patient au fil du temps.

Western Ontario and McMaster Universities Osteoarthritis Index (WOMAC)

Le *Western Ontario and McMaster Universities Osteoarthritis Index* (WOMAC) est un questionnaire utilisé pour évaluer la douleur, la raideur et la fonction chez les personnes atteintes d'arthrose du genou et de la hanche. Il est largement utilisé dans la recherche clinique et la pratique clinique pour mesurer les symptômes et la qualité de vie liés à l'arthrose [88,92,93].

Le WOMAC se concentre sur trois domaines principaux :
1. douleur : évalue l'intensité de la douleur ressentie par le patient lors de différentes activités liées à l'articulation affectée ;
2. raideur : évalue le degré de raideur articulaire ressentie par le patient, en particulier après le repos ou le matin ;
3. fonction physique : évalue la capacité du patient à effectuer différentes activités fonctionnelles quotidiennes, telles que la marche, la montée et la descente d'escaliers, et d'autres mouvements spécifiques liés à l'articulation touchée.

Chaque section comporte plusieurs questions auxquelles le patient attribue des scores en fonction de ses symptômes. Les réponses du patient sont ensuite compilées pour obtenir des scores globaux pour chaque domaine, offrant ainsi une évaluation globale de l'impact de l'arthrose sur la douleur, la raideur et la fonction.

Le WOMAC peut être administré sous forme de questionnaire autoadministré par le patient ou sous forme d'entretien avec un professionnel de la santé. Il est souvent utilisé au moment du diagnostic, avant et après des interventions médicales ou chirurgicales, et pendant le suivi des patients atteints d'arthrose.

L'utilisation du WOMAC permet aux cliniciens d'obtenir des informations détaillées sur la sévérité des symptômes et leur impact sur la vie quotidienne du patient. Cela peut aider à orienter les choix de traitement, à surveiller la progression de la maladie et à évaluer l'efficacité des interventions thérapeutiques au fil du temps.

Lower Extremity Functional Scale

Le *Lower Extremity Functional Scale* (LEFS) est un questionnaire utilisé en kinésithérapie et en médecine physique pour évaluer la fonction des membres inférieurs, y compris les hanches, les genoux et les chevilles. Il est conçu pour mesurer la capacité d'un individu à effectuer des activités fonctionnelles de la vie quotidienne qui impliquent les membres inférieurs. Le LEFS est particulièrement utile dans l'évaluation des patients après des blessures, des interventions chirurgicales ou des conditions médicales affectant la mobilité des membres inférieurs [94,95].

Le LEFS se compose de 20 items, chacun évaluant une activité spécifique. Les patients attribuent un score de 0 à 4 pour chaque item en fonction de leur niveau de difficulté à effectuer l'activité. Les scores sont ensuite additionnés pour obtenir un score total, variant de 0 (fonction minimale) à 80 (fonction maximale).

Les activités évaluées dans le LEFS incluent des tâches telles que la marche, la montée et la descente d'escaliers, la capacité à se lever d'une chaise, la possibilité de courir, la qualité de l'équilibre, et d'autres activités liées à la mobilité des membres inférieurs.

Le LEFS peut être utilisé dans divers contextes, tels que la rééducation postopératoire, les blessures musculosquelettiques, les maladies chroniques, les préévaluations et suivi de la progression.

L'utilisation du LEFS permet aux kinésithérapeutes et aux professionnels de la santé de quantifier la fonction des membres inférieurs de manière objective, d'établir des objectifs de rééducation spécifiques, et de suivre les progrès du patient tout au long du processus de rééducation.

Tegner Activity Scale

La *Tegner Activity Scale* est un questionnaire utilisé pour évaluer le niveau d'activité physique d'un individu, en particulier en ce qui concerne les activités sportives et récréatives. Initialement conçue pour évaluer le niveau d'activité chez les personnes ayant subi une chirurgie du genou, elle est maintenant souvent utilisée dans divers contextes cliniques et de recherche pour mesurer le niveau d'activité global d'un individu [96,97].

La *Tegner Activity Scale* attribue des scores numériques à différents niveaux d'activité, allant de 0 à 10. Chaque niveau représente un type d'activité spécifique, de la sédentarité (score 0) à une activité très intense, telle que la participation à des sports de compétition au niveau professionnel (score 10). Les individus peuvent choisir le niveau qui correspond le mieux à leur niveau d'activité.

Voici quelques exemples de niveaux d'activité de la *Tegner Activity Scale* :

- 0. sédentaire : lit ou chaise toute la journée ;
- 1. marche : capable de marcher plus de 1 km sans douleur ;
- 2. marche rapide ou jogging : capable de marcher plus de 1 km sans douleur ;

- 3. course de 10 km ou activité similaire : capable de courir 10 km sans douleur ;
- 4. participation à des sports de compétition : football, rugby, hockey, basket-ball à un niveau compétitif.

L'utilisation de la *Tegner Activity Scale* est fréquente dans le contexte orthopédique, en particulier dans l'évaluation des patients avant et après des interventions chirurgicales du genou. Elle permet aux cliniciens d'obtenir une évaluation rapide du niveau d'activité du patient et peut être utilisée pour suivre les changements au fil du temps. C'est également un outil utile dans la recherche clinique pour évaluer l'impact des interventions sur le niveau d'activité physique.

Lysholm Knee Scoring Scale

La *Lysholm Knee Scoring Scale* est un questionnaire utilisé pour évaluer la fonction du genou chez les individus présentant des problèmes liés au genou, tels que des blessures ou des interventions chirurgicales. Elle a été développée par le chirurgien suédois Jack Lysholm et son collègue Jan Gillquist. Cette échelle est conçue pour évaluer divers aspects de la fonction du genou et fournir une mesure subjective de l'état du patient [98,99].

Le questionnaire comporte huit sections évaluant différents aspects de la fonction du genou :

1. douleur : évalue la douleur ressentie par le patient dans différentes situations ;

2. instabilité subjective : évalue le sentiment d'instabilité ou de laxité du genou ;

3. blocages : évalue la présence de blocages ou de verrouillages du genou ;

4. limitation fonctionnelle : évalue les limitations fonctionnelles, telles que la difficulté à marcher, monter ou descendre des escaliers, etc. ;

5. agilité : évalue la capacité à effectuer des activités sportives et récréatives ;

6. réduction de la force musculaire : évalue toute réduction de la force musculaire autour du genou ;

7. difficulté à marcher : évalue les difficultés rencontrées par le patient lors de la marche ;

8. difficulté à monter ou descendre des escaliers : évalue les difficultés rencontrées lors de l'escalade ou de la descente d'escaliers.

Chaque section comporte plusieurs questions auxquelles le patient attribue des scores en fonction de la gravité de ses symptômes ou limitations. Les scores totaux varient de 0 à 100, avec des scores plus élevés indiquant une meilleure fonction.

La *Lysholm Knee Scoring Scale* est souvent utilisée pour évaluer la fonction du genou avant et après des interventions chirurgicales, notamment après des interventions liées aux ligaments croisés du genou. Elle fournit une évaluation subjective qui peut aider les cliniciens à comprendre l'impact de la blessure ou de l'intervention sur la vie quotidienne et les activités fonctionnelles du patient.

Cincinnati Knee Rating System

Le *Cincinnati Knee Rating System* est un système de notation utilisé pour évaluer la fonction du genou, en particulier après une blessure ou une intervention chirurgicale. Ce système a été développé pour fournir une évaluation clinique de la stabilité du genou et de la fonction articulaire après une reconstruction ligamentaire du genou, en particulier du ligament croisé antérieur (LCA) [100-102].

Le *Cincinnati Knee Rating System* évalue plusieurs aspects du genou, y compris la stabilité, la fonction, la douleur et la mobilité. Les domaines d'évaluation comprennent :

1. douleur : évalue la douleur ressentie par le patient au niveau du genou ;

2. stabilité subjective : évalue la perception du patient quant à la stabilité du genou ;

3. stabilité objective : évalue la stabilité objective du genou lors de tests cliniques ;

4. fonction : évalue la capacité du patient à effectuer des activités quotidiennes, sportives et récréatives ;

5. mobilité : évalue l'amplitude des mouvements du genou.

Les scores sont attribués en fonction des réponses du patient aux questions et des résultats des tests cliniques effectués par le professionnel de la santé. Les scores obtenus permettent d'obtenir une évaluation globale de la fonction et de la stabilité du genou.

Le *Cincinnati Knee Rating System* est souvent utilisé dans le contexte des blessures ligamentaires du genou, en particulier après une reconstruction du LCA. Il fournit une mesure clinique de la stabilité et de la fonction du genou, aidant les cliniciens à évaluer l'efficacité des interventions chirurgicales et à guider le processus de rééducation.

Il est important de noter que l'utilisation spécifique du *Cincinnati Knee Rating System* peut varier en fonction des besoins cliniques, de la population de patients et des objectifs d'évaluation du professionnel de la santé.

L'utilisation de ces questionnaires fonctionnels dans l'évaluation du genou permet aux kinésithérapeutes d'obtenir des informations détaillées sur la perception du patient de son propre état. Ces questionnaires peuvent guider le plan de traitement en identifiant les domaines spécifiques de préoccupation et en aidant à établir des objectifs thérapeutiques réalistes. Ils peuvent également être utiles pour évaluer les progrès au fil du temps et ajuster le plan de traitement en conséquence.

Références

[1] Flor H, Turk DC. (2011) Chronic pain : an integrated biobehavioral approach Seattle : IASP Press. Cognitive and Behavioral Practice 2013 ; 20(1) : 117-8.

[2] Rollnick S, Miller WR, Butler CC. Motivational interviewing in health care : helping patients change behavior. New York (États-Unis) : Guilford Press ; 2008.

[3] Southerst D, Côté P, Stupar M, et al. The reliability of body pain diagrams in the quantitative measurement of pain distribution and location in patients with musculoskeletal pain : a systematic review. J Manipulative Physiol Ther 2013 ; 36(7) : 450-9.

[4] Haute Autorité de santé. Prise en charge du patient présentant une lombalgie commune. Recommandation de bonne pratique. Avril 2019. www.has-sante.fr/jcms/c_2961499/fr/prise-en-charge-du-patient-presentant-une-lombalgie-commune.

[5] Hengeveld E, Banks K. Maitland's peripheral manipulation. In : Management of neuromusculoskeletal disorders. 5e éd. Londres : Churchill Livingstone Elsevier ; 2013.

[6] Raja SN, Carr DB, Cohen M, et al. The revised international association for the study of pain definition of pain : concepts, challenges, and compromises. Pain 2020 ; 161(9) : 1976-82.

[7] Nijs J, Huysmans E. Clinimetrics : the central sensitisation inventory : a useful screening tool for clinicians, but not the gold standard. J Physiother 2022 ; 68(3) : 207.

[8] Goodman CC, Snyder TEK. Differential diagnosis for the physical therapist. 3rd ed. Philadelphia, PA (États-Unis) : W.B. Saunders Company ; 1999.

[9] Conseil national de l'ordre des masseurs kinésithérapeutes. Guide des pathologies sérieuses pour les kinésithérapeutes en soin primaire. 2020. https://manche.ordremk.fr/files/2022/04/guide_pathologies_serieuses_digital-pages.pdf.

[10] Monstrey S, Middelkoop E, Vranckx JJ, et al. Updated scar management practical guidelines : non-invasive and invasive measures. J Plast Reconstr Aesthet Surg 2014 ; 67(8) : 1017-25.

[11] Beausang E, Floyd H, Dunn KW, Orton CI, et al. A new quantitative scale for clinical scar assessment. Plast Reconstr Surg 1998 ; 102(6) : 1954-61.

[12] Choo AMH, Ong YS, Issa F. Scar assessment tools : how do they compare?. Front Surg 2021 ; 8 : 643098.

[13] Rastel D, Montalibet A, Chaigneau C, Grenier E. L'œdème des membres inférieurs dans l'insuffisance veineuse superficielle modérée n'est pas localisé uniquement à la cheville. J Med Vasc 2021 ; 46(5) : S67-8.

[14] Krzesinski J. La vignette diagnostique de l'étudiant. Diagnostic différentiel étiologique des oedèmes. Rev Med Liege 2010 ; 65(11) : 655.

[15] Cleland J, Koppenhaver S, Su J. Examen clinique de l'appareil locomoteur : tests, évaluations et niveaux de preuve. 4e éd Issy-les-Moulineaux : Elsevier Masson ; 2022.

[16] Maricar N, Callaghan MJ, Parkes MJ, Felson DT, O'Neill TW. Clinical assessment of effusion in knee osteoarthritis – a systematic review. Semin Arthritis Rheum 2016 ; 45(5) : 556-63.

[17] Perrot B. L'évaluation clinique quantitative de l'épanchement. Kinésithér Scient 2016 ; 0576 : 59-61.

[18] Brinlee AW, Dickenson SB, Hunter-Giordano A, Snyder-Mackler L. ACL reconstruction rehabilitation : clinical data, biologic healing, and criterion-based milestones to inform a return-to-sport guideline. Sports Health 2022 ; 14(5) : 770-9 194173812110568.

[19] Forelli F, Nielsen-le Roux M, Rambaud AJM, et al. Rééducation après reconstruction du LCA : directives de pratiques. Kinésithér Scient 2022 ; 0645 : 3-18.

[20] Sturgill LP, Snyder-Mackler L, Manal TJ, Axe MJ. Interrater reliability of a clinical scale to assess knee joint effusion. J Orthop Sports Phys Ther 2009 ; 39(12) : 845-9.

[21] Aubert C, Cluzel P, Kemel S, et al. P2011 Fiabilité de la palpation des pouls et de l'index de pression systolique comme méthodes de dépistage de l'artériopathie oblitérante des membres inférieurs chez les patients diabétiques coronariens. Diabetes Metab 2013 ; 39(Suppl 1) : A72.

[22] Perlot P. Bilan Vasculaire. In : Abord clinique du patient coronarien. Paris : Springer-Verlag ; 2013. p. 45-50.

[23] Frenot C, Petitdant B. Flexion du genou après arthroplastie totale, comparaison de deux positions de goniométrie. Kinésithérapie Rev 2013 ; 13(133) : 32-7.

[24] Dos Santos RA, Derhon V, Brandalize M, et al. Evaluation of knee range of motion : correlation between measurements using a universal goniometer and a smartphone goniometric application. J Bodyw Mov Ther 2017 ; 21(3) : 699-703.

[25] Rwakabayiza S, Pereira LC, Lécureux E, Jolles-Haeberli B. Mesurer l'amplitude articulaire du genou : goniomètre universel ou smartphone ? Rev Med Suisse 2013 ; 9 : 2372-5.

[26] Cook C, Mabry L, Reiman MP, Hegedus EJ. Best tests/clinical findings for screening and diagnosis of patellofemoral pain syndrome : a systematic review. Physiotherapy 2012 ; 98(2) : 93-100.

[27] Whittaker JL, Chan M, Pan B, et al. Towards improving the identification of anterior cruciate ligament tears in primary point-of-care settings. BMC Musculoskelet Disord 2020 ; 21(1) : 252.

[28] Logerstedt DS, Scalzitti D, Risberg MA, et al. Knee stability and movement coordination impairments : knee ligament sprain revision 2017. J Orthop Sports Phys Ther 2017 ; 47(11) : A1-47.

[29] Logerstedt DS, Snyder-Makler L, Rier RC, et al. Knee stability and movement coordination impairments : knee ligament sprain. J Orthop Sports Phys Ther 2010 ; 40(4) : A1-37.

[30] Lelli A, Di Turi RP, Spenciner DB, Dòmini M. The "Lever Sign" : a new clinical test for the diagnosis of anterior cruciate ligament rupture. Knee Surg Sports Traumatol Arthrosc 2016 ; 24(9) : 2794-7.

[31] Benjaminse A, Gokeler A, Van der Schans CP. Clinical diagnosis of an anterior cruciate ligament rupture : a meta-analysis. J Orthop Sports Phys Ther 2006 ; 36(5) : 267-88.

[32] Noyes FR, Stowers SF, Grood ES, et al. Posterior subluxations of the medial and lateral tibiofemoral compartments. An in vitro ligament sectioning study in cadaveric knees. Am J Sports Med 1993 ; 21(3) : 407-14.

[33] Pepe MD, Harner CD. Assessment and surgical decision making for pcl injuries in athletes. Athl Ther Today 2001 ; 6(6) : 9-15 https://journals.humankinetics.com/view/journals/ijatt/6/6/article-p9.xml.

[34] Aichroth P, Cannon WD, Patel DV. Knee surgery : current practice. London (Royaume-Uni) : Martin Dunitz ; 1992.

[35] Strauss EJ, Ishak C, Inzerillo C, Walsh M, et al. Effect of tibial positioning on the diagnosis of posterolateral rotatory instability in the posterior cruciate ligament-deficient knee. Br J Sports Med 2007 ; 41(8) : 481-5.

[36] Skyhar MJ, Warren RF, Ortiz GJ, et al. The effects of sectioning of the posterior cruciate ligament and the posterolateral complex on the articular contact pressures within the knee. J Bone Jt Surg 1993 ; 75(5) : 694-9.

[37] MacLean CL, Taunton JE, Clement DB, Regan W. Eccentric and concentric isokinetic moment characteristics in the quadriceps and hamstrings of the chronic isolated posterior cruciate ligament injured knee. Br J Sports Med 1999 ; 33(6) : 405-8.

[38] Schüttler KF, Ziring E, Ruchholtz S, Efe T. Verletzungen des hinteren kreuzbands. Unfallchirurg 2017 ; 120(1) : 55-68.

[39] Wijdicks CA, Griffith CJ, Johansen S, et al. Injuries to the medial collateral ligament and associated medial structures of the knee. J Bone Jt Surg Am 2010 ; 92(5) : 1266-80.

[40] D'Ambrosi R, Corona K, Guerra G, et al. Midterm outcomes, complications, and return to sports after medial collateral ligament and posterior oblique ligament reconstruction for medial knee instability : a systematic review. Orthop J Sports Med 2021 ; 9(11) : 23259671211056O.

[41] Décary S, Ouellet P, Vendittoli PA, Roy JS, et al. Diagnostic validity of physical examination tests for common knee disorders : an overview of systematic reviews and meta-analysis. Phys Ther Sport 2017 ; 23 : 143-55.

[42] Landry M. Brukner & Khan's clinical sports medicine. Physiother Can 2014 ; 66(1) : 109-10.

[43] Blyth M, Anthony I, Francq B, et al. Diagnostic accuracy of the Thessaly test, standardised clinical history and other clinical examination tests (Apley's, McMurray's and joint line tenderness) for meniscal tears in comparison with magnetic resonance imaging diagnosis. Health Technol Assess 2015 ; 19(62) : 1-62.

[44] Décary S, Fallaha M, Frémont P, et al. Diagnostic validity of combining history elements and physical examination tests for traumatic and degenerative symptomatic meniscal tears. PM R 2018 ; 10(5) : 472-82.

[45] Chamorro C, Armijo-Olivo S, De La Fuente C, et al. Absolute reliability and concurrent validity of hand held dynamometry and isokinetic dynamometry in the hip, knee and ankle joint : systematic review and meta-analysis. Open Med (Wars) 2017 ; 2(1) : 359-75.

[46] Lesnak J, Anderson D, Farmer B, et al. Validity of hand-held dynamometry in measuring quadriceps strength and rate of torque development. Int J Sports Phys Ther 2019 ; 14(2) : 180-7.

[47] Pietrosimone B, Lepley AS, Harkey MS, et al. Quadriceps strength predicts self-reported function post-ACL reconstruction. Med Sci Sports Exerc 2016 ; 48(9) : 1671-7.

[48] Forelli F, Le Coroller N, Gaspar M, Memain G, et al. Ecological and specific evidence-based safe return to play after anterior cruciate ligament reconstruction in soccer players : a new international paradigm. Int J Sports Phys Ther 2023 ; 18(2) https://ijspt.scholasticahq.com/article/73031-ecological-and-specific-evidence-based-safe-return-to-play-after-anterior-cruciate-ligament-reconstruction-in-soccer-players-a-new-international-para.

[49] Van Melick N, Van der Weegen W, Van der Horst N. Quadriceps and hamstrings strength reference values for athletes with and without anterior cruciate ligament reconstruction who play popular pivoting sports, including soccer, basketball, and handball : a scoping review. J Orthop Sports Phys Ther 2022 ; 52(3) : 142-55.

[50] Bazett-Jones DM, Squier K. Measurement properties of hip strength measured by handheld dynamometry : reliability and validity across the range of motion. Phys Ther Sport 2020 ; 42 : 100-6.

[51] Mentiplay BF, Perraton LG, Bower KJ, Adair B, et al. Assessment of lower limb muscle strength and power using hand-held and fixed dynamometry : a reliability and validity study. PloS One 2015 ; 10(10) : e0140822.

[52] Braga A, Aguilaniu A, Rambaud A. Fiche pratique du Heel RiseTest. J Traumatol Sport 2023 ; 40(4) : 304-6.

[53] John J. Grading of muscle power : Comparison of MRC and analogue scales by physiotherapists. Int J Rehabil Res 1984 ; 7(2) : 173-81 https://journals.lww.com/intjrehabilres/fulltext/1984/06000/grading_of_muscle_power__comparison_of_mrc_and.5.aspx

[54] Hogrel JY, Ollivier G, Desnuelle C. Testing musculaire manuel et quantifié dans les maladies neuromusculaires. Comment assurer la qualité des mesures de force dans les protocoles cliniques ? Rev Neurol (Paris) 2006 ; 162(4) : 427-36.

[55] Portero P, Farcy S, Rabita G. Évaluation de l'extensibilité du système musculo-articulaire humain in vivo. Kinésither Rev 2015 ; 15(164-165) : 25-31.

[56] Takenaka H, Kamiya M, Suzuki J, Nishihama K, et al. Lumbar lordotic angle and pelvic tilt angle in the simple modified Thomas test position are easier to assess than those in the Thomas test position : a radiographic study. J Phys Fit Sports Med 2017 ; 6(5) : 349-54.

[57] Froidmont MA, Bengoextea A, Salem W. Étude comparative sur l'asymétrie de raideur des hanches lors du test de Thomas modifié entre sujets sains et lombalgiques. Septembre 2020. Mains libre n° 3. www.mainslibres.ch/view/653250/5170215/ML_3_2020_145.pdf.

[58] López-Miñarro PA, Alacid F. Influence of hamstring muscle extensibility on spinal curvatures in young athletes. Sci Sports 2010 ; 25(4) : 188-93.

[59] Walker J, Bissas A, Wainwright B, et al. Repeatability and sensitivity of passive mechanical stiffness measurements in the triceps surae muscle-tendon complex. Scand J Med Sci Sports 2022 ; 32(1) : 83-93.

[60] Murphy AJ, Watsford ML, Coutts AJ, Pine MJ. Reliability of a test of musculotendinous stiffness for the triceps-surae. Phys Ther Sport 2003 ; 4(4) : 175-81.

[61] Abulhasan J, Snow M, Anley C, et al. An extensive evaluation of different knee stability assessment measures : a systematic review. J Funct Morphol Kinesiol 2016 ; 1(2) : 209-29.

[62] Maffiuletti NA. Assessment of hip and knee muscle function in orthopaedic practice and research. J Bone Joint Surg Am 2010 ; 92(1) : 220-9.

[63] Tham LK, Abu Osman NA, Wan Abas WAB, Li KS. The validity and reliability of motion analysis in patellar tendon reflex assessment. PLoS One 2013 ; 8(2) : e55702.

[64] Dourver A, Rambaud A, Forelli F. La neuroplasticité au cœur de la rééducation du ligament croisé antérieur. J Traumatol Sport 2023 ; 40(4) : 226-33.

[65] Sonnery-Cottet B, Hopper GP, Gousopoulos L, et al. Arthrogenic muscle inhibition following knee injury or surgery : pathophysiology, classification, and treatment. Video J Sports Med 2022 ; 2(3). 263502542210862 https://journals.sagepub.com/doi/10.1177/26350254221086295.

[66] Norte G, Rush J, Sherman D. Arthrogenic muscle inhibition : best evidence, mechanisms, and theory for treating the unseen in clinical rehabilitation. J Sport Rehabil 2021 ; 31(6) : 717-35.

[67] Norte GE, Hertel J, Saliba SA, et al. Quadriceps function and patient-reported outcomes after anterior cruciate ligament reconstruction in patients with or without knee osteoarthritis. J Athl Train 2018 ; 53(10) : 965-75.

[68] Lepley AS, Lepley LK. Mechanisms of arthrogenic muscle inhibition. J Sport Rehabil 2022 ; 31(6) : 707-15.

[69] Vaughan CL. Theories of bipedal walking : an odyssey. J Biomech 2003 ; 36(4) : 513-23.

[70] Pirker W, Katzenschlager R. Gait disorders in adults and the elderly : a clinical guide. Wien Klin Wochenschr 2017 ; 129(3-4) : 81-95.

[71] Armand S, Bonnefoy-Mazure A, De Coulon G, Hoffmeyer P. Analyse quantifiée de la marche : mode d'emploi. Rev Med Suisse 2015 ; 11(490) : 1916-20.

[72] Bohannon RW, Tudini F. Unipedal balance test for older adults : a systematic review and meta-analysis of studies providing normative data. Physiotherapy 2018 ; 104(4) : 376-82.

[73] Reicke N. [The Romberg head-shake test within the scope of equilibrium diagnosis]. HNO 1992 ; 40(6) : 195-201.

[74] Kim S, Kim M, Kim N, et al. Quantification and validity of modified romberg tests using three-axis accelerometers. In : Cho HS, Kim TH, Mohammed S et al. éditeurs. Green and smart technology with sensor applications. Berlin (Allemagne) : Springer Berlin Heidelberg ; 2012. p. 254-61. (Communications in Computer and Information Science; vol. 338) http://link.springer.com/10.1007/978-3-642-35251-5_35.

[75] Black FO, Wall C 3rd, Rockette HE, Kitch R. Normal subject postural sway during the romberg test. Am J Otolaryngol 1982 ; 3(5) : 309-18.

[76] Agrawal Y, Carey JP, Hoffman HJ, Sklare DA, Schubert MC. The modified romberg balance test : normative data in U.S. adults. Otol Neurotol 2011 ; 2(8) : 1309-11.

[77] O'Neill DE, Gill-Body KM, Krebs DE. Posturography changes do not predict functional performance changes. Am J Otol 1998 ; 19(6) : 797-803.

[78] Linard M, Mazeas J, Traulle M, et al. Influence of anterior cruciate ligament surgery with semitendinous and gracilis graft on static postural balance at 3 months postoperatively : randomized controlled study. Int J Physiother 2019 ; 6(6) https://ijphy.com/index.php/journal/article/view/538.

[79] Laboute E. Évaluation proprioceptive kinesthésique après ligamentoplastie du ligament croisé antérieur du genou chez le sportif. Rev Chir Orthopédique Traumatol 2019 ; 105(8 Suppl) : S125.

[80] Laboute E, Verhaeghe E, Puig PL, et al. Spécificité et évaluation de la proprioception du genou. J Traumatol Sport 2016 ; 33(1) : 20-30.

[81] Picot B, Terrier R, Forestier N, et al. The star excursion balance test : an update review and practical guidelines. Int J Athl Ther Train 2021 ; 26(6) : 285-93.

[82] Ugalde V, Brockman C, Bailowitz Z, Pollard CD. Single leg squat test and its relationship to dynamic knee valgus and injury risk screening. PM R 2015 ; 7(3) : 229-35.

[83] Myer GD, Kushner AM, Brent JL, et al. The back squat : a proposed assessment of functional deficits and technical factors that limit performance. Strength Cond J 2014 ; 36(6) : 4-27.

[84] Gianola S, Castellini G, Stucovitz E, et al. Single leg squat performance in physically and non-physically active individuals : a cross-sectional study. BMC Musculoskelet Disord 2017 ; 18(1) : 299.

[85] Bailey R, Selfe J, Richards J. The single leg squat test in the assessment of musculoskeletal function : a review. Physiother Pract Res 2011 ; 32(2) : 18-23.

[86] Roos EM, Roos HP, Lohmander LS, Ekdahl C, Beynnon BD. Knee Injury and Osteoarthritis Outcome Score (KOOS) — development of a self-administered outcome measure. J Orthop Sports Phys Ther 1998 ; 28(2) : 88-96.

[87] Roos EM, Lohmander LS. Knee injury and Osteoarthritis Outcome Score (KOOS) : from joint injury to osteoarthritis. Health Qual Life Outcomes 2003 ; 1(1) : 64.

[88] Collins NJ, Misra D, Felson DT, et al. Measures of knee function. International Knee Documentation Committee (IKDC) Subjective Knee Evaluation Form, Knee Injury and Osteoarthritis Outcome Score (KOOS), Knee Injury and Osteoarthritis Outcome Score Physical Function Short Form (KOOS-PS), Knee Outcome Survey Activities of Daily Living Scale (KOS-ADL), Lysholm Knee Scoring Scale, Oxford Knee Score (OKS), Western Ontario and McMaster Universities Osteoarthritis Index (WOMAC), Activity Rating Scale (ARS), and Tegner Activity Score (TAS). Arthritis Care Res 2011 ; 63(Suppl 11) https://acrjournals.onlinelibrary.wiley.com/doi/10.1002/acr.20632.

[89] Rodriguez-Merchan EC. Knee instruments and rating scales designed to measure outcomes. J Orthop Traumatol 2012 ; 13(1) : 1-6.

[90] Higgins LD, Taylor MK, Park D, Ghodadra N, Marchant M, Pietrobon R, et al. Reliability and validity of the International Knee Documentation Committee (IKDC) Subjective Knee Form. Joint Bone Spine 2007 ; 74(6) : 594-9.

[91] Ebrahimzadeh MH, Makhmalbaf H, Golhasani-Keshtan F, et al. The International Knee Documentation Committee (IKDC) Subjective Short Form : a validity and reliability study. Knee Surg Sports Traumatol Arthrosc 2015 ; 23(11) : 3163-7.

[92] Theiler R, Spielberger J, Bischoff HA, et al. Clinical evaluation of the WOMAC 3.0 OA Index in numeric rating scale format using a computerized touch screen version. Osteoarthritis Cartilage 2002 ; 10(6) : 479-81.

[93] Bellamy N, Wilson C, Hendrikz J, et al. Osteoarthritis Index delivered by mobile phone (m-WOMAC) is valid, reliable, and responsive. J Clin Epidemiol 2011 ; 64(2) : 182-90.

[94] Binkley JM, Stratford PW, Lott SA, Riddle DL. The Lower Extremity Functional Scale (LEFS) : scale development, measurement properties, and clinical application. North American Orthopaedic Rehabilitation Research Network. Phys Ther 1999 ; 79(4) : 371-83.

[95] Pua YH, Cowan SM, Wrigley TV, Bennell KL. The Lower Extremity Functional Scale could be an alternative to the Western Ontario and McMaster Universities Osteoarthritis Index physical function scale. J Clin Epidemiol 2009 ; 62(10) : 1103-11.

[96] Tegner Y, Lysholm J, Odensten M, Gillquist J. Evaluation of cruciate ligament injuries. A review. Acta Orthop Scand 1988 ; 59(3) : 336-41.

[97] Tegner Y, Lysholm J. Rating systems in the evaluation of knee ligament injuries. Clin Orthop Relat Res 1985(198) : 43-9.

[98] Albuquerque RPE, Giordano V, Calixto A, et al. Analysis on the modified lysholm functional protocol among patients with normal knees. Rev Bras Ortop 2015 ; 46(6) : 668-74.

[99] Görtz S, Bugbee WD. Osteochondral Grafts : diagnosis, operative techniques, and clinical outcomes. In : Noyes'knee disorders : surgery, rehabilitation, clinical outcomes. Issy-les-Moulineaux : Elsevier ; 2010. p. 948-60. https://linkinghub.elsevier.com/retrieve/pii/B9781416054740000369.

[100] Noyes FR, Barber SD, Mooar LA. A rationale for assessing sports activity levels and limitations in knee disorders. Clin Orthop Relat Res 1989(246) : 238-49.

[101] Barber-Westin SD, Noyes FR, McCloskey JW. Rigorous statistical reliability, validity, and responsiveness testing of the Cincinnati Knee Rating System in 350 subjects with uninjured, injured, or anterior cruciate ligament-reconstructed knees. Am J Sports Med 1999 ; 27(4) : 402-16.

[102] Marx RG, Jones EC, Allen AA, et al. Reliability, validity, and responsiveness of four knee outcome scales for athletic patients. J Bone Joint Surg Am 2001 ; 83(10) : 1459-69.

Chapitre 6

L'approche articulaire du genou

PLAN DU CHAPITRE

Mobilisations analytiques et accessoires

Fabrice Barillec, Samantha Amet Hill

Quelques données historiques

Les mobilisations passives font partie des techniques de choix depuis les premières heures de la médecine manuelle. Hippocrate dans son « Traité des articulations », Galien en traitant le gladiateur Pausanias et l'œuvre d'Avicenne témoignent clairement de leur intérêt pour la prise en charge des « lésions » articulaires mais aussi pour la modulation symptomatique [1].

En 1874, Andrew Taylor Still, considéré comme le père de l'ostéopathie, développe des méthodes de mobilisations manuelles, répondant au principe de la relation structure/fonction.

En 1895, aux États-Unis, Daniel David Palmer réalise le premier ajustement chiropraxique. Son fils, Bartlett Joshua Palmer, étudie la chiropraxie de son père et développe la recherche afin de démontrer son efficacité.

La naissance de la kinésithérapie accompagne l'essor de la médecine physique et de réadaptation sous l'impulsion du Dr Maigne à l'Hôtel-Dieu, du Dr De Sèze à Lariboisière, du Dr Troisier à Foch et du Dr Antonietti à Lyon. Maitland, Kaltenborn, Cyriax et Mulligan, pour ne citer que les plus connus, sont les pionniers de l'intégration de la mobilisation articulaire en kinésithérapie et des auteurs comme Pierron, Péninou et Dufour ont, au travers de leurs différentes publications, tenté de rendre cette approche accessible aux kinésithérapeutes. D'autres, comme Raymond Sohier, ont, grâce entre autres à des techniques rachidiennes, donné des explications sur les mécanismes sous-tendant ces mobilisations.

La thérapie manuelle orthopédique (TMO) devient de plus en plus populaire en France. Cette spécialisation de la kinésithérapie basée sur le raisonnement clinique utilise des approches de traitement hautement spécifiques (techniques manuelles, exercices thérapeutiques, etc.). La TMO est basée sur l'évidence scientifique et clinique, et sur les caractéristiques bio-psycho-sociales de chaque patient [2].

À ce jour, l'intérêt des mobilisations passives est largement discuté. En effet, les vertus initialement avancées de ces techniques (normalisations/déblocages articulaires, effets mécaniques divers et variés sur les tissus périarticulaires, starter des mécanismes homéostasiques inhérents à chaque patient…) ne sont absolument pas soutenues par la science. De plus, à l'heure où l'accent est mis sur l'autonomisation du patient, ces techniques utilisées de façon exclusives apparaissent comme un frein à l'auto-efficacité du patient et pire encore pourraient être la source d'une addiction au traitement dit « hands on ».

Ce chapitre cherchera à définir les mobilisations passives pour ce qu'elles sont, à déterminer leurs indications et leurs limites dans une logique de traitement multimodale adaptée au phénotype pathologique de chaque patient.

Définitions

Les mobilisations articulaires passives sont des techniques appliquées manuellement sur une ou plusieurs articulations afin d'évaluer et de traiter les dysfonctions du système neuro-musculo-squelettique [3].

Les mobilisations articulaires physiologiques sont caractérisées par le fait que le mouvement induit passivement par les mains du praticien peut être reproduit activement de façon plus ou moins isolée par le patient.

Les mobilisations physiologiques peuvent être :

- monoarticulaires et analytiques : une seule articulation est mobilisée selon un seul mouvement comme pour la flexion du genou ;
- monoarticulaires et globales : une seule articulation mobilisée selon plusieurs mouvements selon un ou plusieurs degrés de liberté. C'est le cas de la flexion/extension ou de la flexion-rotation médiale du genou ;
- pluriarticulaires : plusieurs articulations sont mobilisées ; c'est le cas de la double flexion de la hanche et du genou.

Au contraire, les mobilisations accessoires ou spécifiques se caractérisent par le fait que le mouvement induit passivement par les mains du praticien ne peut être reproduit activement et isolément par le patient. C'est le cas des manœuvres de glissement, de bâillement, de translation, de compression et de traction.

Des mobilisations mixtes peuvent combiner l'application d'une mobilisation accessoire et d'une ou plusieurs mobilisation(s) physiologique(s), c'est notamment le cas de la flexion du genou associée à un mouvement de compression de l'articulation fémoro-tibiale et de glissement postérieur du tibia sous le fémur.

Indications

Indications générales

Les mobilisations sont indiquées pour :

- prévenir ou traiter les conséquences de surutilisation (*overuse*), de sous-utilisation (*underuse*) ou de mal-utilisation (*misuse*) des articulations et plus généralement dans un contexte de pathologie neuro-musculo-squelettique ;
- favoriser l'antalgie, qu'elle soit associée ou non à une limitation des amplitudes articulaires ;
- optimiser les résultats des phases de rééducation active, qu'il s'agisse de renforcement musculaire ou de travail proprioceptif ;
- répondre à une attente du patient. Cette indication semble peu à peu devenir la principale indication. En effet, les approches actives semblent montrer une efficacité supérieure ou égale dans la majorité des effets qui étaient traditionnellement l'apanage des approches passives. Cependant, l'*Evidence Based Practice* (EBP) nous impose d'évaluer et de prendre en compte les préférences et valeurs du patient. Ses attentes en termes de traitement passif à visée antalgique doivent donc être prises en compte et mises en pratique sans perdre de vue la nécessité pour le praticien de faire prendre conscience au patient de l'existence d'autres stratégies, actives, qui donneront des effets similaires au traitement purement passif avec en sus une amélioration de l'autoefficacité et une non-dépendance au praticien.

Indications propres au genou

Les indications propres au genou diffèrent peu des autres articulations. Les recommandations sont de faibles à modérées [4].

Les techniques articulaires passives ne sont pas recommandées dans la prise en charge des syndromes fémoro-patellaires [5]. Elles le sont davantage dans les problématiques fémoro-tibiales. Il est important de noter que la plupart des études traitent de façon quasi-exclusive les atteintes dégénératives du genou. Cela ne nous permet donc pas d'avoir une vision d'ensemble des indications pour l'ensemble des pathologies du genou.

Contre-indications spécifiques à la prise en charge du genou

Les contre-indications vasculaires imposent de rester prudent devant un patient présentant des signes cliniques évocateurs ou à risque [6] :

- d'une maladie thromboembolique telle qu'une phlébite ;
- d'une artériopathie oblitérante des membres inférieurs.

Des lésions cutanées en rapport ou non avec une atteinte vasculaire devront également être évaluées par le clinicien.

La présence d'une unique articulation très douloureuse, œdématiée et chaude, en dehors de tout contexte traumatique, et parfois associée à de la fièvre ou à une porte d'entrée doit évoquer une arthrite septique.

Les contre-indications traumatiques sont généralement explicitement relatées à l'interrogatoire. Ce traumatisme peut être récent, violent, lié à un terrain ostéoporotique. Lors de l'examen clinique, une forte douleur au test de percussion osseuse, au test du diapason ou à la palpation musculotendineuse, associée ou non à un gonflement soudain ou une impotence fonctionnelle marquée imposera de réadresser le patient à un médecin pour des explorations complémentaires.

Outre les grandes affections neurologiques centrales, le praticien doit être vigilant à tout déficit neurologique (sensibilité, motricité, réflexe) dans la région du genou et à son évolution au fur et à mesure des séances afin de ne pas passer à côté de toute atteinte radiculaire ou tronculaire sous-diagnostiquée.

Les contre-indications pour les pathologies inflammatoires sont à considérer si le patient fait état de raideurs articulaires et de douleurs nocturnes, persistantes et non mécaniques symétriques.

Les contre-indications liées à une pathologie tumorale entrent dans un cadre général non traité ici

Notons enfin que certaines contre-indications aspécifiques méritent d'être rappelées :

- incohérence entre l'examen clinique et l'anamnèse ;
- le patient n'évolue pas malgré les soins prodigués, son pronostic initial ne semble pas coller avec sa progression, il n'est pas réceptif au traitement ;
- survenue insidieuse d'une complication durant le traitement ;
- aucune hypothèse ne correspond au tableau clinique du patient ;
- l'état général du patient continue de se dégrader ;
- « *Do the features fit ?* »

Effets des mobilisations articulaires passives

Les mobilisations spécifiques avec ou sans impulsion vont présenter des effets :

- mécaniques : en diminuant la douleur et en améliorant la mobilité ;
- neurophysiologiques : il existe un effet sur la moelle épinière entraînant une analgésie et diminuant la sensibilité nerveuse sur le court terme et la perception de la douleur, une modification du système nerveux autonome, un changement sur le tonus musculaire et l'activité des motoneurones, notamment grâce aux impulsions. Les mobilisations passives modifient la réponse inflammatoire retrouvée notamment dans les douleurs diffuses chroniques ;
- psychologiques : en agissant sur le contexte et les attentes du patient.

Retenons de façon synthétique que l'effet des mobilisations articulaires passives est essentiellement d'ordre neurophysiologique sous la forme d'une modulation symptomatique à court terme qui ne peut se suffire à lui-même et appelle obligatoirement l'association d'une approche active.

Principes biomécaniques

Jeu articulaire [7]

Le jeu articulaire représente la somme des mouvements présents dans l'articulation. Il existe ainsi deux types de mouvements élémentaires : la translation (mouvement linéaire) et la rotation (mouvement angulaire autour d'un axe). La plupart des mouvements articulaires résultent d'une combinaison de ces deux mouvements élémentaires.

Il convient également de différencier les mouvements « majeurs » ou « physiologiques » comme les mouvements bruts des pièces osseuses et les mouvements dits « mineurs » ou « accessoires » comme les mouvements des surfaces articulaires (translation et glissement). Le praticien a la tâche de déterminer, lors de son examen clinique, quel est le mouvement mineur limité, soit directement en recherchant le glissement, soit indirectement en raisonnant sur les règles de la convexité-concavité.

Règle de la convexité-concavité

Deux auteurs semblent être à l'origine de cette règle. Tout d'abord Michael A. MacConaill (1902-1987) [8], un anatomiste irlandais qui fut le premier en 1953 à évoquer la relation entre le roulement et le glissement des pièces articulaires en fonction de leur forme. Puis Freddy Kaltenborn (1923-2019) [9] extrapola cette règle à la pratique clinique afin de déterminer le sens du glissement articulaire à appliquer afin d'obtenir un gain de mobilité.

La règle s'énonce ainsi :

- *règle de la convexité* : si l'élément distal (élément mobilisé) est convexe, glissement et roulement se font en sens opposé. Par conséquent le gain d'amplitude angulaire devra se faire dans le plan de glissement selon une direction opposée à celle de la mobilité restreinte ;
- *règle de la concavité* : si l'élément distal est concave (élément mobilisé), glissement et roulement se font dans le même sens. Par conséquent le gain d'amplitude angulaire devra se faire dans le plan de glissement dans le sens de la restriction de mobilité.

Les preuves de la véracité de cette règle demeurent faibles à ce jour. La quasi-totalité des investigations ayant eu lieu sur l'articulation gléno-humérale, nous retiendrons cependant que Jennie Scarvell a montré dans une étude de 2019 [10] que lors d'une grande flexion du genou, le fémur effectue un glissement postérieur par rapport aux plateaux tibiaux, ce qui va à l'encontre de la règle. Schomacher en 2009 [11] et Neumann en 2012 [12] donnent une nouvelle interprétation à cette règle en ne prenant en compte que le mouvement du centre articulaire évoquant un phénomène de patinage articulaire plus ou moins bien compensé.

En conclusion, il est légitime de se demander si des règles de cinématique incertaines étaient destinées à servir de justification sans équivoque au choix de manœuvres de traitement manuel et à leur direction. Elles peuvent cependant constituer un point de départ raisonnable pour prendre de telles décisions tant que les autres dimensions cliniques sont prises en compte. La sémantique est aussi discutable, les termes de règles ou de lois sont probablement inappropriés car ils imposent un modèle strict alors que notre raisonnement clinique ne devrait être guidé que par la réponse clinique.

Grades de mouvements

La description des grades de mobilisation est attribuée à Maitland [13]. Ils permettent de déterminer l'amplitude et le secteur où sont réalisées les techniques de mobilisation passive.

Ces choix techniques dépendent d'un diagramme de mouvement modélisé en fonction du secteur articulaire où apparaissent la douleur et la résistance. Les grades 1 et 4 représentent des petites amplitudes de mobilisation alors que les grades 2 et 3 représentent de grandes amplitudes de mobilisation.

En phase aiguë, lorsque la douleur survient avant la raideur, le praticien utilise préférentiellement les grades 1 et 2 pour inhiber la douleur grâce aux effets neurophysiologiques des mobilisations.

Les grades 3 et 4 sont utilisés dans un second temps pour des effets mécaniques lorsque la douleur a diminué ou que la raideur apparaît avant elle.

Selon Maitland, le grade 5 (impulsion) doit être utilisé si les précédents grades n'ont pas/plus porté leur fruit. La douleur reste le guide pour réaliser ces techniques.

Concernant la vitesse d'exécution des techniques (grades 1 à 4), les oscillations lentes sont privilégiées dans le cadre d'une raideur importante ; et les oscillations rapides pour les restrictions mineures.

Discussion : l'apport de G. Maitland dans le rythme et l'amplitude à appliquer lors des mobilisations articulaires est indiscutable mais le raisonnement inhérent à cette approche demeure fastidieux. Établir un diagramme de mouvement avec sa part de subjectivité peut s'avérer chronophage et inutile pour certains. Intuitivement, de nombreux praticiens s'inspirent du modèle du cofondateur de l'International Federation of Orthopaedic Manipulative Physical Therapists (IFOMPT) mais l'appliquent plus simplement.

Considérons pour cela trois types de douleur et ou de restriction :

- le type SI : il s'agit ici d'un patient sévère ou irritable. Le patient sévère présente un niveau de douleur élevé, le patient irritable déclenche une présentation douloureuse pour une faible contrainte appliquée. Il semble logique ici d'avoir recours à des grades de mouvement bas de type I et II (course courte en début d'amplitude du mouvement) ;
- le type ROM (*Range Of Motion*) : le patient présente une douleur selon un arc douloureux. Exemple : patient douloureux lorsqu'il fléchit le genou entre 40 et 120°. Dans ce cas, le grade de mouvement le plus logique est le grade 3 (course longue) ;
- le type EOR (*End of Range*) : le patient présente une douleur en fin d'amplitude. Dans ce cas, le grade de mouvement privilégié est le grade 4 (course courte en fin d'amplitude).

Les sous-grades notés « + » et « – » sont aussi un héritage de Maitland. Ils consistent en fin d'amplitude à effectuer une surpression notée « + » ou « ++ » dans le cadre d'une raideur sans douleur ou, au contraire, à se restreindre en fin d'amplitude lorsque celle-ci crée une irritabilité. Les signes « – » ou « –– » sont dans ce cas utilisés.

Exemple : un patient présente une douleur en fin d'amplitude d'extension. La douleur est reproduite lorsque l'on applique un glissement antérieur du tibia sous le fémur mais cette manœuvre est douloureuse si elle est forcée. Le grade pertinent retenu est dans ce cas 4–.

Techniques de mobilisation du genou

Mobilisations physiologique et mixte en flexion

Mobilisation physiologique pluriarticulaire en flexion de hanche et de genou

- Position du patient : décubitus dorsal strict.
- Position du thérapeute : debout, homolatéral au côté à mobiliser.
- Action : une main empaume la partie antéro-latérale du tiers inférieur de la cuisse, l'autre main empaume la cheville par le dessus avec l'index et le majeur à la face médiale du calcanéus. Le mouvement de flexion du genou consiste à rapprocher le calcanéum de la face postérieure de la cuisse.

Cette technique présente un inconvénient, le fémur n'est jamais fixé par une contre-prise mais la flexion de hanche associée à celle du genou constitue la seule solution pour éviter une mise en tension excessive du droit fémoral qui empêcherait de balayer la totalité de l'amplitude articulaire.

Mobilisation physiologique pluriarticulaire en flexion de hanche et flexion rotation médiale du genou

- Position du patient : décubitus dorsal strict.
- Position du thérapeute : debout, homolatéral au côté à mobiliser.
- Action : une main empaume la partie antéro-latérale du tiers inférieur de la cuisse, l'autre main empaume la cheville par le dessus avec l'index et le majeur à la face médiale du calcanéus et imprime une rotation médiale du tibia sous le fémur avant d'engager une flexion du genou comme décrite précédemment.

Mobilisation physiologique pluriarticulaire en flexion de hanche et flexion rotation latérale du genou

- Position du patient : décubitus dorsal strict.
- Position du thérapeute : debout, homolatéral au côté à mobiliser.

• Action : une main empaume la partie antéro-latérale du tiers inférieur de la cuisse, l'autre main empaume la cheville par le dessus avec l'index et le majeur à la face médiale du calcanéus et imprime une rotation latérale du tibia sous le fémur avant d'engager une flexion du genou comme décrite précédemment.

Mobilisation physiologique monoarticulaire analytique partielle en flexion de genou (figure 6.1)

• Position du patient : assis en bord de table.
• Position du thérapeute : assis de profil sur un tabouret, face au patient, il fait reposer la jambe du patient sur sa cuisse afin d'obtenir un relâchement musculaire optimal.
• Action : une main empaume la face antérieure du tiers inférieur de la cuisse, l'autre main empaume la cheville par le dessus avec l'index et le majeur à la face médiale du calcanéus avant d'engager une flexion du genou comme décrite précédemment. La cuisse du praticien suit le mouvement de la jambe du patient tout au long du mouvement.

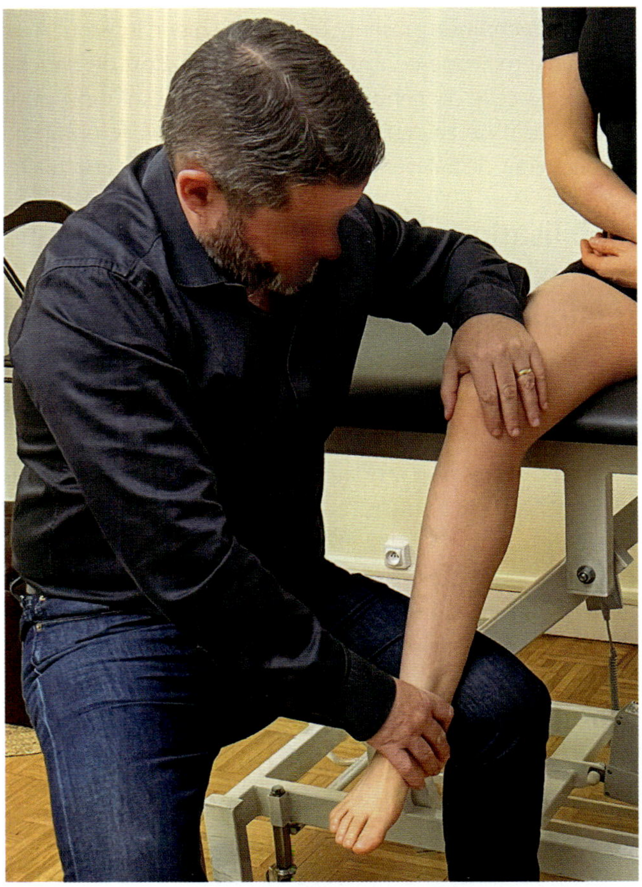

Figure 6.1
Mobilisation physiologique du genou en flexion, patient assis.

Cette technique ne permet qu'une approche partielle de l'amplitude de flexion, elle permet cependant un travail efficace et rassurant pour le patient jusqu'à 90 à 100° de flexion. La main mobilisatrice du kinésithérapeute peut évoluer en restant distale pour ajouter une rotation médiale ou latérale, une adduction ou une abduction, elle peut aussi devenir plus proximale sous l'interligne articulaire fémoro-tibial pour appliquer une mobilisation accessoire conjointe en traction, en compression, en glissement antéro-postérieur (AP) ou postéro-antérieur (PA).

Mobilisation mixte pluriarticulaire en flexion de hanche et flexion abduction du genou

• Position du patient : décubitus dorsal strict.
• Position du thérapeute : debout, homolatéral au côté à mobiliser.
• Action : une main empaume la partie latérale du tiers inférieur de la cuisse, l'autre main empaume la cheville par le dessus avec l'index et le majeur à la face médiale du calcanéus et imprime une translation latérale de l'extrémité inférieure du tibia avant d'engager une flexion du genou comme décrite précédemment.

La translation latérale de l'extrémité inférieure du tibia et le contre-appui sur la face latérale du tiers inférieur de la cuisse sont appliqués avant que la flexion ne soit engagée mais le mouvement accessoire est réellement effectif quand le genou est déverrouillé. Cela permet d'augmenter les contraintes sur le compartiment latéral de l'articulation fémoro-tibiale tout en diminuant les contraintes sur le compartiment médial.

Mobilisation mixte pluriarticulaire en flexion de hanche et flexion adduction du genou

• Position du patient : décubitus dorsal strict.
• Position du thérapeute : debout, homolatéral au côté à mobiliser.
• Action : une main empaume la partie médiale du tiers inférieur de la cuisse, l'autre main empaume la cheville par le dessus avec l'index et le majeur à la face médiale du calcanéus et imprime une translation médiale de l'extrémité inférieure du tibia avant d'engager une flexion du genou comme décrite précédemment.

La translation médiale de l'extrémité inférieure du tibia et le contre-appui sur la face médiale du tiers inférieur de la cuisse sont appliqués avant que la flexion ne soit engagée mais le mouvement accessoire est réellement effectif quand le genou est déverrouillé. Cela permet d'augmenter les contraintes sur le compartiment médial de l'articulation fémoro-tibiale tout en diminuant les contraintes sur le compartiment latéral.

Mobilisations physiologique et mixte en extension

Mobilisation physiologique pluriarticulaire en extension de hanche et de genou

- Position du patient : décubitus dorsal, le genou à mobiliser est placé en flexion, le pied posé sur la table.
- Position du thérapeute : debout, homolatéral au côté à mobiliser.
- Action : une main empaume la partie latérale du tiers inférieur de la cuisse, l'autre main empaume la cheville par le dessus avec l'index et le majeur à la face médiale du calcanéus. Le mouvement d'extension de genou consiste à éloigner le calcanéus de la face postérieure de la cuisse jusqu'à ce que le membre inférieur du patient repose complètement sur la table.

À la fin du mouvement, la main distale du praticien se place en arrière du tiers inférieur du tibia et cherche à décoller le talon alors que la main proximale effectue une poussée postériorisante sur la face antérieure du tiers inférieur de cuisse dans un premier temps, sur l'interligne articulaire dans un deuxième temps et sur la tubérosité tibiale dans un dernier temps.

Mobilisation physiologique pluriarticulaire en extension de hanche et extension rotation médiale du genou

- Position du patient : décubitus dorsal, le genou à mobiliser est placé en flexion, le pied posé sur la table.
- Position du thérapeute : debout, homolatéral au côté à mobiliser.
- Action : une main empaume la partie latérale du tiers inférieur de la cuisse, l'autre main empaume la cheville par le dessus avec l'index et le majeur à la face médiale du calcanéus et imprime une rotation médiale du tibia sous le fémur avant d'engager une extension du genou comme décrite précédemment.

Mobilisation physiologique pluriarticulaire en extension de hanche et extension rotation latérale du genou

- Position du patient : décubitus dorsal, le genou à mobiliser est placé en flexion, le pied posé sur la table.
- Position du thérapeute : debout, homolatéral au côté à mobiliser.
- Action : une main empaume la partie latérale du tiers inférieur de la cuisse, l'autre main empaume la cheville par le dessus avec l'index et le majeur à la face médiale du calcanéus et imprime une rotation latérale du tibia sous le fémur avant d'engager une extension du genou comme décrite précédemment.

Mobilisation mixte pluriarticulaire en extension de hanche et extension abduction du genou

- Position du patient : décubitus dorsal, le genou à mobiliser est placé en flexion, le pied posé sur la table.
- Position du thérapeute : debout, homolatéral au côté à mobiliser.
- Action : une main empaume la partie latérale du tiers inférieur de la cuisse, l'autre main empaume la cheville par le dessus avec l'index et le majeur à la face médiale du calcanéus et imprime une translation latérale de l'extrémité inférieure du tibia avant d'engager une extension du genou comme décrite précédemment.

La translation latérale de l'extrémité inférieure du tibia et le contre-appui sur la face latérale du tiers inférieur de la cuisse sont appliqués avant que l'extension ne soit engagée. Cela permet d'augmenter les contraintes sur le compartiment latéral de l'articulation fémoro-tibiale tout en diminuant les contraintes sur le compartiment médial.

Mobilisation mixte pluriarticulaire en extension de hanche et extension adduction du genou

- Position du patient : décubitus dorsal, le genou à mobiliser est placé en flexion, le pied posé sur la table.
- Position du thérapeute : debout, homolatéral au côté à mobiliser.
- Action : une main empaume la partie médiale du tiers inférieur de la cuisse, l'autre main empaume la cheville par le dessus avec l'index et le majeur à la face médiale du calcanéus et imprime une translation médiale de l'extrémité inférieure du tibia avant d'engager une extension du genou comme décrite précédemment.

La translation médiale de l'extrémité inférieure du tibia et le contre-appui sur la face médiale du tiers inférieur de la cuisse sont appliqués avant que l'extension ne soit engagée. Cela permet d'augmenter les contraintes sur le compartiment médial de l'articulation fémoro-tibiale tout en diminuant les contraintes sur le compartiment latéral.

Mobilisation physiologique monoarticulaire analytique en extension de genou

• Position du patient : procubitus, un coussin sous le tiers inférieur de cuisse du membre à mobiliser, genou fléchi à 90°.
• Position du thérapeute : debout, homolatéral au côté à mobiliser.
• Action : une main empaume la face postérieure du tiers inférieur de la cuisse, l'autre main empaume la cheville postérieurement avant d'engager une extension du genou comme décrite précédemment. La main mobilisatrice du kinésithérapeute peut évoluer en restant distale pour ajouter une rotation médiale ou latérale, une adduction, une abduction, elle peut aussi devenir plus proximale sous l'interligne articulaire fémoro-tibial pour appliquer une mobilisation accessoire conjointe en glissement antéro-postérieur ou postéro-antérieur, une compression ou une traction.

Mobilisation physiologique en rotation

Mobilisation physiologique monoarticulaire analytique en décubitus dorsal

• Position du patient : décubitus dorsal, hanche fléchie à 90° et genou fléchi à 90° (ces valeurs sont retenues par soucis de standardisation mais peuvent être modifiées en fonction de la présentation clinique).
• Position du thérapeute : debout, homolatéral au côté à mobiliser.
• Action : une main empaume la face antérieure du tiers inférieur de la cuisse avec la pulpe du pouce et de l'index en contact avec l'interligne articulaire fémoro-tibial, l'autre main empaume la cheville, l'avant-bras vertical. Afin d'engager une rotation médiale, le praticien éloigne son coude, l'avant-bras devenant oblique en médial, il perçoit avec sa main proximale une avancée du condyle tibial latéral. Pour la rotation latérale, le praticien approche son coude, l'avant-bras devenant oblique en latéral, il perçoit avec sa main proximale une avancée du condyle tibial médial.

Cette technique est rigoureusement académique car elle n'intercale aucune autre articulation. L'absence de rotation dans l'articulation talo-crurale et les faibles mouvements dans la subtalaire autorisent en pratique une prise calcanéenne pour effectuer les mêmes mouvements.

Mobilisation physiologique monoarticulaire analytique en position assise

• Position du patient : assis en bord de table.
• Position du thérapeute : assis de profil sur un tabouret, face au patient, il fait reposer la jambe du patient sur sa cuisse afin d'obtenir un relâchement musculaire optimal.
• Action : une main empaume la face antérieure du tiers inférieur de la cuisse avec la pulpe du pouce et de l'index en contact avec l'interligne articulaire fémoro-tibial, l'autre main empaume la cheville par le dessus avant-bras horizontal. Afin d'engager une rotation médiale, le praticien éloigne son coude, il perçoit avec sa main proximale une avancée du condyle tibial latéral. Pour la rotation latérale, le praticien approche son coude, il perçoit avec sa main proximale une avancée du condyle tibial médial. Même remarque que la technique précédente en ce qui concerne la prise distale calcanéenne.

Mobilisation physiologique monoarticulaire analytique en procubitus

• Position du patient : procubitus, un coussin sous le tiers inférieur de cuisse du membre à mobiliser afin d'éviter un contact douloureux de la face antérieure du genou sur la table, genou fléchi à 90°.
• Position du thérapeute : debout, homolatéral au côté à mobiliser.
• Action : une main empaume la face postérieure du tiers inférieur de la cuisse, l'autre main empaume la cheville antérieurement avant-bras horizontal. Afin d'engager une rotation médiale, le praticien éloigne son coude, il perçoit avec sa main proximale une avancée du condyle tibial latéral. Pour la rotation latérale, le praticien approche son coude, il perçoit avec sa main proximale une avancée du condyle tibial médial. Même remarque que les techniques précédentes en ce qui concerne la prise distale calcanéenne.

Mobilisation physiologique pluriarticulaire indirecte

• Position du patient : décubitus dorsal, hanche fléchie à 90° et genou fléchi à 90°.
• Position du thérapeute : debout, homolatéral au côté à mobiliser.
• Action : une main empaume la face latérale du tiers inférieur de la cuisse avec la pulpe du pouce en contact avec la face antérieure de l'interligne fémoro-tibial au niveau du compartiment latéral, l'avant-bras controlatéral soutient la jambe en berceau et la pulpe du pouce est en contact avec la face antérieure de l'interligne fémoro-tibial au niveau du compartiment médial.

Le praticien engage une adduction horizontale de l'articulation coxofémorale en maintenant la tubérosité tibiale à regarder strictement vers le haut, cela produit une rotation latérale dans l'articulation fémoro-tibiale. Après être revenu en position neutre, il effectue une abduction horizontale de la hanche afin de produire une rotation médiale dans l'articulation fémoro-tibiale.

Mobilisations accessoires de l'articulation fémoro-tibiale

Mobilisations accessoires en traction et compression de l'articulation fémoro-tibiale

Ces mobilisations peuvent aussi prendre le nom de mobilisation longitudinale crânio-caudale (traction) et caudo-crâniale (compression). Elles peuvent être effectuées isolément en décubitus dorsal, en procubitus ou en position assise mais elles sont le plus souvent associées aux mobilisations physiologiques décrites précédemment. Le praticien veillera, quand cela est possible, à placer la pulpe des doigts de la main proximale en contact avec l'interligne articulaire afin de percevoir l'éloignement ou le rapprochement des surfaces articulaires fémoro-tibiales.

Le mouvement imprimé par le praticien consiste en une poussée proximo-distale appliquée sur le tibia selon un axe tibial pour la traction et une poussée disto-proximale pour la compression.

Une croyance demeure encore trop souvent véhiculée, celle que la traction serait une technique systématiquement facilitatrice pour le gain d'amplitude articulaire. Cela semble peu probable car elle met en tension de nombreuses structures périarticulaires qui vont limiter les mouvements du genou. C'est pour cette raison qu'elle doit être utilisée pour des douleurs et des pertes de mobilité d'origine périarticulaire. Au contraire, la compression, sous-utilisée dans la prise en charge du genou, permet d'améliorer le contact articulaire en relâchant les structures périarticulaires, ce qui en fait une véritable technique intra-articulaire.

Mobilisation accessoire en glissement antéro-postérieur du tibia sous le fémur (AP tibia/fémur)

- Position du patient : décubitus dorsal, le genou à mobiliser est placé en flexion, le pied posé sur la table.
- Position du thérapeute : debout, homolatéral au côté à mobiliser.

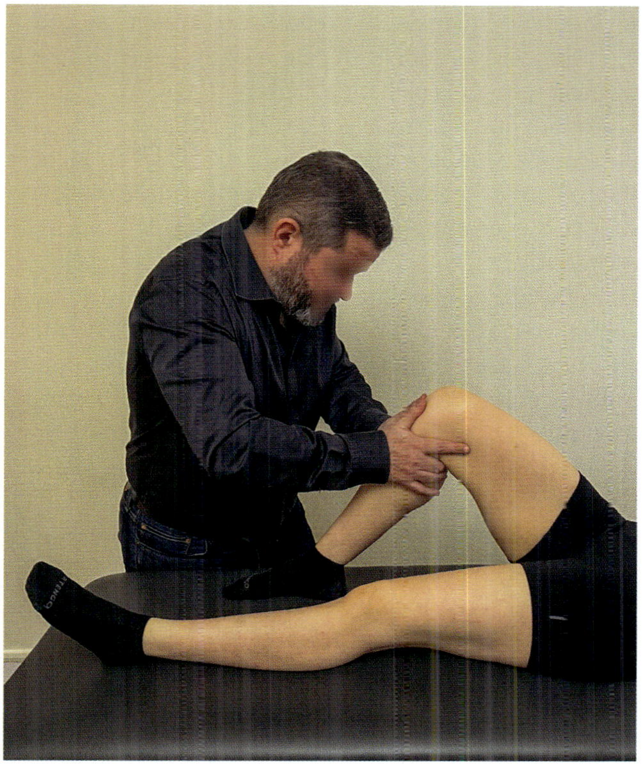

Figure 6.2
Mobilisation accessoire en glissement postérieur du tibia sous le fémur.

- Action : une main empaume la partie antérieure du tiers inférieur de la cuisse, la première commissure de l'autre main empaume l'extrémité supérieure du tibia à hauteur de la tubérosité tibiale, avant-bras strictement perpendiculaire au tibia durant toute la manœuvre. Le praticien réalise une poussée postérieure avec sa main distale afin de réaliser un glissement postérieur du tibia sous le fémur.

Il existe une variante qui consiste à utiliser une double prise sur le tibia. Le praticien est toujours homolatéral au côté à mobiliser, face au patient, il place l'éminence thénar de ses mains sur les faces antéro-médiale et antéro-latérale de l'extrémité supérieure du tibia, avant-bras perpendiculaires au tibia afin d'engager le glissement postérieur du tibia (figure 6.2).

Ces deux approches peuvent aussi être réalisées patient assis en bord de table et praticien assis sur un tabouret du côté à mobiliser.

Mobilisation accessoire en glissement postéro-antérieur du tibia sous le fémur (PA tibia/fémur)

- Position du patient : décubitus dorsal, le genou à mobiliser est placé en flexion, le pied posé sur la table.

• Position du thérapeute : debout, homolatéral au côté à mobiliser, face au patient (il peut éventuellement s'asseoir délicatement sur le pied du patient).
• Action : le praticien place ses doigts longs sur la face postérieure du tiers supérieur de la jambe, les éminences thénar sont posées sur les faces antéro-médiale et antéro-latérale du tiers supérieur du tibia, la pulpe des pouces au contact de la face antérieure de l'interligne articulaire et les avant-bras sont strictement perpendiculaires au tibia. Le praticien verrouille ses coudes, se penche lentement en arrière pour écraser les tissus mous postérieurs du mollet, cette densification lui permet de rentrer dans la résistance articulaire. À ce moment, il se penche à nouveau en arrière pour réaliser un glissement antérieur du tibia sous le fémur.

Des variantes existent : en position assise selon les mêmes modalités et en procubitus genou fléchi. Dans ce cas le praticien utilise l'épaule comme contre-appui au contact de la face antérieure du tiers inférieur du tibia, le glissement étant aussi produit par les doigts longs au contact de la face postérieure du tiers supérieur de jambe.

Mobilisation accessoire en glissement postéro-antérieur et ou antéro-postérieur unilatéral du tibia sous le fémur

Cette technique présente un réel intérêt dans la prise en charge des problématiques rotatoires du genou.

Deux situations sont donc envisageables :

Dans le sens de la rotation médiale (figure 6.3) : mobilisation en PA unilatéral latéral du tibia et/ou mobilisation en AP unilatéral médial du tibia.

• Position du patient : décubitus dorsal, le genou à mobiliser est placé en flexion, le pied posé sur la table.
• Position du praticien : debout, homolatéral au côté à mobiliser, face au patient.
• Action : l'éminence thénar de la main médiale du praticien prend appui sur le tiers supérieur de la face antéro-médiale du tibia, le pouce au contact de l'interligne articulaire, les doigts longs de la main latérale du thérapeute contactent le tiers supérieur de la moitié latérale de la face postérieure de jambe. La main médiale effectue une poussée postériorisante et ou la main latérale effectue une poussée antériorisante.

Dans le sens de la rotation latérale : mobilisation en PA unilatéral médial du tibia et/ou mobilisation en AP unilatéral latéral du tibia.

• Position du patient : décubitus dorsal, le genou à mobiliser est placé en flexion, le pied posé sur la table.

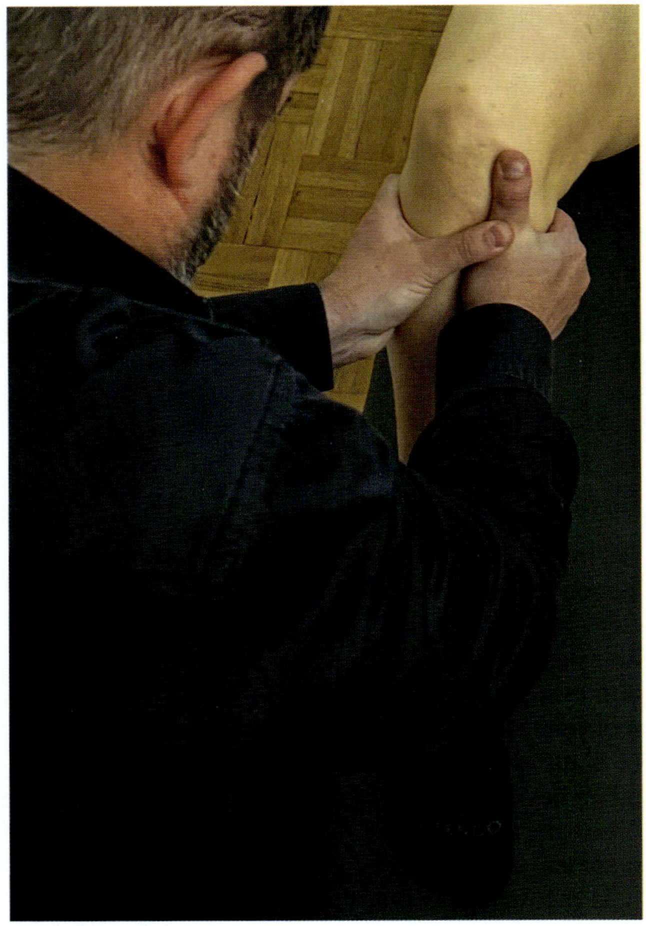

Figure 6.3

Mobilisations accessoires conjointes en PA unilatéral latéral et en AP unilatéral médial du tibia.

• Position du praticien : debout, homolatéral au côté à mobiliser, face au patient.
• Action : l'éminence thénar de la main latérale du praticien prend appui sur le tiers supérieur de la face antéro-latérale du tibia, le pouce au contact de l'interligne articulaire, les doigts longs de la main médiale du thérapeute contactent le tiers supérieur de la moitié médiale de la face postérieure de jambe. La main médiale effectue une poussée antériorisante et ou la main latérale effectue une poussée postériorisante.

Mobilisation accessoire en glissement médial du tibia sous le fémur

On parle aussi dans ce cas de mobilisation transversale du tibia vers le médial.

• Position du patient : décubitus dorsal strict.

• Position du thérapeute : debout, homolatéral au côté à mobiliser, tourné vers le patient.
• Action : la main proximale est fixatrice, elle empaume la partie médiale du tiers inférieur de la cuisse, l'autre main empaume la partie latérale du tiers supérieur de jambe, les avant-bras sont strictement perpendiculaires au tibia. Les doigts longs placés postérieurement engagent un déverrouillage du genou en légère flexion puis la main distale applique une translation médiale du tibia sous le fémur. Il est bien entendu tout à fait envisageable d'utiliser la main distale comme main fixatrice. Dans ce cas la main proximale effectue une translation latérale du fémur sur le tibia. Un couple de force est aussi possible, et dans ce cas les deux mains sont mobilisatrices.

Mobilisation accessoire en glissement latéral du tibia sous le fémur

On parle aussi dans ce cas de mobilisation transversale du tibia vers le latéral (figure 6.4).
• Position du patient : décubitus dorsal strict.
• Position du thérapeute : debout, homolatéral au côté à mobiliser, tourné vers le patient.
• Action : la main proximale est fixatrice, elle empaume la partie latérale du tiers inférieur de la cuisse, l'autre main empaume la partie médiale du tiers supérieur de jambe, les avant-bras sont strictement perpendiculaires au tibia. Les doigts longs placés postérieurement engagent un déverrouillage du genou en légère flexion puis la main distale applique une translation latérale du tibia sous le fémur. Il est bien entendu tout à fait envisageable d'utiliser la main distale comme main fixatrice. Dans ce cas la main proximale effectue une translation médiale du fémur sur le tibia. Un couple de force est aussi possible, et dans ce cas les deux mains sont mobilisatrices.

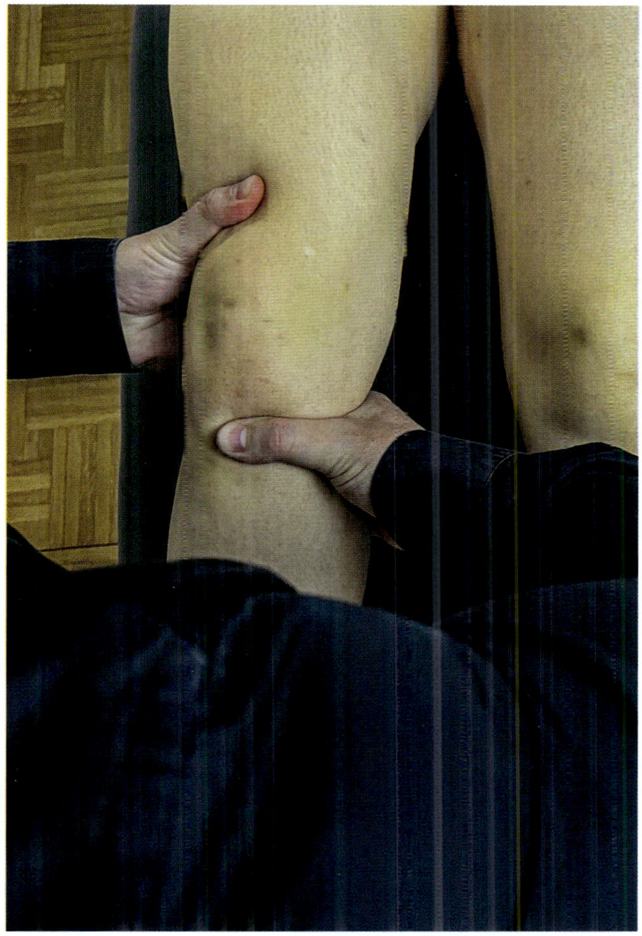

Figure 6.4
Mobilisation accessoire en glissement latéral du tibia sous le fémur.

Mobilisation accessoire en valgus/ varus de genou

Pour de nombreux praticiens, les notions de valgus/varus et d'adduction/abduction du tibia sous le fémur sont assez peu différenciables. Essayons d'y voir un peu plus clair.

Les mobilisations en valgus et en abduction du tibia sous le fémur ont le même effet au niveau de l'articulation : ouverture du compartiment médial de l'articulation et fermeture du compartiment latéral. La différence réside dans le fait que le valgus est obtenu par la mobilité conjointe du fémur et du tibia alors que dans le cas de l'abduction le fémur est fixé et seul le tibia est mobilisé.

Dans la même idée, varus et adduction du tibia sous le fémur provoquent une fermeture du compartiment médial de l'articulation et une ouverture du compartiment latéral. La différence entre les deux s'explique exactement comme pour le valgus et l'adduction du tibia.
• Position du patient : décubitus dorsal proche du bord de la table, la hanche du côté à traiter est en abduction pour sortir le membre inférieur de la table.
• Position du thérapeute : debout, homolatéral au côté à mobiliser, tourné vers le patient, il place le tiers inférieur du tibia du patient entre ses cuisses.
• Action : le thérapeute place le bord radial de chaque index sur la partie médiale et la partie latérale de l'interligne articulaire, les avant-bras sont strictement perpendiculaires au tibia. Il déverrouille légèrement le genou en flexion puis, les deux mains appliquent une translation latérale du genou pour obtenir un varus ou une

translation médiale pour obtenir un valgus. Le praticien demeure vigilant à ne pas induire de rotation durant la manœuvre.

Mobilisations accessoires de l'articulation fémoro-patellaire

Il est souhaitable de vérifier la mobilité de l'articulation fémoro-patellaire avant toute mobilisation de l'articulation fémoro-tibiale.

- Position du patient : décubitus dorsal strict.
- Position du thérapeute : debout, homolatéral ou controlatéral au côté à mobiliser.
- Action : le thérapeute effectue une contre-prise en appliquant la première commissure de la main proximale sur l'extrémité inférieure du fémur, l'index en contact avec le condyle fémoral médial, le pouce en contact avec le condyle fémoral latéral. La prise sur la patella est différente selon la mobilisation réalisée :
  - une prise pouce-index sur les bords latéraux de la patella pour la mobiliser transversalement en dedans et en dehors (figure 6.5), pour la mobiliser en diagonale, en rotation ou en circumduction ;
  - les options précédentes peuvent être utilisées pour les mobilisations longitudinales crâniale et caudale mais souvent la contre-prise est abandonnée au profit d'une double prise qui consiste à poser l'éminence thénar au contact de la base patellaire pour une direction caudale ou au contact de la pointe patellaire pour une direction crâniale, la seconde main renforçant la première ou accompagnant le mouvement de la patella sur les bords latéraux. Dans les deux cas, l'avant-bras de la main mobilisatrice demeure parallèle au membre inférieur mobilisé.

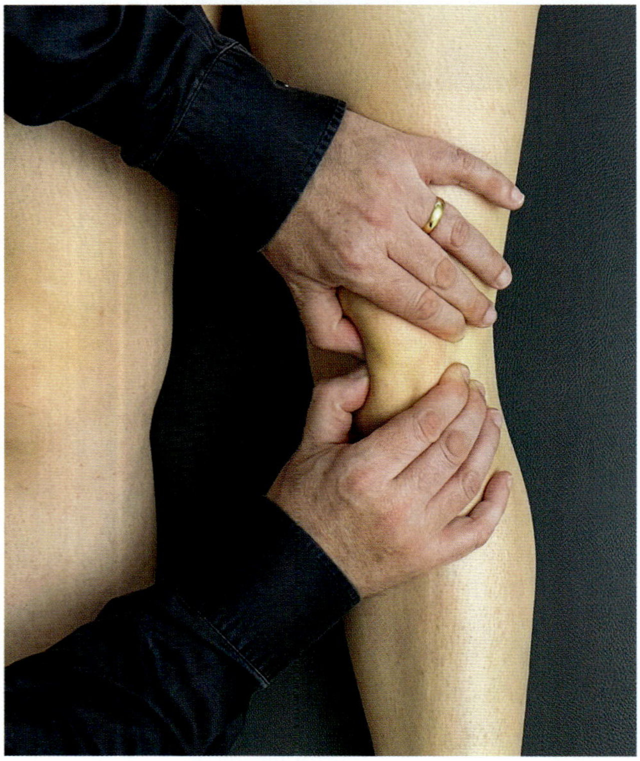

Figure 6.5
Mobilisation accessoire transversale latérale de la patella.

On peut ajouter à l'ensemble de ces techniques une composante de traction ou de compression. Pour les mêmes raisons que celles évoquées pour l'articulation fémoro-tibiale, la traction, technique périarticulaire semble à ce jour surutilisée au détriment de la compression, technique intra-articulaire probablement plus pertinente.

Des manœuvres dites de *shelling* ont aussi été décrites par Maitland. Le *shelling* médial consiste à placer les pouces sur le bord latéral de la patella alors que les index placés en crochets soulèvent le bord médial. Le *shelling* latéral consiste à placer les index sur le bord médial de la patella alors que les pouces placés en crochets soulèvent le bord latéral de la patella.

Mobilisations accessoires de l'articulation tibiofibulaire supérieure

Mobilisation accessoire en glissements antéro-postérieur et postéro-antérieur de la tête fibulaire (AP et PA de tête fibulaire)

- Position du patient : décubitus dorsal, le genou à mobiliser est placé en flexion, le pied posé sur la table.
- Position du thérapeute : debout, homolatéral au côté à mobiliser, face au patient (il peut éventuellement s'asseoir délicatement sur le pied du patient).
- Action : le thérapeute empaume la face antérieure du tiers supérieur du tibia avec sa main médiale. Il effectue une pince antéro-postérieure pulpo-pulpaire avec le pouce et l'index de la main latérale sur la tête fibulaire. Le pouce exerce une pression postérieure pour effectuer un glissement postérieur (figure 6.6), l'index effectue une traction antérieure pour un glissement antérieur.

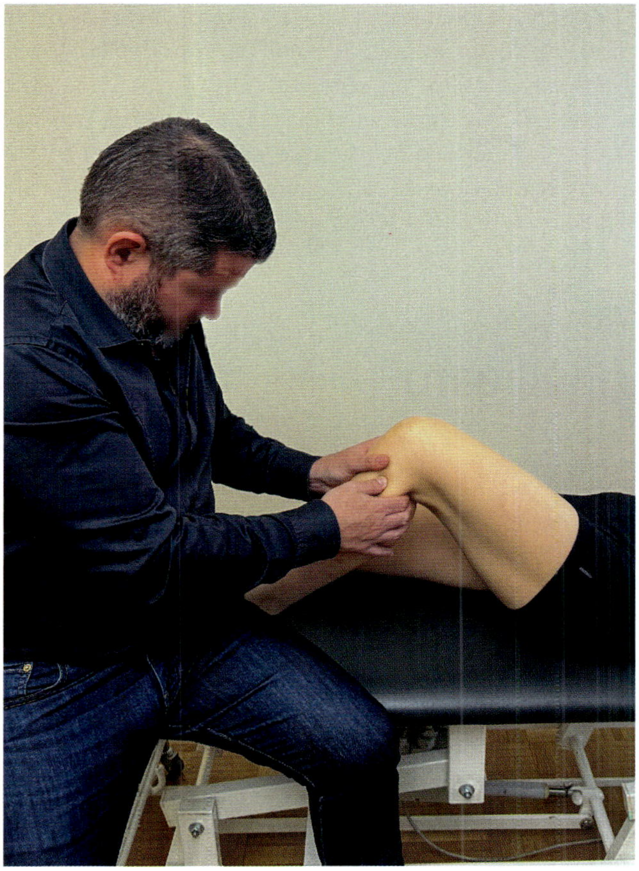

Figure 6.6

Mobilisation accessoire en glissements antéro-postérieur de la tête fibulaire.

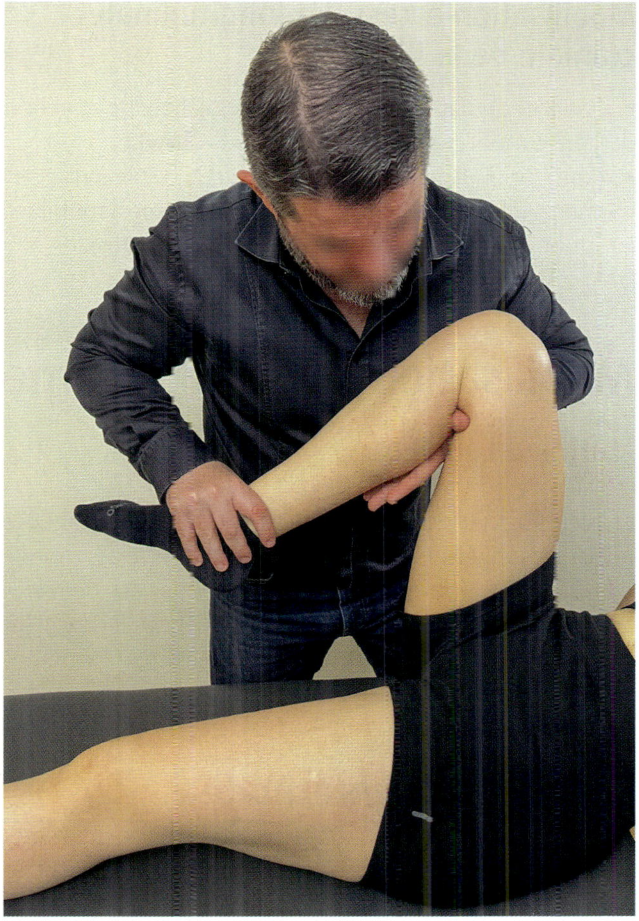

Figure 6.7

Mobilisation accessoire de grade 5 en glissement postéro-antérieur de la tête fibulaire.

Mobilisation accessoire de grade 5 en glissement postéro-antérieur de la tête fibulaire

- Position du patient : décubitus dorsal, le genou à mobiliser est placé en flexion, le pied posé sur la table.
- Position du thérapeute : debout, homolatéral au côté à mobiliser.
- Action : le praticien place l'éminence thénar de sa main proximale au contact de la face postérieure de la tête fibulaire. Il empaume la cheville antérieurement avec sa main distale afin d'engager une flexion de genou jusqu'à ce que l'éminence thénar la limite. Le thérapeute densifie ensuite la poussée antériorisante de l'éminence thénar sur la tête fibulaire en majorant la flexion jusqu'à la barrière motrice avant d'effectuer une manipulation à haute vitesse et basse amplitude (figure 6.7). Une rotation latérale du genou peut être adjointe pour densifier l'appui de l'éminence thénar sur la tête fibulaire.

Mobilisation accessoire longitudinale caudale de la fibula

- Position du patient : décubitus dorsal, hanche et genou du côté à mobiliser en flexion à 90°.
- Position du thérapeute : assis sur la table entre les membres inférieurs du patient, face au membre à mobiliser. La jambe du patient repose sur le thorax du praticien.
- Action : le praticien applique l'éminence thénar de sa main crâniale sur le pôle supérieur de la tête fibulaire, avant-bras parallèle au segment tibial. La main caudale empaume le calcanéus pour constituer une contre-prise. La mobilisation consiste à exercer une poussée longitudinale caudale avec la main proximale.

Mobilisation accessoire longitudinale crâniale de la fibula

- Position du patient : décubitus dorsal, hanche et genou du côté à mobiliser en flexion à 90°.
- Position du thérapeute : assis sur la table entre les membres inférieurs du patient, face au membre à mobiliser. La jambe du patient repose sur le thorax du praticien.
- Action : le praticien applique l'éminence thénar de sa main distale sur le pôle inférieur de la malléole latérale, avant-bras parallèle au segment tibial. La main caudale empaume la face antérieure du tiers inférieur de la cuisse pour constituer une contre-prise. La mobilisation consiste à exercer une poussée longitudinale crâniale avec la main distale.

Mobilisations avec mouvement (Mulligan)

Matthieu Loubière

Le concept Mulligan est un concept de thérapie manuelle né dans les années 1980 et qui s'est diffusé à travers le monde de façon exponentielle, spécialement depuis ces dernières années en France. Il a pour fondateur Brian Mulligan, originaire de Wellington en Nouvelle-Zélande et membre honoraire de la New Zealand Society of Physiotherapist.

Histoire de la méthode

Brian Mulligan, physiothérapeute néozélandais, commença à travailler en 1954 et se forma à différentes méthodes en assistant aux formations du Dr James Cyriax (médecine orthopédique). Il développa rapidement un intérêt appuyé pour la thérapie manuelle. Contemporain de Stanley Paris et Robin McKenzie, il apprit le concept Kaltenborn au retour de ce dernier en Nouvelle-Zélande. Le concept fit grand sens pour lui, et il s'y investit, que ce soit dans sa pratique personnelle, que dans l'exercice du partage des connaissances via l'enseignement à ses pairs. En 1985, il fit la découverte des *Mobilization With Movement* (MWM), un peu par hasard, en cherchant des solutions suite à un échec avec une patiente basketteuse. Cette dernière s'était blessée au doigt à l'articulation interphalangienne qui était gonflée et peu mobile. Les résultats furent médiocres alors qu'il appliquait de manière consciencieuse les techniques de mobilisation articulaire (traction, compression) et l'électrothérapie. Il décida en tâtonnant de maintenir un glissement latéral indolore lors de la flexion et les résultats obtenus furent notables avec une récupération complète de l'amplitude indolore.

De cette expérience, il garda la logique clinique et développa son concept à partir de cette découverte fortuite [14]. Il commença par appliquer aux membres sa découverte et les applications rachidiennes virent rapidement le jour via les *Sustained Natural Apophyseal Glides* (SNAG). Il tint son premier cours en 1986 et publia son premier livre *Manual Therapy : NAGs, SNAGs et MWM*. Il établit par la suite une association internationale en 1998, The Mulligan Concept Teachers Association (MCTA), qui regroupe et organise l'activité des quelque 55 instructeurs internationaux. Par ses apports majeurs à la profession, Mulligan figure parmi les sept personnes ayant le plus influencé la thérapie manuelle orthopédique.

Acronymes [14]

Le concept Mulligan s'appuie sur de nombreux acronymes permettant à la fois de donner corps aux techniques, mais aussi de valider les indications et contre-indications. Voyons ici les principaux.

CROCKS pour...

Contre-indication : les techniques proposées par Mulligan sous-entendent un triage préalable des patients et un respect des pathologies classiques. Ainsi, en cas d'atteintes cutanées (p. ex. cicatrice fraîche) et osseuses (p. ex. fracture de la patella), d'infections (p. ex. infection prothétique) et d'inflammation (p. ex. crise de goutte), ou encore d'atteintes vasculaires (p. ex. thrombose veineuse profonde), elles ne devraient pas être utilisées. Par ailleurs, s'inscrivant dans un paradigme de réponse clinique, en présence d'inefficacité ou d'augmentation des symptômes, la pratique doit être adaptée ou stoppée.

Répétition : l'application technique s'effectue en général en nombres de répétition et de série. Quand elles sont appliquées sur la colonne, le dosage est souvent moindre, notamment sur la colonne cervicale. Il est d'usage d'utiliser pour le genou lors de la première séance, six répétitions sur trois séries ; puis pour les séances suivantes, six à dix répétitions sur trois à cinq séries.

***O**ver-pressure*/Surpression : dans son application, il est idéal de parvenir à amener l'articulation dans sa réserve passive de mouvement. Ainsi, il est d'usage de faire ajouter par le patient une surpression de fin d'amplitude si elle est indolore.

Communication et **C**oopération : Il est primordial que patient et thérapeute communiquent mutuellement. Pour le thérapeute, c'est son rôle d'éducateur d'être pédagogue, pour le patient, il s'agit d'être acteur et de rapporter les sensations et douleurs qu'il expérimente.

***K**nowledge* : a trait aux connaissances générales nécessaires pour la prise en charge des patients.

***S**ustain* : maintenir le glide pendant toute la durée du mouvement est essentiel.

***S**kill* (compétences) et **S**ensibilité : l'approche de Mulligan et une approche du praxis. C'est en pratiquant qu'on améliore sa main, non pas dans l'amélioration du ressenti, mais plutôt dans un perfectionnement de la gestuelle.

Sens : utiliser son bon sens.

PILL pour…

***P**ain free* : sans douleur. Il s'agit du premier principe, central et cardinal de l'approche. L'objectif est d'obtenir une indolence absolue et ce, dès la première application technique. Toutefois :

- si la douleur diminue mais reste présente : on peut changer de direction, de niveau, d'intensité (ou de côté pour le rachis) ;
- si la douleur augmente, le glissement adéquat pourrait être dans la direction opposée ;
- si la douleur stagne, il faut changer de plan.

Instantanée : s'il y a un effet, cela doit être immédiat.

***L**ong **L**asting*/Qui dure longtemps : sous-entend que les effets doivent durer par-delà l'arrêt de la technique, quelques heures, voire quelques jours.

MWM pour…

***M**obilization **W**ith **M**ovement* : il s'agit de l'application d'une force ou d'un glissement accessoire maintenu pendant un mouvement actif du patient, qui aura été au préalable identifié comme pathologique. La justification des glissements proposés par Mulligan respecte globalement les règles de concavité et convexité de Kaltenborn, et concernant ses effets, il avait tendance à penser qu'il était en lien avec des fautes positionnelles [16]. Il est donc nécessaire dans un premier temps d'identifier le mouvement difficile ou douloureux et de réaliser une translation ou un glissement, au plus près de l'interligne articulaire, parallèle au plan de traitement. Une spécificité de Mulligan est de proposer une application en charge, ceci étant particulièrement intéressant pour le genou. Lorsqu'elles sont appliquées à la colonne, les techniques prendront le nom de *Sustained Natural Apophyseal Glides* (SNAG).

Effets supposés et recherche

Le concept Mulligan fait partie des concepts les plus récents et participe activement via de nombreuses études à la recherche [18]. Une synthèse de la recherche est disponible directement sur leur site Internet [19] et montre une démarche d'évaluation notable.

Les techniques Mulligan fonctionnent via des effets périphériques (l'hypothèse de la faute positionnelle, action sur les mécanorécepteurs par modification des inputs nociceptifs) et des effets centraux (mécanisme montant et descendant, effets contextuels et psychologiques) [20].

En ce qui concerne le genou, les études ont montré que dans les arthropathies de genou, les MWM étaient efficaces pour la douleur, la fonction et l'amplitude [21-23], ces résultats sont également retrouvés pour les atteintes méniscales [24] et le syndrome fémoro-patellaire [25].

MWM sur le genou

Dans la plupart des cas, le thérapeute va chercher à moduler des symptômes, mais pas à traiter une pathologie. Il aura alors plusieurs options pour utiliser les MWM.

Si c'est la composante douleur qui pose problème principalement, les glissements latéraux en flexion/extension devront être recherchés en premier. Si c'est la raideur qui prime, il se tournera d'abord vers les directions antérieure/postérieure. Dans le cas d'une douleur survenant au pivot, le plan rotatoire pourra être recherché avec la même méthodologie présentée. Enfin, nous avons souhaité présenter la technique Squeeze spécifiquement proposée pour les douleurs méniscales.

Glissement médial/latéral MWM pour une flexion ou une extension douloureuse (figures 6.8, 6.9 et 6.10)

Indications

Le patient présente une limitation ou une douleur lors de la flexion/extension du genou. Si la douleur est située

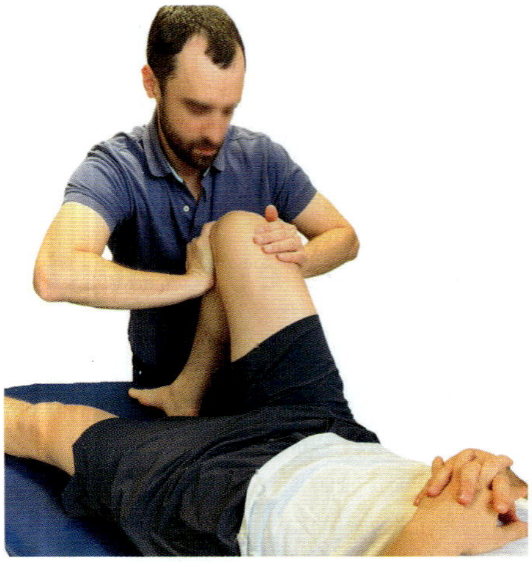

Figure 6.8

Glissement latéral MWM pour une flexion douloureuse en décubitus dorsal.

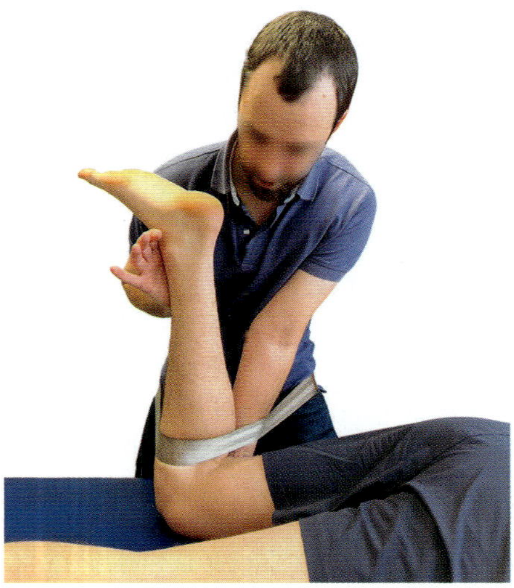

Figure 6.9

Glissement latéral MWM pour une flexion douloureuse en décubitus ventral.

à l'intérieur du genou, le praticien réalisera un glissement médial du tibia sous le fémur, dans le cas contraire il réalisera un glissement latéral.

Réalisation de la technique

Position de départ

En cas de symptômes en décharge, le patient est installé en décubitus dorsal (figure 6.8)

En cas de symptômes en charge, le patient est installé en fente avant, le pied posé sur une chaise.

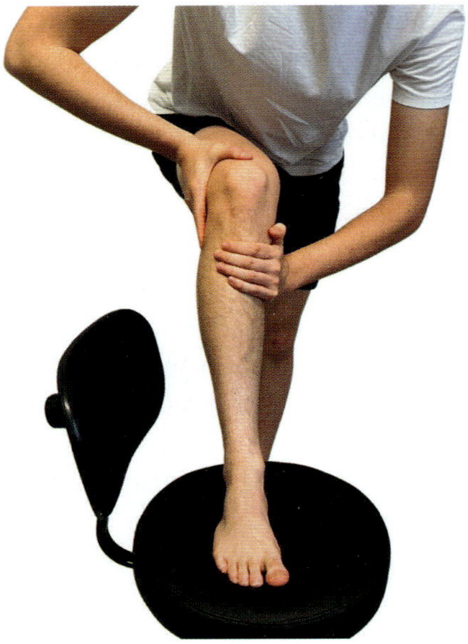

Figure 6.10

Auto-exercice – Glissement latéral MWM pour une flexion douloureuse.

Position du thérapeute et modalités d'application

Le thérapeute se positionne en face du genou symptomatique. S'il souhaite produire un glissement médial :

- de sa main proximale, il réalise une contre-prise à l'extrémité distale du fémur médialement ;
- de sa main distale placée face latérale de la jambe, il réalise un glissement dans une direction médiale, ses deux avant-bras étant parfaitement parallèles ;
- il vérifie que le patient n'a pas d'aggravations des symptômes.

Mouvement demandé

Le patient réalise activement le mouvement douloureux. Le thérapeute maintient les modalités précédentes pendant toute la durée du mouvement. Si les conditions le permettent (indolence), une surpression finale est réalisée par le patient via une sangle ou par le thérapeute.

Dosage, adaptation et posologie

Dans le cas où l'effet PILL est obtenu, le mouvement peut être réalisé six à dix répétitions, trois à cinq séries pendant le traitement.

Dans le cas où la douleur ou la limitation persiste, le thérapeute peut moduler en changeant la force (plus ou moins), l'angulation (en déplaçant légèrement les avant-bras) ou de direction (glissement latéral).

Point d'attention et variantes

Il est possible d'utiliser une sangle pour réaliser le glissement. Dans ces conditions, le mouvement est réalisé sur le ventre (figure 6.9).

Auto-exercice

Pour réaliser l'auto-exercice, le patient se place en position de fente sur une chaise. Avec sa main proximale, il stabilise son fémur médialement et à l'aide de sa main distale, il réalise le glissement de la jambe en direction médiale (figure 6.10).

Glissement antero-postérieur MWM pour une flexion douloureuse ou raide (figure 6.11)

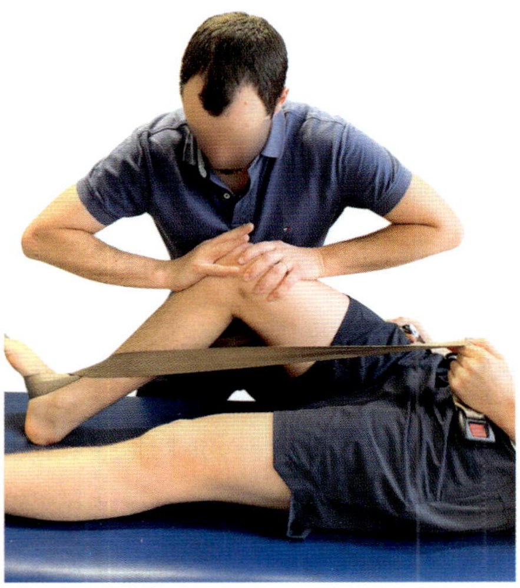

Figure 6.11
Glissement antero-postérieur MWM pour une flexion douloureuse ou raide.

Indications

Le patient présente une limitation franche de l'amplitude ou une douleur lors de la flexion du genou.

Réalisation de la technique

Position de départ

Le patient est installé en décubitus dorsal. Une sangle ou un élastique a été positionné autour de sa cheville pour permettre le cas échéant la surpression. Le genou est amené avec un certain degré de flexion. La table est en position basse.

Position du thérapeute et modalités d'applications

Le thérapeute se positionne au-dessus du genou à traiter :

- de sa main proximale, il réalise une contre-prise à l'extrémité distale du fémur sur sa face antérieure ;
- de sa main distale placée face antérieure de la tubérosité tibiale antérieure au plus près de l'interligne articulaire, il réalise un glissement antéro-postérieur en suivant le plan du plateau tibial. Ses avant-bras sont alignés ;
- il vérifie que le patient n'a pas d'aggravations des symptômes.

Mouvement demandé

Le patient réalise activement le mouvement de flexion du genou. Le thérapeute maintient les modalités précédentes pendant toute la durée du mouvement. Si les conditions le permettent (indolence), une surpression finale est réalisée par le patient via une sangle.

Dosage, adaptation et posologie

Dans le cas où l'effet PILL est obtenu, le mouvement peut être réalisé six à dix répétitions, trois à cinq séries pendant le traitement.

Dans le cas où la douleur et/ou la limitation persistent, le thérapeute peut moduler en changeant la force (plus ou moins), l'angulation (en déplaçant légèrement l'avant-bras distal) ou de direction (glissement postéro-antérieur).

Auto-exercice

La technique n'est pas réalisable par le patient seul.

Remarque

Dans ce cas de figure, le glissement proposé s'inscrit dans un paradigme mécaniste type Kaltenborn-Evjenth.

Glissement postéro-antérieur MWM pour une extension douloureuse ou un flessum (figures 6.12 et 6.13)

Indications

Le patient présente une limitation franche de l'amplitude ou une douleur lors de l'extension ou du verrouillage du genou.

Réalisation de la technique

Position de départ

Le patient est installé en décubitus dorsal en relative extension. La table est en position basse.

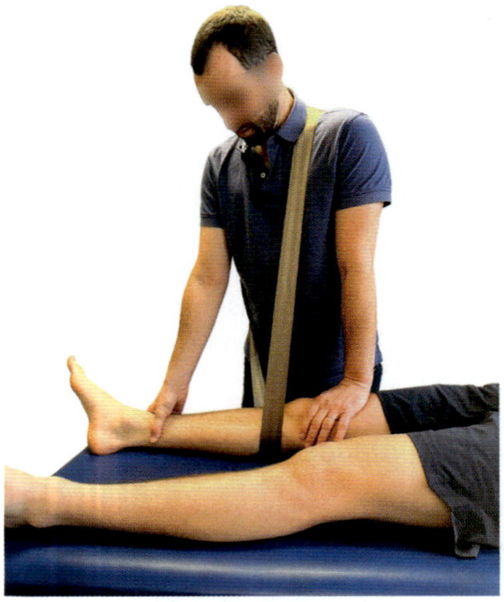

Figure 6.12
Glissement postéro-antérieur MWM pour une extension douloureuse ou un flessum.

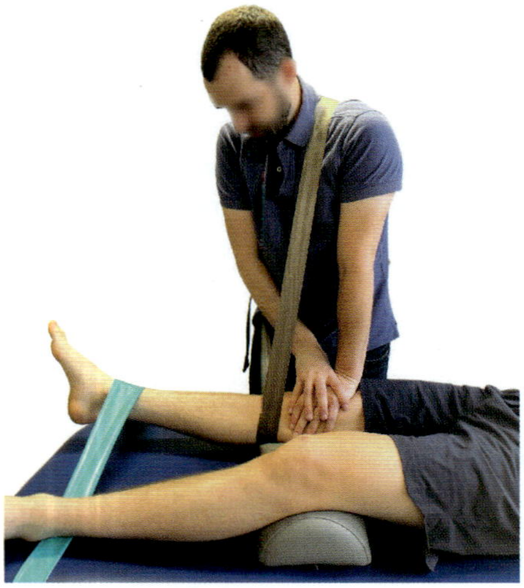

Figure 6.13
Glissement postéro-antérieur MWM pour une extension douloureuse ou un flessum variante avec la sangle.

Position du thérapeute et modalités d'applications

Le thérapeute se positionne au-dessus du genou à traiter :
- de sa main proximale, il réalise une contre-prise à l'extrémité distale du fémur en le saisissant par sa main extérieure ;
- de sa main distale face médiale du tibia au plus près de l'interligne articulaire, il réalise un glissement postéro-antérieur en suivant le plan du plateau tibial. Ses avant-bras sont alignés ;
- il vérifie que le patient n'a pas d'aggravations des symptômes ;
- si le volume de la cuisse limite la mise en place de la technique, le thérapeute peut utiliser une sangle (figure 6.12).

Mouvement demandé

Le patient réalise activement le mouvement d'extension du genou. Le thérapeute maintient les modalités précédentes pendant toute la durée du mouvement. Si les conditions le permettent (indolence), une surpression finale est réalisée par le thérapeute.

Dosage, adaptation et posologie

Dans le cas où l'effet PILL est obtenu, le mouvement peut être réalisé six à dix répétitions, trois à cinq séries pendant le traitement.

Dans le cas où la douleur et/ou la limitation persistent, le thérapeute peut moduler en changeant la force (plus ou moins), l'angulation (en déplaçant légèrement l'avant-bras distal) ou de direction (glissement antéro-postérieur). Par ailleurs, si le thérapeute réalise une traction trop importante, l'extension complète sera impossible.

Auto-exercice

La technique n'est pas réalisable par le patient seul.

Remarque

L'utilisation d'un élastique peut être proposée pour donner un feedback au patient lors de l'extension du genou (figure 6.13). Dans ce cas de figure, le glissement proposé s'inscrit dans un paradigme mécaniste type Kaltenborn-Evjenth.

Squeeze technique (douleurs méniscales) (figures 6.14 et 6.15)

Indications

Le patient présente une limitation de l'amplitude ou une douleur de l'interligne médiale lors de la flexion/extension causée par une atteinte méniscale ou un changement dégénératif. Cette technique est surtout utile en aigu ou subaigu.

Réalisation de la technique

Position de départ

En cas de symptômes en décharge, le patient est installé en décubitus dorsal (figure 6.14).

En cas de symptômes en charge, le patient est installé en fente avant, le pied posé sur une chaise.

Le genou est placé dans une position neutre indolore.

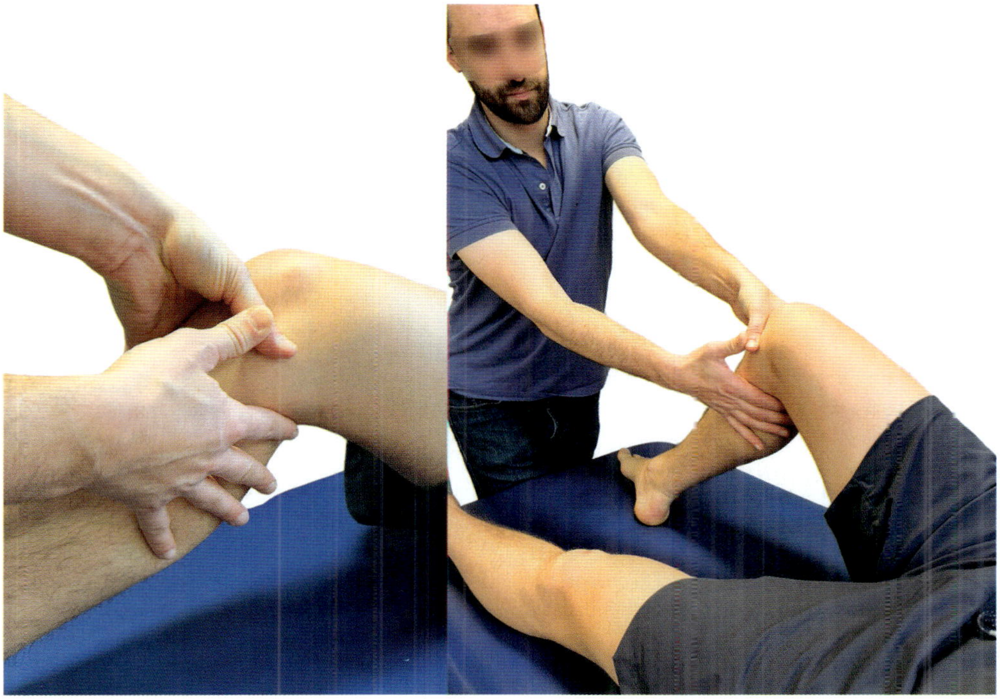

Figure 6.14
Squeeze technique en décharge (douleurs méniscales).

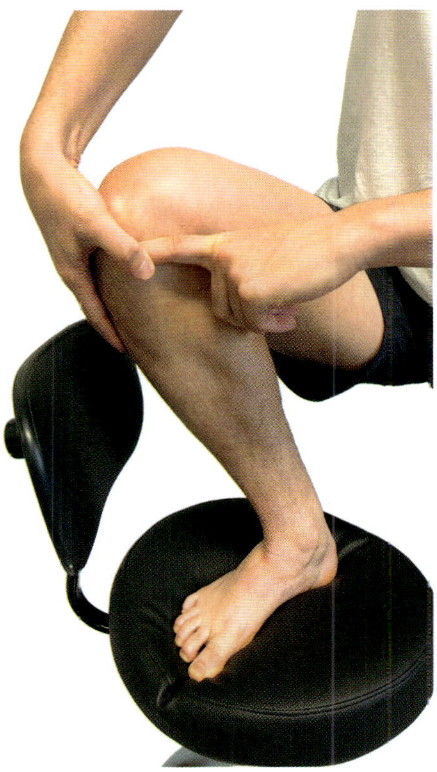

Figure 6.15
Squeeze technique en charge (douleurs méniscales) auto-exercice.

Position du thérapeute et modalités d'applications

Le thérapeute enserre légèrement le genou :

- de sa main médiale, il positionne le bord ulnaire de son pouce sur l'interligne articulaire en recherchant le point le plus sensible ;
- de sa main latérale, il superpose son pouce contre le précédent et réalise une poussée en direction de l'interligne ;
- le patient peut ressentir une légère douleur pendant toute la durée du mouvement.

Mouvement demandé

Le patient réalise graduellement des mouvements de flexion/extension du genou en allant chercher de plus en plus loin dans les deux directions. Le thérapeute maintient les modalités précédentes pendant toute la durée du mouvement. Si les conditions le permettent (indolence), le patient va au bout de l'amplitude disponible.

Dosage, adaptation et posologie

Dans le cas où l'effet PILL est obtenu, le mouvement peut être réalisé six à dix répétitions, trois à cinq séries pendant le traitement.

Dans le cas où la douleur et/ou la limitation persistent, le thérapeute peut moduler en changeant la force (plus ou moins), l'angulation (en déplaçant légèrement l'avant-bras distal) ou de direction (glissement antéro-postérieur).

Auto-exercice

Seule la technique en charge est réalisable seule. Le patient place son index de la main médiale sur l'interligne articulaire et renforce l'appui avec son pouce opposé (figure 6.15).

Références

[1] Loubiere M, Thierry G, Barillec F, Barette G. Mobilisations spécifiques. EMC, kinésithérapie-Médecine physique-Réadaptation 2017 ; 0(0) : 1-21 [Article 26- 071-A-10].

[2] IFOMPT Educational Standard. A historical perspective. 2011.

[3] Maitland G, Hengeveld E, Kay B. Maitland's vertebral manipulation. 2013.

[4] Scafoglieri A, Van den Broeck J, Willems S, et al. Effectiveness of local exercise therapy versus spinal manual therapy in patients with patellofemoral pain syndrome : medium term follow-up results of a randomized controlled trial. BMC Musculoskelet Disord 2021 ; 22(1) : 446.

[5] Willy RW, Hoglund LT, Barton CJ, et al. Patellofemoral Pain. J Orthop Sports Phys Ther 2019 ; 49(9) : CPG1-CPG95. doi:10.2519/jospt.2019.0302.

[6] Stephenson C. The complementary therapist's guide to red flegs and referrals. Amsterdam : Elsevier ; 2013. p. 272.

[7] Dvorak J, Dvorak V, Schneider W. Manual medecine. Berlin : Springer-Verlag ; 1984. p. 228.

[8] MacConaill M. Joint movement. Physiotherapy 1964 ; 50 : 363-5.

[9] Kaltenborn FM, Evjenth O. Manual mobilization of the joints – Volume I : The extremities. Oslo : Olaf Norlis Bokhandel ; 2014 351 p.

[10] Scarvell JM, Hribar N, Galvin CR, et al. Analysis of Kneeling by Medical Imaging Shows the Femur Moves Back to the Posterior Rim of the Tibial Plateau, Prompting Review of the Concave-Convex Rule. Phys Ther 2019 ; 99(3) : 311-8.

[11] Schomacher J. The convex-concave rule and the lever law. Man Ther 2009 ; 14(5) : 579-82. doi:10.1016/j.math.2009.01.005. Epub 2009 Mar 5.

[12] Neumann DA. The convex-concave rules of arthrokinematics : flawed or perhaps just misinterpreted ? J Orthop Sports Phys Ther 2012 ; 42(2) : 53-5. doi:10.2519/jospt.2012.0103. Epub 2012 Jan 31. PMID : 22333460.

[13] Maitland GD. Maitland's peripheral manipulation : management of neuromusculoskeletal disorders. Woburn, MA : Butterworth-Heinemann ; 2013.

[14] Hing W, Hall T, Mulligan B. The Mulligan concept of the manual therapy. 2e. Testbook of techniques. Australia : Harcourt Publishers Group ; 2015.

[15] Beyerlein C. Le concept Mulligan. Preuves cliniques et formation. Kinesither Rev 2008(82) : 31-5.

[16] Paumard P. Le concept Mulligan : de nouvelles techniques de mobilisations appelées NAGs, SNAGs, SMWLMs. Pour qui ? Comment ? Kinesither Rev 2008(82) : 20-2.

[17] Mulligan BR. Manual Therapy « NAGs », « SNAGs », « MWMs » etc. 4e éd. Wellington : Plane View Press ; 1999.

[18] Kumar D, Mulligan B. Manual of Mulligan Concept. First edition : 2014.

[19] Mulligan Concept Reference List [En ligne]. Nouvelle-Zélande : MULLIGAN™ Concept Teachers Association ; [cité le 6 décembre 2023]. Disponible : https://bmulligan.com/references-list/.

[20] Bialosky JE, Beneciuk JM, Bishop MD, et al. Unraveling the Mechanisms of Manual Therapy : Modeling an Approach. J Orthop Sports Phys Ther 2018 ; 48(1) : 8-18.

[21] Kaya Mutlu E, Ercin E, Razak Ozdıncler A, Ones N. A comparison of two manual physical therapy approaches and electrotherapy modalities for patients with knee osteoarthritis : A randomized three arm clinical trial. Physiother Theory Pract 2018 ; 34(8) : 600-12.

[22] Plummer S, Leonard J. Mobilization With Movement as Therapy to Reduce Knee Pain and Increase Knee Range of Motion. J Sport Rehabil 2022 ; 31(7) : 950-3.

[23] Li LL, Hu XJ, Di YH, Jiao W. Effectiveness of Maitland and Mulligan mobilization methods for adults with knee osteoarthritis : A systematic review and meta-analysis. World J Clin Cases 2022 ; 10(3) : 954-65.

[24] Reep NC, Leverett SN, Heywood RM, et al. The Efficacy of the Mulligan Concept to Treat Meniscal Pathology : A Systematic Review. Int J Sports Phys Ther 2022 ; 17(7) : 1219-35.

[25] Rehman M, Riaz H. Comparison of mobilization with movement and Mulligan knee taping on Patellofemoral pain syndrome. J Pak Med Assoc 2021 ; 71(9) : 2119-23.

Chapitre 7

Les techniques musculo-aponévrotiques

PLAN DU CHAPITRE

Levées de tension et techniques conjonctives

Gilles Barette

Introduction et historique

Nous nous intéressons dans ce chapitre à la prise en charge des tensions musculo-aponévrotiques de la région du genou. Nous ne reviendrons pas sur l'anatomie et la physiologie de cette articulation qui sont bien connues des praticiens et praticiennes.

Nous rappelons la définition de la thérapie manuelle selon les standards de l'International Federation of Orthopaedic Manipulative Physical Therapists (IFOMPT) : « La thérapie manuelle orthopédique (TMO) est un champ spécialisé de la physiothérapie/thérapie physique pour la prise en charge des problèmes neuro-musculo-squelettiques (NMS), basée sur le raisonnement clinique, utilisant une approche de traitements hautement spécifiques incluant des techniques manuelles et des exercices thérapeutiques. La thérapie manuelle orthopédique englobe et est dirigée par les preuves cliniques et scientifiques disponibles et les composantes biopsychosociales de chaque patient. »

Nous allons faire un rappel sur l'aspect historique et le raisonnement fonctionnel [1,2] qui a été le nôtre au démarrage de cette technique, qui est et qui reste une technique améliorable au fil du temps et qui s'intègre au sein d'une démarche plus globale de prise en charge du patient. Nous parlerons de marqueur musculaire à partir de la modification de la tension, après avoir défini plus avant les éléments que nous comptons retenir pour cette évaluation de la tension.

Une des problématiques qui se pose au praticien lors de la prise en charge de ses patients est la présence de tensions musculaires qui vont limiter la mobilité, gêner la mobilisation, freiner le mouvement, voire l'empêcher.

De plus, non traitée, cette tension musculaire, en jouant tant sur le tissu contractile que sur le tissu conjonctif musculaire, va entraîner une perte de mobilité qui s'étend de point en point, formant à la fin une chaîne musculo-aponévrotique à l'origine d'une véritable fixation squelettique, responsable d'attitudes posturales figées. Les contraintes ainsi engendrées sur les différentes structures de la triade cinétique seront génératrices de douleurs.

Ces techniques utilisées depuis de nombreuses années répondent à une approche musculaire de la dysfonction articulaire. Elles rentrent dans la famille des techniques appelées MET (*Muscle Energy Technique*) mises au point entre autres par Mitchell Sr, reprises et améliorées par son fils [3]. Lorsque l'on parcourt la littérature, surtout anglo-saxonne, on s'aperçoit que de nombreuses techniques se retrouvent sous cette terminologie et que pour l'étudiant cela peut devenir source de confusions sur l'utilité, l'application et la mise en route pratique. Nous considérons que les levées de tensions rentrent dans ce que nous nommons les techniques de tissus mous, en opposition aux techniques articulaires pures de type HVLA (*High Velocity Low Amplitude*). Nous les situons dans les techniques de thérapie manuelle. Elles ont pour but de jouer sur les tensions musculaires afin de réduire ces dernières, permettant de redonner de la mobilité articulaire. D'emblée, comparées aux techniques de Mitchell [3], elles ont une action centrée sur le muscle ainsi que sur les tissus d'enveloppe qui sont à classer dans la catégorie des tissus conjonctifs. Les techniques de Mitchell utilisent la contraction musculaire dans le cadre d'une correction articulaire. Les notions physiologiques et physiopathologiques qui les sous-tendent sont basées sur des travaux parfois anciens. Une mise à jour de ces connaissances nous semble aussi nécessaire.

La dysfonction musculaire prend différents aspects. Elle peut être de type inflammatoire comme dans les diverses myosites, elle peut être déficitaire comme dans les sciatiques avec des troubles sensitivomoteurs. Cela peut traduire une pathologie réactionnelle de voisinage s'objectivant par une hypertonie ou une contracture. Nous utilisons préférentiellement le terme de contracture plutôt que le terme d'hypertonie employé plus fréquemment en neurologie centrale. Le terme de tension a même été choisi pour s'éloigner un peu plus de cette généralité neurologique.

Les revues de littérature de cette période nous amènent à trouver une approche variable en fonction des auteurs. Un auteur comme Chaitow [4] dans son ouvrage intitulé *Positional release technique* reprend les méthodes ou techniques de nombreux autres auteurs, et en fait une synthèse intéressante. On retrouvera, entre autres, les techniques de Jones [5], connues sous le nom de *strain-counterstrain*, qui sont une réponse possible à notre problématique de tensions musculaires, mais aussi les techniques myotensives.

D'autres auteurs, moins connus du public français, s'y trouvent cités et permettent une approche succincte de leur activité comme Hoover cité par Chaitow [4].

Mitchell [5], dans son analyse de la tension, part sur une base articulaire et corrige par un placement articulaire et musculaire. Il se rapproche, dans sa technique de mise en tension (MET), des techniques de mise en course externe, mais avec une justification reposant, entre autres, sur les lois de Sherrington.

Péninou [6] a une analyse autre lorsqu'il aborde la justification physiologique des tensions musculaires. Dans ses différents écrits et présentations, les tensions musculaires sont présentées comme étant des tensions de type myométabolique, c'est-à-dire une tension ou contracture qui, à point de départ électrique, évolue vers un silence électrique associé à un accrochage des ponts d'actine-myosine permettant de conserver cet état de tension. Cette modification de l'activité intramusculaire a l'avantage d'être économique d'un point de vue énergétique, de ne pas être ressentie, du moins faiblement par le patient, et de s'étendre à la fois de manière temporelle et spatiale. Ces tensions pérenniseraient les chaînes musculoaponévrotiques précitées.

Ce type de contracture ou tension se traduit aussi par une perte d'extensibilité du muscle par atteinte de sa structure conjonctive. Ce support théorique expliquant la technique n'a pas ou a peu fait l'objet d'une approche expérimentale, classant cette technique comme faisant essentiellement l'objet d'un fort consensus professionnel.

Approche physiopathologique

La contracture musculaire peut se définir comme une réponse univoque à de nombreux stimuli au cours de différents processus pathologiques : inflammatoires, dégénératifs, posturaux.

Considérée comme une réaction de défense, elle peut parfois dépasser son but et devenir plus gênante que la pathologie qui en est à l'origine. Elle est aussi le point de départ de réactions de voisinage qui aboutissent à des chaînes de dysfonction et d'adaptation, expliquant les atteintes à distance rencontrées en thérapie manuelle et que nous pouvons retrouver dans certaines pathologies du genou. C'est la notion de chaîne dysfonctionnelle que nous préférons au terme de chaîne lésionnelle qui sous-entend une atteinte de la structure et non pas seulement de la fonction. Les travaux d'Irvin Korr qui sous-tendent ces techniques semblent à ce jour critiquables. Gary Fryer [7,8] considère, qu'en cas de reprise des travaux de ce dernier à la lumière des moyens d'investigation modernes, ne pas être assuré de retrouver des résultats identiques. Il précise à ce sujet qu'il est important aussi de redonner, en plus de la liberté articulaire, une information neurologique ou neurosensitive indispensable au fonctionnement de l'articulation, et donc de l'individu dans son ensemble, pointant ainsi l'approche de Cook plus récente [9].

Nous allons dans un premier temps redonner les bases de ce qu'est pour nous la contracture ou tension musculaire, puis nous reviendrons sur les moyens de traitement de cette dernière, en fonction des résultats du diagnostic différentiel. Puis nous envisagerons la façon dont cette technique a évolué à la lumière des connaissances actualisées. Il est certain que les justifications du départ ne sont pas celles du XXIe siècle, même si la technique garde tout son intérêt et sa qualité dans le soin.

La contracture peut se définir comme étant la perte de la régulation du tonus. Il faut néanmoins distinguer la contracture rencontrée en neurologie, se traduisant par la perte de l'inhibition supra-segmentaire, de la contracture rencontrée en thérapie manuelle dans la prise en charge de pathologies sportives ou orthopédiques, se traduisant par une exagération de l'activation périphérique. Cette exagération de l'activation périphérique porte sur tous les types de récepteurs qu'ils soient articulaires, tendineux ou musculaires.

Lors de la mise en place de cette technique, nous envisagions qu'il puisse exister une origine myo-métabolique à la contracture rencontrée.

En effet, en neurologie, il existe une activité myoélectrique dans les contractures alors qu'elle semble absente dans les contractures rencontrées en rhumatologie

L'explication donnée à l'époque de la mise en place de la technique était la suivante : lors d'une contraction musculaire, il peut se trouver un accrochage des ponts d'actine-myosine ne disparaissant pas au repos [2,3]. Ce type de contracture, n'entraînant pas de dépense énergétique, peut alors être maintenu sans difficulté, entraînant des attitudes antalgiques suivies de modifications posturales s'organisant sur des systèmes de chaîne musculaire facilement reconnaissables à l'examen palpatoire. Ce type de contracture justifie l'emploi de techniques de contracter-relâcher qui vont permettre à la fois de relancer l'activité électrique dans le muscle concerné et de l'étirer suffisamment pour lui permettre de retrouver une extensibilité normale ou proche de la normale. Elle permet aussi d'envisager les limites de cette technique lorsque le praticien est face à une contracture qui ne répond pas à ce traitement voire qui empire. Une approche plus fonctionnelle de type inhibiteur semble alors s'imposer.

Les circonstances d'apparition de la contracture suivent à peu près toujours le même schéma. Au départ, c'est une banale réaction de protection qui, pour les raisons évoquées plus haut, va persister et devenir un phenomène parasite autoentretenu. Les facteurs de déclenchement sont nombreux et l'on peut dire que toute pathologie de l'appareil locomoteur peut la déclencher. Il suffit en fait d'une épine irritative pour entraîner le phénomène. Les muscles concernés sont au départ ceux qui sont les plus proches de l'articulation, mais les réactions posturales qui suivent vont entraîner une atteinte des muscles éloignés de la zone perturbée. Il est souvent retrouvé de véritables chaînes de tensions pérennisant les attitudes antalgiques développées par le patient.

Les tensions musculaires sont des contractures qui peuvent présenter deux origines possibles :

- soit une contracture de protection qui est une tension active maintenant l'articulation en position antalgique ;
- soit une contracture de fixation : ce sont des contractures qui pérennisent une déformation ou une position qui est parfois ancienne. Ces contractures qui peuvent s'installer sur les différents muscles de la région sont des facteurs gênant la mobilité articulaire. Il faut les réduire avant de mobiliser l'articulation.

Dans tous les cas, nous allons devoir d'abord traiter le muscle en première intention, afin de réaliser la libération articulaire. Les cas de traitement articulaire direct existent mais demandent d'avoir un patient suffisamment libre musculairement pour les supporter.

Les techniques que nous utilisons vont reposer sur le contracter-relâcher, voire le tenu-relâcher. Selon les travaux de Korr, nous aurions une action sur le fuseau neuromusculaire en relançant une activité diminuée à son niveau. Une étude randomisée, faite par Sady SP, Wortman M et Blanke D [10], a étudié trois techniques différentes pour améliorer l'extensibilité des muscles de l'épaule et du tronc chez des étudiants. Quarante-trois sujets ont été répartis dans quatre groupes avec un groupe d'étirement balistique, un groupe d'étirement statique, un groupe utilisant les techniques de PNF (*Proprioceptive Neuromuscular Facilitation*, PIR [*Post-Isometric Relaxation*]) et un groupe témoin. Les résultats montrent une amélioration de la flexibilité des muscles dans tous les groupes d'étirement comparés au groupe témoin, avec les meilleurs résultats pour la PNF. Ils ont conclu que la PNF pouvait être la technique préférée pour améliorer la flexibilité d'un muscle, mais l'étude est ancienne et mériterait d'être révisée.

Pour Gary Fryer [8,11], l'étude entreprise sur le mécanisme de modification de la flexibilité par étirement du muscle triceps sural, en utilisant la MET chez des sujets asymptomatiques, constate que cette technique produit une augmentation immédiate d'extension passive du genou par une tolérance accrue à l'étirement mais aucun changement viscoélastique n'est trouvé. Il envisage que ces techniques vont modifier les informations au niveau des éléments conjonctifs et donc permettre d'obtenir un relâchement musculaire. Cela permet aussi d'envisager une technique articulaire plus aisée du fait de ce gain de relaxation. Ces différentes études nous montrent que le simple contracté-relâché ne joue pas uniquement sur la structure musculoaponévrotique mais aussi sur l'information périarticulaire nécessaire au gain articulaire. La contracture entrave le libre jeu des mouvements et entraîne une augmentation des contraintes permanentes ou aggravant le processus pathologique.

Associés à ces contractures, vont s'ajouter les problèmes rencontrés au niveau du tissu conjonctif. Ce dernier présente des formes structurelles variables, mais est présenté sous le terme de fascia [12]. Un fascia est une membrane fibroélastique qui recouvre ou enveloppe une structure anatomique. Il est composé de tissus conjonctifs très riches en fibres de collagène. Les fascias, par leurs propriétés viscoélastiques notamment, jouent un rôle biomécanique essentiel ; ils sont aussi connus pour être des structures passives de transmission des contraintes générées par l'activité musculaire ou des forces extérieures au corps.

Il a également été montré qu'ils sont capables de se contracter et d'avoir une influence sur la dynamique musculaire et que leur innervation sensitive participe à la proprioception et à la nociception : ils sont plus riches que le muscle en terminaisons nerveuses impliquées dans la sensation de douleur [13,14].

La teneur en eau des fascias et l'acide hyaluronique jouent un rôle dans leur souplesse et leur fonctionnalité.

On peut distinguer :

- le fascia superficiel (ou tissu sous-cutané), qui constitue la couche profonde de la peau ;
- le fascia profond, une lame fibreuse sur laquelle repose le fascia superficiel et qui sépare les muscles superficiels du tissu sous-cutané ;
- les fascias internes, qui comblent les espaces entre divers organes ;
- les fascias viscéraux, qui correspondent à la tunique externe de certains viscères, sur les surfaces non recouvertes de séreuse.

Le fascia superficiel et les fascias internes sont constitués de tissu conjonctif lâche, tandis que le fascia profond et les fascias viscéraux sont composés de tissu conjonctif dense.

Néanmoins, pour clarifier les choses et pour une meilleure compréhension des termes utilisés, la Fascia Research Society, fondée en 2014, définit deux notions complémentaires quoique différentes [15] :

1. « le fascia », mot qui décrit « une gaine, une feuille ou un certain nombre d'autres agrégats pouvant être disséqués, tissu conjonctif qui se forme sous la peau, pour attacher, enfermer, séparer les muscles et autres organes internes ». Cette définition est uniquement anatomique, elle permet notamment d'isoler ces couches parmi les tissus d'un cadavre et d'y effectuer des analyses histologiques et morphologiques ; elle permet aussi de prélever des échantillons de fascias lors d'une chirurgie afin d'évaluer si elles sont pathologiquement altérées, ou de les étudier chez des sujets vivants par l'imagerie. Les résultats d'études anatomiques faites par des auteurs différents seront plus comparables ;
2. « le système fascial » : notion nécessaire pour les cliniciens étudiant ou manipulant les fonctions du réseau fascial global lors du mouvement. Ces derniers ne se contentent pas de la définition du fascia, car celle-ci exclut des tissus jouant un rôle dans les interconnexions entre fascias, tels les capsules articulaires, aponévroses, tendons, ligaments et tissus conjonctifs intramusculaires [16].

Myers [17] notait aussi que la distinction palpatoire entre par exemple le *fascia transversalis* et le péritoine pariétal intéresse la recherche mais qu'ils sont en réalité unis. Ils bougent et réagissent ensemble. Le second terme (système fascial) permet d'inclure les notions de transmission de force, de fonctions sensorielles ou encore de gestion de la cicatrisation qui sous-tendent des interactions entre réseaux de tissus interdépendants et formant un tout complexe, tous collaborant pour effectuer un mouvement.

En 2023, que reste-t-il de cette approche originale sur les tensions musculoaponévrotiques, mais dont la faiblesse est le peu d'études sur le sujet ? Nous nous sommes penchés sur un article de Chad Cook portant sur la diabolisation de la thérapie manuelle [9]. Il ressort deux choses de cet article qui sont les suivantes :

- les effets spécifiques les plus courants associés à la thérapie manuelle sont ceux qui influencent la modulation de la douleur. La modulation de la douleur est le processus par lequel le corps modifie un signal de douleur lors de sa transmission le long du chemin de la douleur [19]. Étant donné que la douleur est modulée de multiples manières dans le corps, il existe également de nombreux mécanismes permettant de moduler la douleur (par exemple, l'exercice, les modalités, les médicaments, les interventions corps-esprit) [20] ;
- un modèle théorique récent suggère qu'une force mécanique issue de la thérapie manuelle initie une cascade de réponses neurophysiologiques du système nerveux périphérique et central, qui sont ensuite responsables des résultats à la fois mécanistes et cliniques [21]. En résumé, il existe tellement de littérature sur les effets spécifiques de la thérapie manuelle sur la modulation de la douleur qu'il est difficile de comprendre pourquoi quelqu'un dirait qu'elle n'a aucun effet spécifique connu. Il s'agit sans doute de l'élément de validation le plus puissant de la thérapie manuelle et certainement celui qui a été le plus étudié.

Néanmoins, les concepts comme les tests de tension isométrique, les modèles capsulaires de Cyriax [22,23] manquent soit d'accord entre les cliniciens soit de validité. Les méthodes utilisées dans la fabrication d'une philosophie de la thérapie manuelle n'ont pas résisté à une enquête scientifique moderne.

Donc, il est possible de considérer que les techniques myotensives ont une action globale sur les mécanismes de la douleur ayant comme incidence indirecte de diminuer la tension…

Dans la recherche musculosquelettique, et en dehors de quelques résultats exceptionnels, nous avons constaté une augmentation marquée des essais « nuls », qui n'identifient souvent aucune supériorité des traitements parmi les nombreuses interventions comparées. Un changement d'orientation est nécessaire pour mieux aider les cliniciens à gérer les troubles musculosquelettiques. Il semblerait selon Chad Cook [21] que ces différentes techniques permettent d'avoir un effet identique sur les mécanismes de la douleur et sur la modulation des symptômes. Le choix entre des techniques manuelles, ou actives, ou proches de la thérapie cognitivo-comportementale permettrait en fonction du patient de choisir celle qui semble la plus adaptée tout en sachant que les résultats seront proches, voire identiques.

Mise en place du protocole de diagnostic et de traitement

Diagnostic différentiel

Sans revenir sur les principes rencontrés en thérapie manuelle, reposant sur le diagnostic d'exclusion, puis différentiel, notre approche va rechercher les signes suivants :

Signes fonctionnels

Outre la douleur motif de consultation du patient, due à l'anoxie tissulaire et aux dysfonctions musculaires elles-mêmes, il existe une attitude particulière du patient qui accompagne une sensation de raideur ou de blocage, imprécise, indépendante de la pathologie articulaire sous-jacente ou intriquée avec elle. Au niveau du genou et en fonction des pathologies traitées, nous pouvons avoir une limitation des amplitudes articulaires soit en flexion/extension, soit en rotation. Des schémas associant flexion/rotation ou extension/rotation peuvent exister. Des schémas rotatoires purs peuvent aussi être présents. L'examen des mobilités dans ces secteurs peut orienter notre approche thérapeutique. La suite du bilan se base principalement sur la palpation des zones intéressées tant musculaires que conjonctives.

Palpation musculaire

On retrouve deux signes importants qui sont :

- une rénitence douloureuse associée à une impression de dureté impénétrable. La rénitence correspond à la sensation de dureté lors de la palpation transversale du corps musculaire en situation de repos. Cette rénitence est alors douloureuse. Cette dernière est mise en évidence par une palpation transversale du muscle, celui-ci étant placé dans une situation de repos. Il convient donc de faire ce bilan avec un patient couché, car la position érigée entraîne l'existence de tensions posturales. En pratique, faire un rapide tour des tensions musculaires visibles et palpables debout permet d'orienter la palpation couchée. Leur maintien ou leur disparition permet d'orienter vers une tension rénitente ou vers une tension posturale. Cette rénitence peut servir de marqueur pour la suite du traitement ;
- la diminution de l'extensibilité musculaire. Elle est caractéristique des tensions musculaires rencontrées chez nos patients. Elle traduit aussi l'ancienneté de la perturbation, car elle est souvent pauvre chez le sujet en crise aiguë et beaucoup plus riche chez le sujet chronique. Cet examen est bien entendu de types comparatif et symétrique et va s'intéresser aux différents muscles de la région du genou.

Chaque muscle doit être palpé de façon spécifique. Pour les muscles superficiels, la technique est simple ; pour les muscles profonds, il faut pouvoir y accéder parfois à travers les muscles superficiels, préalablement détendus. Cette palpation est thérapeute-dépendante, néanmoins la palpation du genou et des segments crural et jambier reste d'accès facile avec un peu d'entraînement.

Au total, si la contracture est au départ une réaction utile, son passage à une certaine chronicité est un obstacle à la récupération articulaire et musculaire. Son traitement est donc impératif.

Approche des tissus conjonctifs

Le genou est une zone riche en tissus conjonctifs. Sans rentrer dans un rappel anatomique précis, rappelons que nous avons les ligaments collatéraux (médial et latéral) ; les différents rétinacula ; les ligaments poplités, oblique et arqué, le premier étant le tendon récurrent du muscle semi-membraneux, le second étant purement conjonctif mais en rapport avec le muscle poplité, seul mono-articulaire médial du genou. Au niveau du tissu conjonctif de type aponévrotique, nous retrouvons le muscle TFL (tenseur du fascia lata) et la bandelette ilio-tibiale en rapport avec le muscle vaste latéral sur la presque totalité de son trajet. La flexion du genou modifie son action, mais aussi ses rapports avec le système conjonctif avoisinant à l'approche des articulations fémoro-tibiale et tibio-fibulaire. La face interne de la cuisse et du genou met en évidence les rapports entre le sartorius et les adducteurs de la hanche. Vers la partie inférieure de la cuisse est retrouvé à la palpation le canal des adducteurs (canal de Hunter) qui présente une longueur approximative de 15 cm. C'est un étroit tunnel aponévrotique qui s'étend de l'apex du triangle fémoral à l'hiatus tendineux de l'adducteur dans le tendon du muscle grand adducteur. Le canal des adducteurs est une voie de passage intermusculaire empruntée par les vaisseaux fémoraux dans leur trajet vers la fosse poplitée où ils deviennent les vaisseaux poplités, ainsi que par le nerf saphène (n. saphène interne) et le nerf du muscle vaste médial. La partie postérieure de la cuisse est riche aussi en tissu conjonctif car les muscles ischio-jambiers (IJ), que sont le semi-tendineux et le semi-membraneux, sont riches en tissu conjonctif. Le biceps fémoral est lui relativement charnu, mais présente surtout par sa courte portion le seul mono-articulaire rotateur externe. Et pour être complet, n'oublions pas le tendon réfléchi du semi-membraneux.

Le bilan du tissu fascial et conjonctif est essentiellement manuel. Le praticien recherche manuellement l'existence ou non d'un rebond, réalisé de manière transversale sur le tissu conjonctif. Il recherche aussi des zones sensibles et peu mobiles. Le bilan musculaire qui a précédé reste un bon guide pour cette approche car les zones conjonctives concernées sont souvent en rapport avec les muscles présentant des tensions. À noter que dans le cadre des fractures soit du fémur, soit de l'extrémité supérieure du tibia, une zone située au-dessus de la rotule peut présenter une perte de mobilité, gênant la récupération de la flexion. Il s'agit du muscle articulaire du genou qui est un petit muscle se situant dans le plan profond de la loge fémorale antérieure sous le muscle vaste intermédiaire. Il relie la face antérieure du fémur à la capsule articulaire de l'articulation du genou. Sa perte de glissement est un facteur de perte de mobilité en flexion du genou. Cette problématique est souvent retrouvée dans les interventions au niveau du genou nécessitant un maintien de l'extension.

Traitement

Les techniques que nous employons sont nombreuses et diverses. Elles ont été mises au point par G. Péninou [6] dans les années 1980 et n'ont cessé de s'enrichir depuis, grâce à d'autres auteurs. À ce sujet, Chaitow [5] montre qu'il existe un grand nombre de techniques et essaie d'en faire le catalogue en mettant en évidence les différences le plus souvent rencontrées. On se promène entre le PIR (*Post-Isometric Relaxation*) et le RIR (*Reciproc Inhibition Relaxation*). Cette diversité est due au souci de s'adapter à chaque patient et à ses réactions. Selon les travaux cités ci-dessus, la technique qui semble la plus intéressante est le contracter-relâcher de type Kabat ou bien de type Sherrington.

Réalisation de la technique musculaire

On place le muscle dans la position d'étirement maximal supporté et on demande au sujet de pousser contre la main du praticien, ce qui réalise la mise en tension du muscle. Après avoir demandé au sujet d'arrêter de pousser et laissé un temps de latence (6 à 7 s), on étire le muscle concerné. Au niveau de la durée de la contraction, il semble que les études menées par certains auteurs mettent en évidence des temps plus courts allant de 3 à 5 secondes. Néanmoins, les études sont menées souvent sur des populations trop faibles en nombre pour faire autorité. Ce qui ressort en revanche, c'est que la contraction doit être installée de manière progressive et maintenue sur le temps choisi et que le relâchement doit se faire sur un rythme équivalent. Le geste est répété deux ou trois fois jusqu'à obtention du relâchement. Si lors des premières séances, trois contractions sont nécessaires, une à deux sont souvent suffisantes dès que le patient connaît la technique et le placement pratique. Accompagnant les tensions musculaires, on trouve assez souvent des tensions sur les tissus d'enveloppe musculaire ainsi qu'au niveau de la peau. Il faut appliquer sur ces zones des techniques spécifiques pour les libérer. Il est parfois nécessaire pour compléter ces techniques de « libérer » l'articulation elle-même par des techniques de glissements spécifiques redonnant une mobilité normale. Cette rééducation spécifique peut être poursuivie par un travail soigneusement programmé des muscles agonistes/antagonistes, permettant de récupérer la fonction active, garante de la reprise d'activités.

Description des techniques de traitement

Nous allons présenter quelques techniques au niveau des muscles de la cuisse et de la jambe, puis les techniques possibles au niveau du tissu conjonctif. La liste n'est pas exhaustive mais le principe de travail est toujours le même, nous le rappelons ici. Le muscle concerné est mis en course externe maximale supportée (c'est-à-dire ne déclenchant pas de douleur, ne pas oublier les différentes composantes d'action du muscle). On demande ensuite au patient une contraction maximale de quelques secondes, puis on prend un temps de repos et ensuite on étire le muscle en éloignant les points d'insertion. Les deuxième et troisième mises en tension sont réalisées à partir de la position d'arrivée obtenue. La palpation reprend l'examen du muscle à la recherche de la rénitence. Les muscles qui vont nous intéresser sont le quadriceps, les ischio-jambiers, le TFL et le poplité.

Levée de tension du droit fémoral en *décubitus*

Le procubitus n'est pas conseillé du fait de la difficulté à contrôler le bassin. Pour chacun des muscles décrits, nous prendrons le côté droit pour la description de la technique (figure 7.1).

Le patient étant sur le dos, ramener le genou du côté gauche avec une prise bimanuelle. Le praticien place le membre inférieur droit en débord de table, emmène la cuisse en extension et la jambe en flexion, en s'assurant que le patient ne lâche pas prise sur le genou du côté opposé. Le protocole est le même.

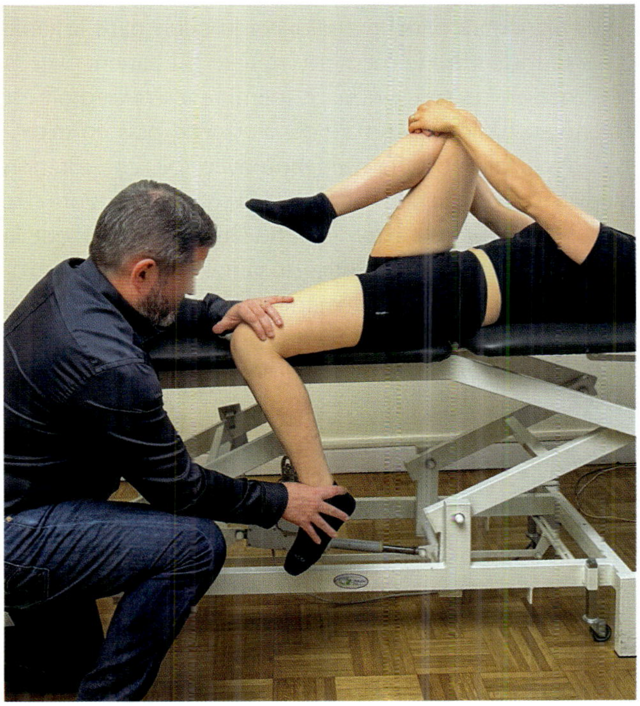

Figure 7.1

Levée de tension du droit fémoral.

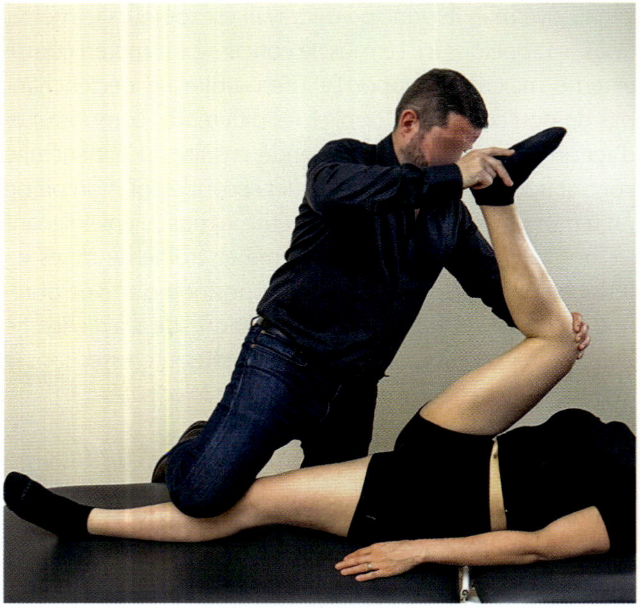

Figure 7.2
Levée de tension des ischio-jambiers.

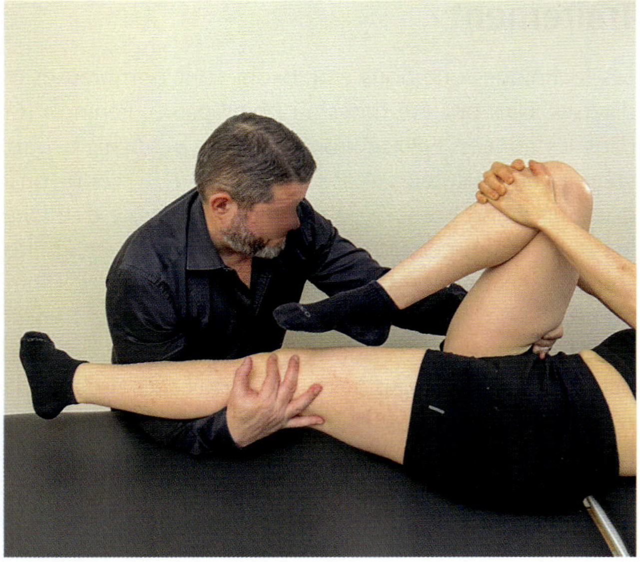

Figure 7.3
Levée de tension du tenseur du fascia lata.

Levée de tension des ischio-jambiers *(figure 7.2)*

Le patient est en décubitus dorsal, les deux membres inférieurs sur la table. Le praticien empaume le talon du membre inférieur droit et s'assure que le membre inférieur gauche ne décolle pas de la table. En cas de décollement, on demande au patient d'enfoncer le talon dans la table où le praticien fixe le membre inférieur du patient avec la face médiale de son genou. Le membre inférieur droit est amené en flexion maximale de la hanche puis en extension maximale possible du genou avec soit une rotation médiale ou latérale afin de porter la mise en tension, soit sur les IJ internes ou externes. Il ne faut pas oublier que la plus grande partie des muscles du genou sont des polyarticulaires. Le protocole est le même.

Levée de tension du TFL *(figure 7.3)*

Il est à noter que ce muscle a un corps musculaire court et une partie conjonctive : la bandelette iliotibiale longue. La difficulté dans cette technique est d'empêcher le patient de tourner sur la table. Pour ce faire, le praticien se place du côté opposé au muscle à travailler, c'est-à-dire du côté gauche pour ce qui nous concerne. Il demande au patient de réaliser une flexion de la hanche gauche en prenant le genou avec ses deux mains. Le praticien réalise une prise avec la main droite au niveau de la racine de la cuisse droite de direction craniocaudale. Ensuite, il saisit le membre inférieur droit et le place en extension, adduction et rotation externe. Le praticien emmène le membre inférieur droit en jouant sur l'adduction et demande au patient de réaliser une rotation médiale de la hanche puis une abduction. La suite du protocole reste identique. Concernant le muscle sartorius, le protocole reste le même, la seule variante étant une modification de la rotation qui d'externe devient interne.

Levée de tension des gastrocnémiens (figure 7.4)

Il semble important de ne pas oublier ces deux muscles, parties importantes du triceps sural. En effet, par leur insertion sur les condyles, ils jouent un rôle de fléchisseur au niveau du genou.

Le patient est en décubitus dorsal, genou droit tendu. Le praticien réalise une prise au niveau du calcanéum avec soit une pronation, soit une supination du pied et de la cheville afin de cibler plus le médial ou le latéral. Une flexion dorsale maximale de la cheville est réalisée. Le protocole reste le même.

Traitement du tissu conjonctif

- Les techniques conjonctives s'intéressent au tissu aponévrotique ou fascial et aux ligaments. Les techniques sont manuelles ou instrumentales (figures 7.5 et 7.6).
- Le bilan manuel se compose en première intention d'une observation des tissus tels la couleur et l'état de la peau. La palpation peut mettre en évidence une zone douloureuse pouvant dans certains cas devenir intolérable. Le fascia est normalement indolore. La mobilité de l'aponévrose est ensuite examinée dans les différentes directions. L'organisation fasciale

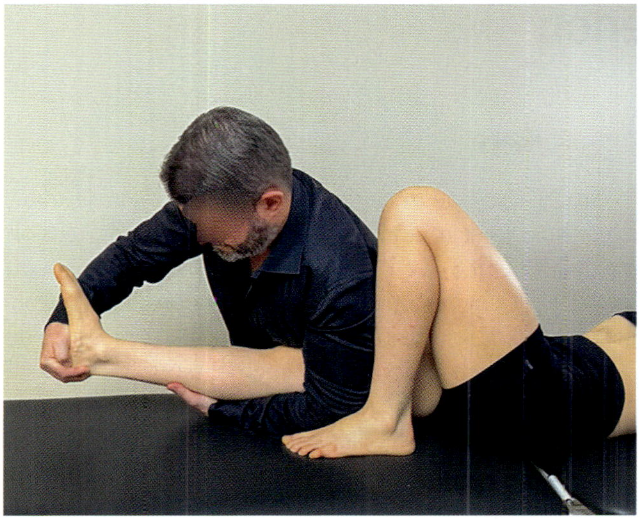

Figure 7.4
Levée de tension des gastrocnémiens.

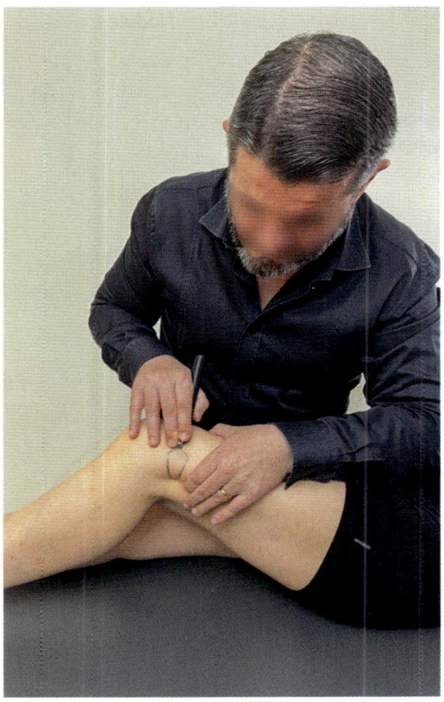

Figure 7.5
Crochetage de l'interface fascia lata biceps fémoral.

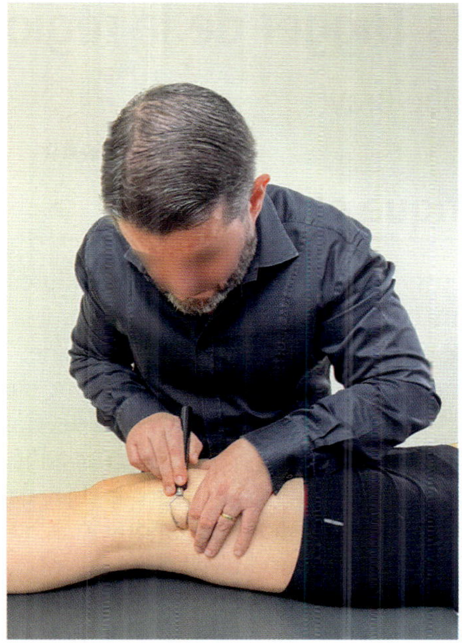

Figure 7.6
Crochetage de l'interface fascia lata vaste latéral.

est multidirectionnelle tandis que les ligaments et tendons ont une organisation unidirectionnelle. On cherche aussi dans la palpation un rebond transversal, présent lorsque le fascia est en bon état mais qui diminue lors d'une atteinte du tissu, associée à une coupure, une brûlure, des sensations de densité tissulaire, avec une perte de la composante trampoline, et parfois indurations... Les techniques de traitement sont soit manuelles, soit instrumentales. Les techniques manuelles utilisent les traits tirés longitudinaux et transversaux les mises en tension larges. Pour les ligaments parfois plus difficiles à traiter, notre préférence va vers l'utilisation des crochets doux pour une prise en charge plus facile. L'utilisation des crochets est exécutée avec une main qui guide et une main qui tracte avec le crochet. Deux cas particuliers sont envisagés au niveau du genou :

- le traitement de l'aponévrose vasto-adductrice traitée manuellement et avec le crochet ;
- et les coques condyliennes qui sont traitées par une technique de mise en tension. Cette technique efficace dans les derniers degrés d'extension est bien évidemment à utiliser sur des fins de rééducation du genou.

Conclusion

Les levées de tension musculo-aponévrotiques rentrent dans les techniques de TMO. Elles souffrent du peu de preuves scientifiques les concernant, mais restent utilisables dans une pratique raisonnée. Elles peuvent précéder le temps articulaire et s'intègrent dans la prise en charge du patient. Elles jouent un rôle certain dans la modulation des symptômes, même si un début de réponse avait été donné dans une recherche antérieure [24]. Terminons en citant Chad Coock : « *Good manual therapy can be a fine pain-killer* » [21].

Points Trigger de la région du genou

Christophe Broy

Historique et évolution

Les concepts de syndrome myofascial douloureux (SMD) et de Points Trigger (PT) ont été introduits pour la première fois au début des années 1940 par les Drs Janet Travell et David Simons [25]. Ces deux personnes ont par la suite largement contribué à la recherche et au développement de ces concepts pour aboutir au début des années 1980 à la publication du premier ouvrage sur le sujet dans lequel ils développent leur vision de la physiopathologie, de la genèse et du traitement du SMD [26].

Depuis, l'étiologie et la prise en charge du SMD et des PT font l'objet d'un grand nombre de nouveaux développements et d'une meilleure compréhension notamment des mécanismes douloureux. Peu de ces nouveautés ont modifié la pratique des cliniciens, mais il faut espérer que cela changera dans un avenir proche et ces nouveautés vous seront présentées dans ce chapitre [27].

Terminologie

Le SMD se définit comme une dysfonction réversible et locale du système neuro-musculo-squelettique liée à la présence d'un ou plusieurs PT dans un ou plusieurs muscles [28,29].

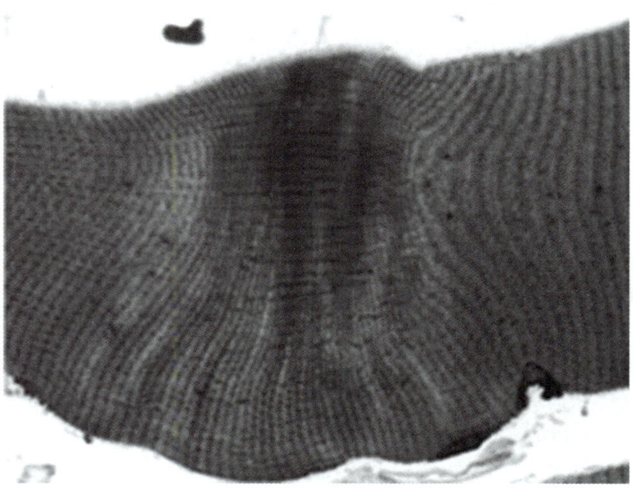

Figure 7.7

Coupe longitudinale d'un exemple de PT et bande musculaire observées lors d'une biopsie.
Source : Foci of Segmentally Contracted Sarcomeres in Trapezius Muscle Biopsy Specimens in Myalgic and Nonmyalgic Human Subjects : Preliminary Results, Robert D Gerwin, Pain Med. 2020 Oct 1 ; 21(10) : 2348-2356.

Un PT est une zone locale du muscle squelettique, hypersensible et toujours situé sur une bande de tension (figures 7.7 et 7.8). Le PT se caractérise par une baisse du seuil de déclenchement douloureux à la pression, un raccourcissement segmentaire des sarcomères, la présence de facteurs inflammatoires et une augmentation de l'activité électrique de repos.

Le SMD est constitué de plusieurs symptômes [28] :

- symptômes douloureux : douleur locale du PT et douleur référée ;
- symptômes moteurs : diminution de l'extensibilité musculaire, diminution de la force maximale volontaire et perturbation du contrôle moteur ;
- symptômes neurovégétatifs.

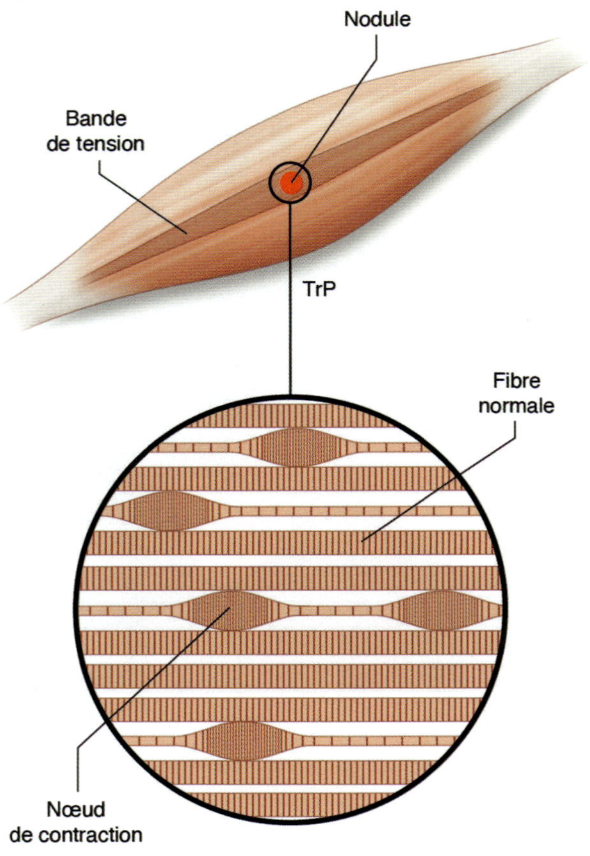

Figure 7.8

Schéma du complexe PT d'un muscle en coupe longitudinale.
a, le TrP se trouve sur une bande musculaire. b, vue agrandie mettant en évidence la contraction segmentaire des sarcomères.
Source : d'après Travell, Simons & Simons' Myofascial Pain and Dysfonction. The trigger point manual. Third Edition, Wolters Kluwer.

Origine des PT

L'origine des PT a fait l'objet de nombreuses études et hypothèses mais à ce jour, peu peuvent avancer des certitudes.

Une nouvelle hypothèse sur le PT a été présentée récemment par Robert Gerwin pour combler les lacunes existantes [27].

Cette nouvelle hypothèse repose sur le concept selon lequel les mécanismes de rétroaction myoprotecteurs existants qui répondent à une suractivité ou surcharge musculaire, à de faibles niveaux d'adénosine triphosphate (ATP) présente dans le muscle ou à un pH bas, ne parviennent pas à protéger le muscle dans certaines circonstances, telles qu'une activité musculaire intense, entraînant une accumulation anormale de Ca_2+ intracellulaire, un pontage croisé actine-myosine persistant, puis l'activation du système nociceptif entraînant la formation d'un PT.

Les concepts qui sont au cœur de l'origine de la formation des PT sont l'échec des mécanismes de rétroaction protectrice et/ou de certaines dysfonctions des canaux ioniques.

La suractivité et la surcharge musculaire, aiguë ou chronique, sont donc les principaux facteurs déclenchant la formation de PT dans un muscle.

Diagnostic des PT [28]

Les critères diagnostiques retenus par les experts sont :

- bande de tension ;
- point hypersensible situé sur la bande de tension ;
- douleur référée.

Le PT peut ensuite être qualifié d'actif si la douleur référée reproduit la douleur ou les symptômes du patient ou de latent si ce n'est pas le cas. Les auteurs recommandent également d'utiliser le terme de sensation référée plutôt que douleur référée.

Ces critères sont déjà un premier pas vers une uniformisation des critères diagnostics des PT mais ne reposent que sur la symptomatologie douloureuse.

Petra Baeumler et al. [30] ont proposé un arbre décisionnel pour le diagnostic des PT intégrant les symptômes moteurs et la composante psychologique du patient (figure 7.9).

Les marqueurs symptomatiques à rechercher lors de l'examen clinique sont :

- limitation de l'amplitude d'un mouvement ;
- douleur lors d'un mouvement fonctionnel ;
- douleur et/ou diminution lors de la contraction maximale volontaire ;
- palpation du muscle : rechercher une corde musculaire, sur cette corde rechercher un point, puis le stimuler pour provoquer la douleur référée et voir si elle est reconnue par le patient comme étant ses symptômes.

A ☐	(1) Hypersensitive spot in a taut band		☐
	OR		
	(2) Hypersensitive palpable nodule in a taut band Hypersensitive: lokal pain upon thumb pressure of 2-3 kg for ≥ 3s		☐
B ☐	(1) Referred pain Pain referring to an area ≥ 10 cm distant to the hypersensitive spot upon thumb pressure of 2-3 kg for ≥ 3		☐
	OR		
	(2) Local twitch response		☐
	OR		
	(3) Sum of points ≥ 3		☐
	○ Restricted range of motion	2	
	○ Pain during contraction	2	
	○ Muscular weakness	1	
	○ Pain exacerbation during emotional stress	1	
	○ Autonomic phenomena	1	
		Σ	

Figure 7.9

Proposition d'un algorithme décisionnel pour le diagnostic des PT.
Source : d'après Baeumler P, Hupe K, Irnich D. Proposal of a diagnostic algorithm for myofascial trigger points based on a multiple correspondence analysis of cross-sectional data. BMC Musculoskeletal Disorders 2023 ; 24(1) : 62.*

Examen clinique myofascial du genou

Pour rechercher un syndrome myofascial douloureux autour du genou il faudra examiner les muscles quadriceps, ischiojambiers et poplité (liste non exhaustive).

Quadriceps

- *Action* : extension du genou, flexion de la hanche pour le muscle droit fémoral.
- *Mise en tension* : flexion du genou avec la hanche fléchie pour les vastes médial et latéral et avec la hanche en position neutre ou extension pour le muscle droit fémoral.
- *Douleurs référées* :
  - muscle droit fémoral : douleur sur la face antérieure du genou, se projetant dans la région rotulienne avec possibilité de douleur sur la partie antérieure et inférieure de la cuisse (figure 7.10) ;
  - muscle vaste médial : douleur à la face médiale du genou se projetant sur les structures du compartiment interne du genou et douleur sur la face médiale de cuisse (figure 7.11) ;
  - muscle vaste latéral : douleur sur la face latérale de la hanche, de la cuisse et du genou (figure 7.12).

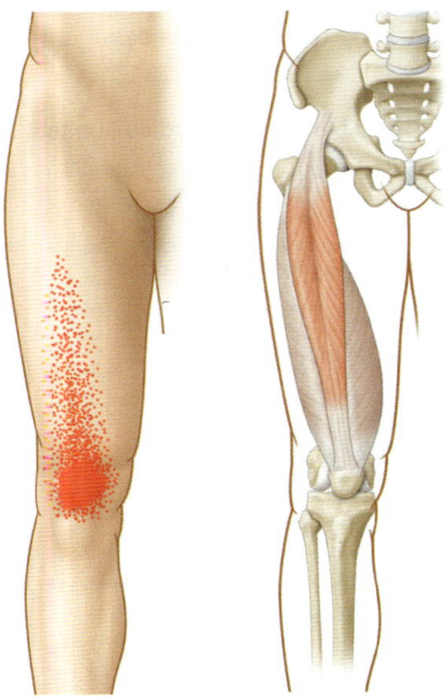

Figure 7.10

Schéma de douleur référée du muscle droit fémoral.
Source : d'après Travell, Simons & Simons'. Myofascial Pain and Dysfonction. The trigger point manual. Third Edition, Wolters Kluwer.

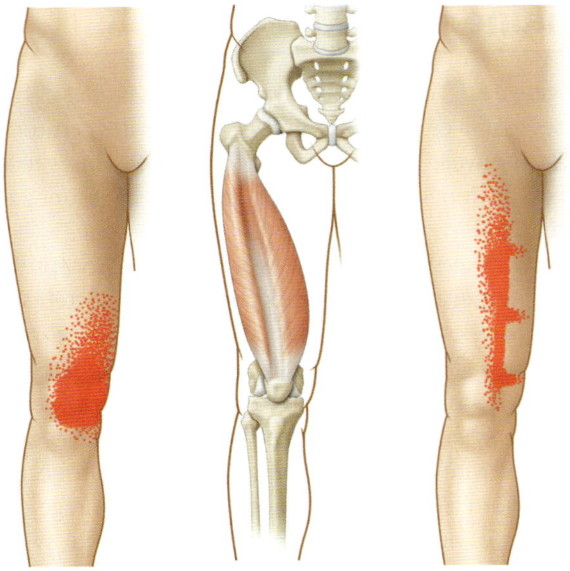

Figure 7.11

Schéma de douleur référée du muscle vaste médial.
Source : d'après Travell, Simons & Simons' ; Myofascial Pain and Dysfonction. The trigger point manual. Third Edition, Wolters Kluwer.

Ischio-jambiers

- *Action* : flexion de genou et extension de la hanche.
- *Mise sous tension :* extension de genou et flexion de la hanche.
- *Douleur référée :*
  - muscle biceps fémoral : douleur dans le creux poplité et sur la partie inférieure de la face postérieure de la cuisse (figure 7.13) ;
  - muscles semi-tendineux et semi-membraneux : douleur autour de l'ischion et sur la partie supérieure de la face postérieure de la cuisse (figure 7.13).

Poplité

- *Action* : flexion du genou à partir de la position d'extension. On le surnomme d'ailleurs « la clé du déverrouillage du genou ».

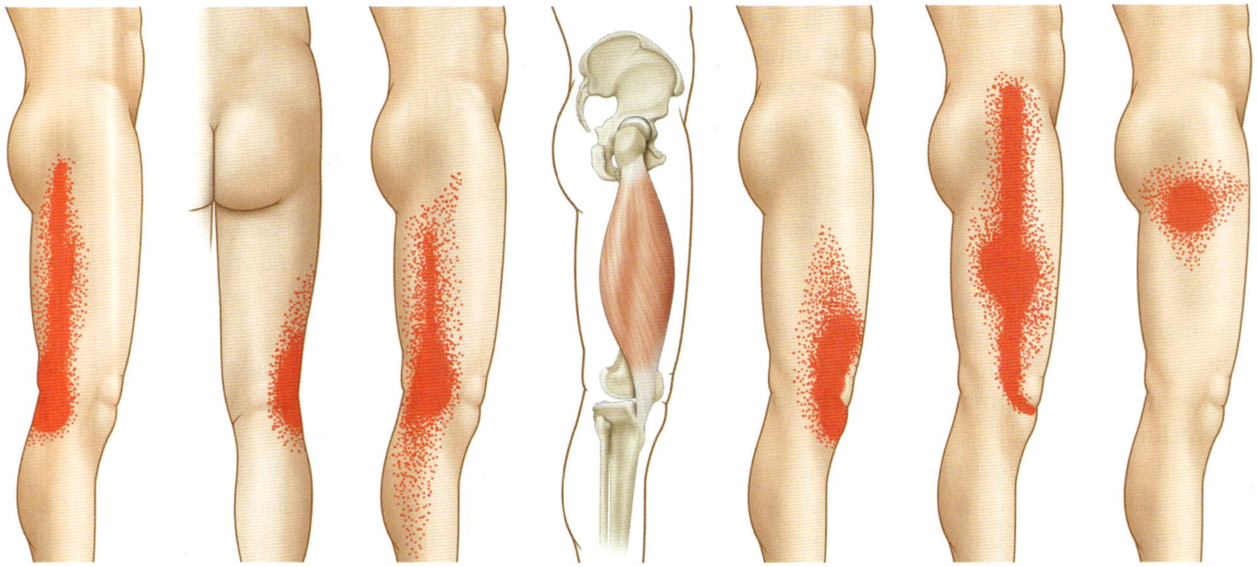

Figure 7.12

Schéma de douleur référée du muscle vaste latéral.
Source : d'après Travell, Simons & Simons' ; Myofascial Pain and Dysfonction. The trigger point manual. Third Edition, Wolters Kluwer.

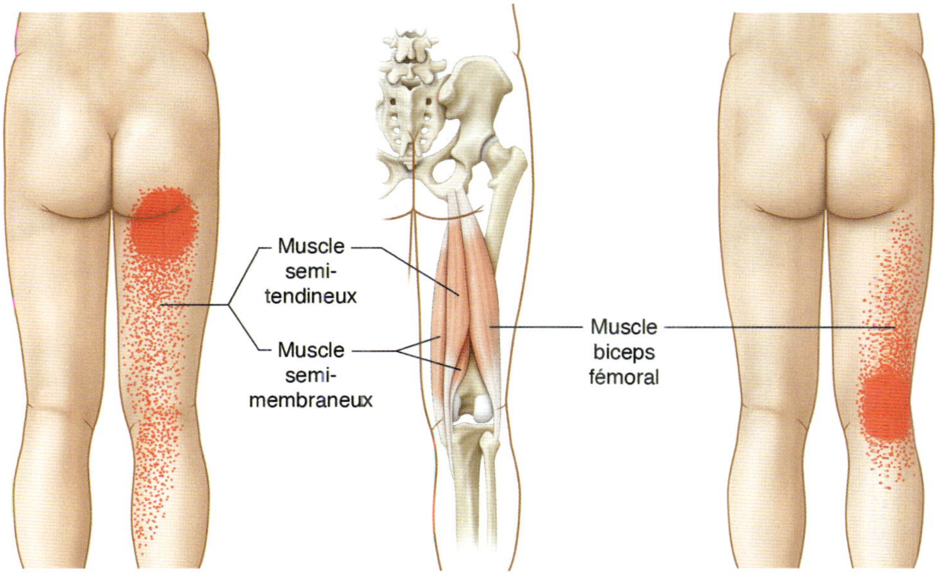

Figure 7.13

Schéma de douleur référée des muscles ischio-jambiers.

Source : d'après Travell, Simons & Simons' ; Myofascial Pain and Dysfonction. The trigger point manual. Third Edition, Wolters Kluwer.

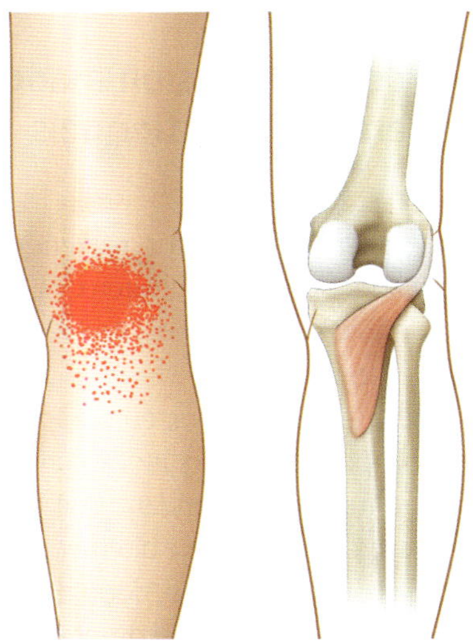

Figure 7.14

Schéma de douleur référée du muscle poplité.

Source : d'après Travell, Simons & Simons' ; Myofascial Pain and Dysfonction. The trigger point manual. Third Edition, Wolters Kluwer.

- *Douleur référée* : douleur dans le creux poplité, souvent ressentie comme profonde par le patient (figure 7.14).

Dans l'examen clinique, il est également possible d'avoir recours à la modification de symptômes et à la réponse clinique en comprimant le PT et en demandant au patient de refaire les mouvements physiologiques ou fonctionnels précédemment douloureux. Si la compression module les symptômes, cette manœuvre deviendra la technique de traitement.

Traitement myofacsial manuel et rééducation du genou

Muscle quadriceps

Techniques de compression du PT (figure 7.15)

- Position du patient : le patient est allongé en décubitus dorsal ou assis en bord de table, le genou légèrement fléchi.

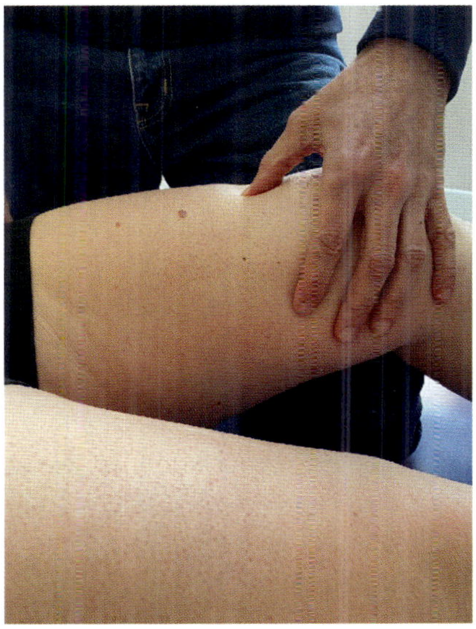

Figure 7.15

Technique de compression du PT du quadriceps.

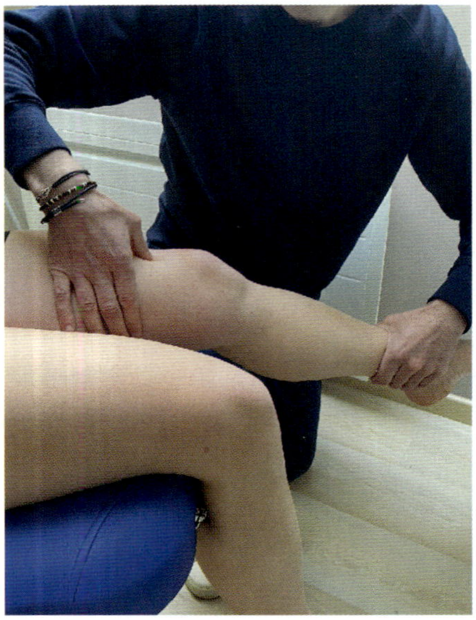

Figure 7.16

Technique de compression du PT du quadriceps combinée à des mouvements passifs et actifs.

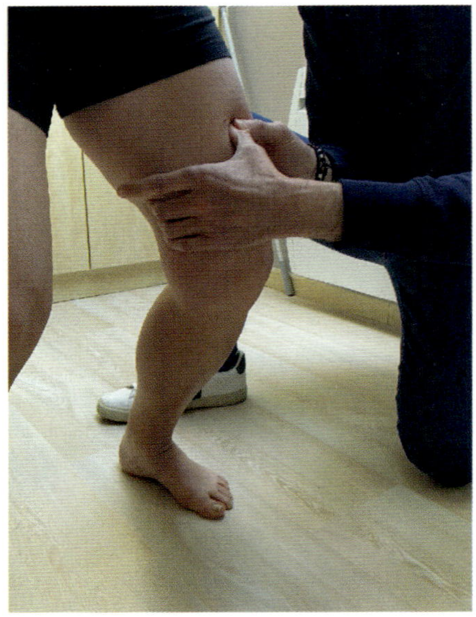

Figure 7.17

Technique de compression du PT du quadriceps combinée à des mouvements fonctionnels (dans l'exemple, squat, fente et squat unilatéral).

- Action du thérapeute : le thérapeute applique une compression avec son pouce ou son index sur le PT. La compression peut être maintenue pendant une période de 30 à 60 secondes ou exercée de manière alternée sur par exemple un rythme de 3 secondes pour la période de compression et de 3 secondes pour la période de décompression.
- Objectif : désactiver le PT en stimulant les afférences sensitives du PT.

Techniques de compression associées à des mouvements passifs ou actifs (figure 7.16)

- Position du patient : le patient est assis en bord de table, le segment jambier est soutenu par le thérapeute au niveau de la cheville.
- Action du thérapeute : le thérapeute applique une compression avec son pouce ou son index sur le PT. La compression peut être maintenue pendant une période de 30 à 60 secondes ou exercée de manière alternée sur par exemple un rythme de 3 secondes pour la période de compression et de 3 secondes pour la période de décompression.
- Durant la phase de compression, le thérapeute peut effectuer des mouvements passifs de flexion et extension du genou ou demander au patient de réaliser ces mouvements de manière active.
- Objectif : désactiver le PT en stimulant les afférences sensitives du PT, induire une stimulation mécanique du PT, introduire la notion de travail actif pour le patient.

Techniques de compression associées à des mouvements fonctionnels (figure 7.17)

- Position du patient : le patient reprendra la position du mouvement fonctionnel douloureux ou limité lors de l'examen clinique. Exemple : s'asseoir, se relever, monter une marche, squat, fente…
- Action du thérapeute : le thérapeute applique une compression avec son pouce ou son index sur le PT. La compression peut être maintenue pendant une période de 30 à 60 secondes ou exercée de manière alternée sur par exemple un rythme de 3 secondes pour la période de compression et de 3 secondes pour la période de décompression.
- Durant la phase de compression, le patient effectue le mouvement fonctionnel douloureux ou limité lors de l'examen clinique.
- Objectif : désactiver le PT en stimulant les afférences sensitives du PT, induire une stimulation mécanique du PT, introduire la notion de travail actif pour le patient et moduler les symptômes.

Stripping (figure 7.18)

- Position du patient : le patient est allongé en décubitus dorsal, genou légèrement fléchi.
- Action du thérapeute : le thérapeute applique avec ses deux pouces une compression sur le PT puis réalise des

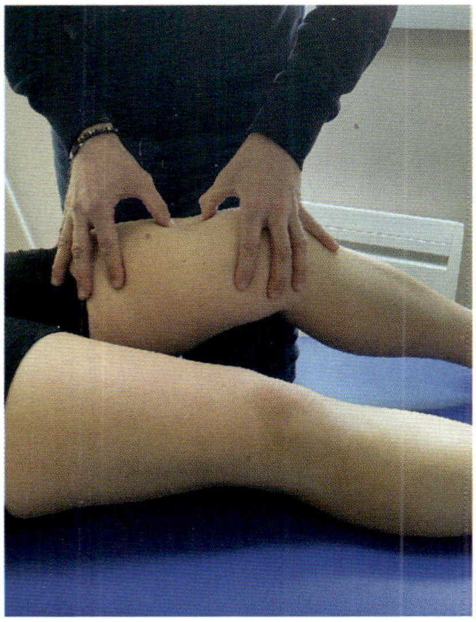

Figure 7.18
Technique de stripping appliquée au quadriceps.

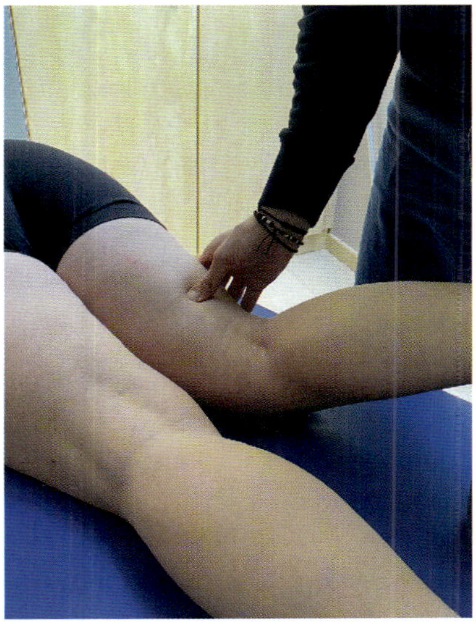

Figure 7.19
Technique de compression du PT des IJ.

traits tirés vers les extrémités du muscle sur le trajet de la bande musculaire contenant le PT.

- Objectif : désactiver le PT en stimulant les afférences sensitives du PT de la bande musculaire.

Ischio-jambiers

Techniques de compression du PT (figure 7.19)

- Position du patient : le patient est allongé en décubitus ventral, le genou légèrement fléchi sur un coussin.
- Action du thérapeute : le thérapeute applique une compression avec son pouce ou son index sur le PT. La compression peut être maintenue pendant une période de 30 à 60 secondes ou exercée de manière alternée sur par exemple un rythme de 3 secondes pour la période de compression et de 3 secondes pour la période de décompression.
- Objectif : désactiver le PT en stimulant les afférences sensitives du PT.

Techniques de compression associées à des mouvements passifs ou actifs (figure 7.20)

- Position du patient : le patient est allongé en décubitus ventral, le genou légèrement fléchi sur un coussin.
- Action du thérapeute : le thérapeute applique une compression avec son pouce ou son index sur le PT. La compression peut être maintenue pendant une période de 30 à 60 secondes ou exercée de manière alternée sur par exemple un rythme de 3 secondes pour la période de compression et de 3 secondes pour la période de décompression.

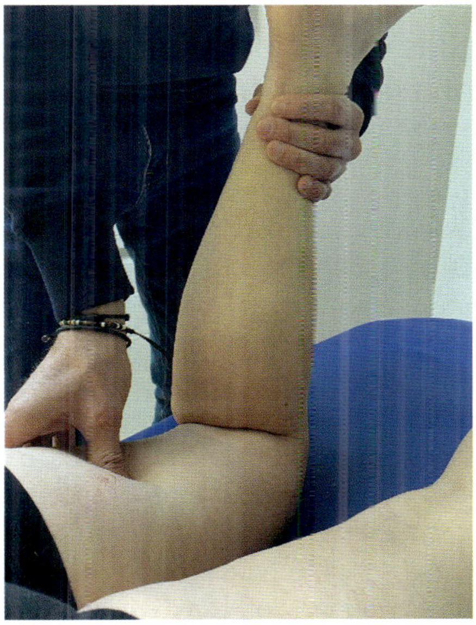

Figure 7.20
Technique de compression du PT des IJ combinée à des mouvements passifs et actifs.

- Durant la phase de compression, le thérapeute peut effectuer des mouvements passifs de flexion et extension du genou ou demander au patient de réaliser ces mouvements de manière active.
- Objectif : désactiver le PT en stimulant les afférences sensitives du PT, induire une stimulation mécanique du PT introduire la notion de travail actif pour le patient.

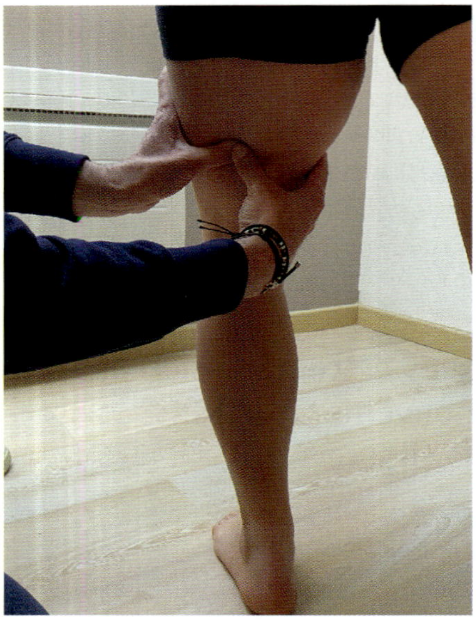

Figure 7.21

Technique de compression du PT du quadriceps combinée à des mouvements fonctionnels (dans l'exemple, mouvement de soulevé de terre).

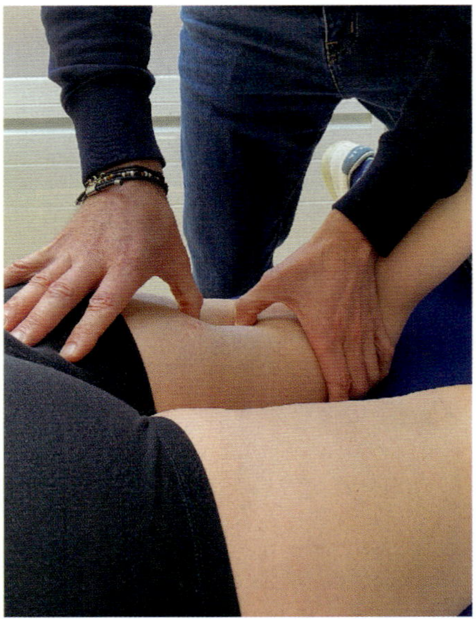

Figure 7.22

Technique de stripping appliquée aux IJ.

Techniques de compression associées à des mouvements fonctionnels (figure 7.21)

- Position du patient : le patient reprendra la position du mouvement fonctionnel douloureux ou limité lors de l'examen clinique. Exemple : s'asseoir, se relever, monter une marche, squat, se pencher en avant, fente…
- Action du thérapeute : le thérapeute applique une compression avec son pouce ou son index sur le PT. La compression peut être maintenue pendant une période de 30 à 60 secondes ou exercée de manière alternée sur par exemple un rythme de 3 secondes pour la période de compression et de 3 secondes pour la période de décompression.
- Durant la phase de compression, le patient effectue le mouvement fonctionnel douloureux ou limité lors de l'examen clinique.
- Objectif : désactiver le PT en stimulant les afférences sensitives du PT, induire une stimulation mécanique du PT, introduire la notion de travail actif pour le patient et moduler les symptômes.

Stripping (figure 7.22)

- Position du patient : le patient est allongé en décubitus ventral, le genou légèrement fléchi sur un coussin.
- Action du thérapeute : le thérapeute applique avec ses deux pouces une compression sur le PT puis réalise des traits tirés vers les extrémités du muscle sur le trajet de la bande musculaire contenant le PT.
- Objectif : désactiver le PT en stimulant les afférences sensitives du PT de la bande musculaire.

Poplité

Techniques de compression du PT (figure 7.23)

- Position du patient : le patient est allongé en décubitus ventral, le genou légèrement fléchi sur un coussin.
- Action du thérapeute : le thérapeute applique une compression avec son pouce ou son index sur le PT. La compression peut être maintenue pendant une période de 30 à 60 secondes ou exercée de manière alternée sur par exemple un rythme de 3 secondes pour la période de compression et de 3 secondes pour la période de décompression.
- Objectif : désactiver le PT en stimulant les afférences sensitives du PT.

Techniques de compression associées à des mouvements passifs ou actifs

- Position du patient : le patient est allongé en décubitus ventral, le genou est tendu.
- Action du thérapeute : le thérapeute applique une compression avec son pouce ou son index sur le PT. La compression peut être maintenue pendant une période

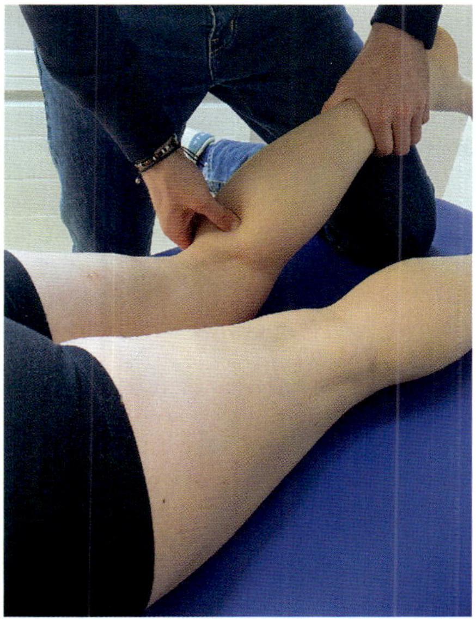

Figure 7.23
Technique de compression du PT du poplité.

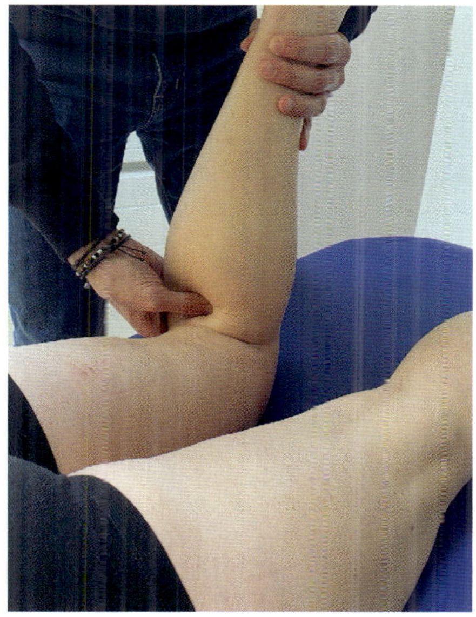

Figure 7.24
Technique de compression du PT du poplité combinée à des mouvements passifs et actifs.

de 30 à 60 secondes ou exercée de manière alternée sur par exemple un rythme de 3 secondes pour la période de compression et de 3 secondes pour la période de décompression.

- Durant la phase de compression, le thérapeute peut effectuer des mouvements passifs de l'extension vers la flexion car le poplité est impliqué dans le déverrouillage de l'extension ou demander au patient de réaliser ces mouvements de manière active.
- Objectif : désactiver le PT en stimulant les afférences sensitives du PT, induire une stimulation mécanique du PT, introduire la notion de travail actif pour le patient.

Techniques de compression associées à des mouvements fonctionnels (figure 7.24)

- Position du patient : le patient reprendra la position du mouvement fonctionnel douloureux ou limité lors de l'examen clinique. Exemple : s'asseoir, se relever, monter une marche, squat, fente…
- Action du thérapeute : le thérapeute applique une compression avec son pouce ou son index sur le PT. La compression peut être maintenue pendant une période de 30 à 60 secondes ou exercée de manière alternée sur par exemple un rythme de 3 secondes pour la période de compression et de 3 secondes pour la période de décompression.
- Durant la phase de compression, le patient effectue le mouvement fonctionnel douloureux ou limité lors de l'examen clinique.

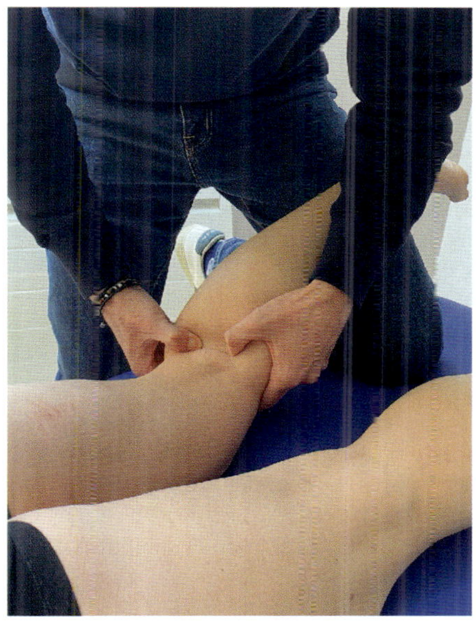

Figure 7.25
Technique de stripping appliquée au poplité.

- Objectif : désactiver le PT en stimulant les afférences sensitives du PT, induire une stimulation mécanique du PT, introduire la notion de travail actif pour le patient et moduler les symptômes.

Stripping (figure 7.25)

- Position du patient : le patient est allongé en décubitus ventral, le genou légèrement fléchi sur un coussin pour détendre les gastrocnémiens et faciliter l'accès au muscle poplité.

• Action du thérapeute : le thérapeute applique avec ses deux pouces une compression sur le PT puis réalise des traits tirés vers les extrémités du muscle sur le trajet de la bande musculaire contenant le PT.

• Objectif : désactiver le PT en stimulant les afférences sensitives du PT de la bande musculaire.

Références

[1] Barette G, Barillec F, Cerioli A, Dufour X. Traiter les tensions musculaires en thérapie manuelle. Kinésithér Scient 2011 ; 519 : 5-9.

[2] Barette G, Barillec F, Da Silva RAD. Le point sur les levées de tension musculo-aponévrotiques. Revue électronique de Kiné à Kiné [En ligne]. 2015. Disponible sur : https://issuu.com/kineakine/docs/numero2/10.

[3] Gibbons J. Muscle Energy Techniques Broché. A Practical Guide for Physical Therapists. Californie (États-Unis) : North Atlantic Books ; 2013.

[4] Chaitow L. Muscle energy techniques. 4e éd. Londres : Churchill Livingstone Elsevier ; 2013.

[5] Chaitow L. Positional release techniques. 4e éd. Issy-les-Moulineaux : Elsevier Masson ; 2015.

[6] Peninou G, Tixa S. Les tensions musculaires. Paris : Maloine ; 2008.

[7] Frayer G. Muscle energy technique : an evidence-informed approach. Int J Osteopath Med 2011 ; 14(1) : 3-9.

[8] Fryer G. Is a postural-structural-biomechanical model, within manual therapies, viable ? Invited response. J Bodyw Mov Ther 2011 ; 15(2) : 138-40.

[9] Cook CE. Our musculoskeletal treatments are more similar than we think : shared treatment mechanisms. J Orthop Sports Phys Ther [En ligne]. 24 mai 2022. Disponible sur : www.jospt.org/do/10.2519/jospt.blog.20220524/full/.

[10] Sady SP, Wortman M, Blanke D. Flexibility training : ballistic, static or proprioceptive neuromuscular facilitation ? Arch Phys Med Rehabil 1982 ; 63(6) : 261-3.

[11] Fryer G. Muscle energy technique : an evidence-informed approach. Int J Osteopath Med 2011 ; 14(1) : 3-9.

[12] Schleip R, Jäger H, Klinger W. What is "fascia" ? A review of different nomenclatures. J Bodyw Mov Ther 2012 ; 16(4) : 496-502.

[13] Schleip R, Klingler W, Lehmann-Horn F. Fascia is able to contract in a smooth muscle-like manner and thereby influence musculoskeletal mechanics. J Biomech 2006 ; 39(S488).

[14] Purslow PP. Muscle fascia and force transmission. J Bodyw Mov Ther 2010 ; 14(4) : 411-7.

[15] Stecco C, Schleip R. A fascia and the fascial system. J Bodyw Mov Ther 2016 ; 20(1) : 139-40.

[16] Schleip R, et Findley TW, Chaitow L, Huijing PA. Fascia : the tensional network of the human body. The science and clinical applications in manual and movement therapy. Londres : Churchill Livingstone Elsevier ; 2012.

[17] Bordoni B, Myers T. A review of the theorical fascia models : biotensegrity, fascintegrity and myofascial chains. Cureus [En ligne] 2020. Disponible sur : www.cureus.com/articles/28434-a-review-of-the-theoretical-fascial-models-biotensegrity-fascintegrity-and-myofascial-chains#!/.

[18] Myers T. Anatomy trains : les méridiens myofasciaux en thérapie manuelle. Issy-les-Moulineaux : Elsevier-Masson ; 2014. Réédition 2023.

[19] O'Keeffe M, Purtill H, Kennedy N, et al. Comparative effectiveness of conservative interventions for nonspecific chronic spinal pain : physical, behavioral/psychologically informed, or combined ? A systematic review and meta-analysis. J Pain 2016 ; 17(7) : 755-74.

[20] Veehof MM, Oskam MJ, Schreurs KMG, Bohlmeijer ET. Acceptance-based interventions for the treatment of chronic pain : a systematic review and meta-analysis. Pain 2011 ; 152 : 533-42.

[21] Cook CE. The demonization of manual therapy. Muskuloskelettale Physiotherapie 2021 ; 25 : 125-32.

[22] Baeyens JP, Van Roy P, Clarjjs JP. Intra-articular kinematics of the normal glenohumeral joint in the late preparatory phaseof throwing : Kaltenborn's rule revisited. Ergonomics 2000 ; 10 : 1726-37.

[23] Baeyens JP, Van Roy P, De Schepper A, et al. Glenohumeral joint kinematics related to minor anterior instability of the shoulder at the end of the late preparatory phase of throwing. Clin Biomech (Bristol, Avon) 2001 ; 16(9) : 752-7.

[24] Riquier S, Barette G. Diagnostic différentiel physiothérapique et pertinence de la physio-échographie-fonctionnelle dans le cas d'un syndrome de la traversée thoraco-brachiale (STTB) ou TOS (thoracic outlet syndrom). Kinesither Rev 2017 ; 17(184) : 35-6.

[25] Travel J, Rinzler S. Relief of cardiac pain by local block of somatic trigger areas. Proc Soc Exp Biol Med 1946 ; 63(2) : 480-2.

[26] Travell J, Simons D. Myofascial Pain and DysfunctionThe Trigger Point Manual, the Upper Extremities, Vol. 1. Baltimore : Williams & Wilkins ; 1982.

[27] Gerwin RD. A New Unified Theory of Trigger Point Formation : Failure of Pre- and Post-Synaptic Feedback Control Mechanisms. Int J Mol Sci 2023 ; 24 : 8142.

[28] Fernandez-de-las-Penas C, Dommerholt J. International consensus on diagnostic criteria and clinical considerations of myofascial trigger points : A Delphi Study. Pain Med 2017 ; 19(1) : 142-50.

[29] Gerwin R. Trigger Point Diagnosis : At Last, the First Word on Consensus. Pain Med 2018 ; 19(1) : 1-2.

[30] Baeumler P*, Hupe K, Irnich D. Proposal of a diagnostic algorithm for myofascial trigger points based on a multiple correspondence analysis of cross-sectional data. BMC Musculoskeletal Disorders 2023 ; 24(1) : 62.

Chapitre 8

Mechanical Diagnosis and Treatment et approche des nerfs du genou

PLAN DU CHAPITRE

Thérapie manuelle du genou

Évaluation et traitement des troubles musculosquelettiques du genou avec le MDT

Gabor Sagi, Sylvain Riquier

La méthode McKenzie, aussi dénommée MDT (pour *Mechanical Diagnosis and Therapy*), a initialement été développée pour la prise en charge des troubles musculosquelettiques (TMS) du rachis. Ses principes d'évaluation et de traitement s'appliquent aussi aux articulations des membres. Ce chapitre a pour objet de présenter l'application du MDT à l'articulation du genou.

Problème diagnostique

Les TMS du genou sont communs et constituent en moyenne 13 % de la pratique quotidienne des kinésithérapeutes [1]. Le diagnostic kinésithérapique permet aux cliniciens d'organiser et d'interpréter des données cliniques collectées principalement au cours de l'anamnèse et de l'examen physique du patient. Les symptômes et les signes du patient sont recueillis afin de prendre une décision clinique et d'orienter la stratégie thérapeutique. En raison de la nature multifactorielle des TMS, les cliniciens peuvent rencontrer de nombreuses difficultés et se sentir désemparés dans l'élaboration d'un diagnostic valide [2].

Les masseurs kinésithérapeutes (MK) ont besoin d'un moyen pratique de gérer les incertitudes diagnostiques dues à la nature complexe de la plupart des TMS. Le système McKenzie propose une méthode d'évaluation et un modèle de raisonnement clinique qui permet au clinicien de classer chaque présentation clinique en sous-groupes homogènes. L'idée qui sous-tend la classification est de pouvoir appliquer des interventions thérapeutiques spécifiques à chaque sous-groupe afin d'optimiser les résultats cliniques.

Limites du modèle biomédical/patho-anatomique dans les TMS du genou

Validité et fiabilité des tests orthopédiques

Des tests orthopédiques (TO) ont été conçus pour déterminer l'origine structurelle des symptômes. On retrouve au sein de revues systématiques de littérature plusieurs études (de qualité faible à modérée) montrant qu'à quelques exceptions près, comme le test de Lachman pour diagnostiquer une lésion du ligament croisé antérieur [2], les TO du genou utilisés isolément ont une valeur diagnostique faible en termes de fiabilité interexaminateur et de validité [2,3]. Par exemple, il apparaît que les tests de McMurray et de Thessaly ne sont isolément pas suffisamment valides et fiables pour diagnostiquer une lésion méniscale. De plus, il n'a pas été démontré que la combinaison de plusieurs TO pouvait atteindre une plus grande valeur diagnostique, comme l'illustre le fait qu'il ne semble pas y avoir de tests isolés ou groupés capables d'inclure ou d'exclure clairement un syndrome fémoro-patellaire [3]. Comme l'a formulé Docking [4], la pertinence d'un test clinique est déterminée par sa contribution directe à l'élaboration d'une stratégie ou d'une décision thérapeutique appropriée. Autrement dit, est-ce qu'un test permet de prédire qu'une intervention clinique va avoir un effet positif pour un patient donné ? Dans le cas contraire, le test semble avoir une valeur clinique limitée pour le MK.

En revanche, certaines règles de prédiction clinique comme celles d'Ottawa sont considérées comme très utiles pour exclure une fracture du genou [5]. De même, les critères du collège américain de rhumatologie et les règles de l'EULAR sont considérés comme valides pour exclure une arthropathie du genou [2]. Cela contribue au triage clinique, mais cela ne couvre qu'un nombre limité de situations cliniques de la pratique du MK.

En réponse à la faible valeur clinique de la plupart des TO, certains auteurs préconisent un processus de phénotypage des patients [4,6]. Dans le même esprit, le MDT propose une classification des patients en sous-groupes basée sur la réponse symptomatique et mécanique à des tests de mouvements répétés [7].

Problèmes diagnostiques liés à l'imagerie

La relation entre les lésions anatomiques objectivables à l'imagerie et la symptomatologie est complexe et problématique.

Les modifications structurelles du genou observées à l'imagerie sont très courantes dans la population asymptomatique [8]. Par exemple, dans une cohorte de 115 patients asymptomatiques (51 hommes, 64 femmes, 230 genoux) d'un âge médian de 44 ans, deux radiologues expérimentés ont pu identifier des remaniements structurels qualifiés comme anormaux à l'imagerie par résonance magnétique (IRM) pour 97 % des participants [9] : 30 % avaient des lésions méniscales, 31 % des lésions cartilagineuses sévères et 21 % des lésions tendineuses. Dans une revue systématique incluant des athlètes asymptomatiques [10], la prévalence des altérations structurelles des ménisques serait de l'ordre de 27,2 %, ce qui semble cohérent avec les résultats précédents. Une bonne partie de ces remaniements observés peuvent n'être qu'un reflet de l'âge du patient sans pour autant avoir une influence sur la douleur et les symptômes [11]. Cet état de fait peut générer une surinterprétation des informations générées par l'imagerie, créer des biais cognitifs dans le processus de raisonnement clinique, et conduire à des erreurs de diagnostic [12]. Il en résulte parfois des soins injustifiés, coûteux et non pertinents [13], sans contribution favorable à la présentation clinique du patient et avec un impact négatif sur les résultats cliniques [14].

D'un autre côté, l'imagerie reste indispensable quand une pathologie sérieuse comme une fracture, un cancer, une pathologie inflammatoire est suspectée. C'est aussi le cas lorsque le patient ne répond pas à la prise en charge non chirurgicale initiale et que le résultat de l'imagerie est susceptible de modifier les prises de décisions cliniques [15].

Par conséquent, il est essentiel que la prescription d'un examen d'imagerie soit basée sur une évaluation clinique approfondie du patient et prenne en compte le contexte [16]. De nombreuses recommandations de bonnes pratiques suggèrent que le diagnostic par imagerie ne doit pas être effectué de manière systématique pour des TMS [15]. Certains auteurs soutiennent à ce propos que la réponse symptomatique aux mouvements répétés telle que décrite par la méthode McKenzie peut être une option intéressante pour guider cette prise de décision clinique [17].

Dimension bio-psycho-sociale

Description du modèle bio-psycho-social (BPS)

La compréhension des mécanismes sous-jacents d'une pathologie vécue par le patient est une étape clé de l'élaboration de stratégies thérapeutiques efficaces [18]. Le modèle biomédical qui reste le modèle dominant dans la pratique courante tend à réduire le patient à des processus biochimiques ou pathologiques [19]. De nombreux travaux ont établi à quel point la santé et la maladie sont le résultat d'interactions entre des facteurs biologiques et des facteurs psychologiques et sociaux [20-22]. En effet, la littérature suggère que les facteurs psychologiques tels que la dépression, l'anxiété, les comportements d'évitement, la peur, les mauvaises stratégies d'adaptation, le manque d'efficacité personnelle et les facteurs sociaux sont des prédicteurs majeurs d'une plus forte intensité de la douleur, d'une plus grande incapacité fonctionnelle et d'un risque de perte d'emploi [18]. Il est par conséquent essentiel que les praticiens puissent être en mesure d'assurer une prise en charge fondée sur des données probantes avec une vision bio-psycho-sociale (tableau 8.1) du patient [19]. Chaque composante du modèle BPS joue une part variable d'un individu à l'autre, et l'importance relative de chaque partie peut fluctuer au cours d'un épisode douloureux [23].

L'approche MDT prend en compte la dimension BPS du patient [24,25] lors de l'évaluation clinique et de la prise en charge thérapeutique.

Tableau 8.1. Composantes du modèle bio-psycho-social.

Composantes biologiques	Composantes psychologiques	Composantes sociales
– Mécanismes de douleur (nociceptive, neuropathique périphérique, nociplastique) – La pathologie en elle-même, facteurs aggravants/facilitants – L'hygiène de vie du patient, niveau d'activité physique/sédentarité/qualité du rythme biologique du sommeil, qualité nutritionnelle – Les comorbidités (surpoids, diabètes, troubles métaboliques…)	– Anxiété – Pensées négatives – Dépression – Comportement de peur et d'évitement – Catastrophisme – Croyances inadaptées – Autoefficacité : stratégies passives et actives – Expériences passées / échecs thérapeutiques	– Faibles interactions sociales et familiales – Charge de travail importante – Faible satisfaction au travail – Faible encouragement au travail – Recherche de compensation – Niveau d'éducation

Tableau 8.2. Exemples de croyances inappropriées ou d'informations erronées.

« Tant que j'ai mal, je dois bouger le moins possible »
« Mon genou est usé, abîmé et ne pourra plus jamais fonctionner normalement » (alors que le patient n'a que de simples modifications dégénératives)
« On m'a dit que mon ménisque est abîmé et qu'il faudra forcément me faire opérer » (alors que tous les marqueurs cliniques s'améliorent avec la rééducation)

Approche centrée sur le patient

L'approche centrée sur le patient est un principe fondamental du modèle BPS. Elle est particulièrement importante dans la prise en charge des TMS. Elle inclut une approche collaborative efficace entre le thérapeute et le patient [26], la mise en œuvre d'une prise de décision partagée [27-29], le choix d'un modèle de communication centré sur le patient [30,31] et le fait de promouvoir l'autotraitement et l'autonomisation du patient [32]. Il faut en particulier identifier les croyances inappropriées ou les informations erronées (tableau 8.2). Si ces éléments ne sont pas identifiés et pris en compte, l'adhésion du patient au traitement peut être compromise. La prise de décision partagée incite le patient à jouer un rôle actif, favorise les discussions entre patients et cliniciens et augmente leur satisfaction respective. En outre, cela contribue à une plus grande confiance mutuelle et à la création d'une forte alliance thérapeutique [32-34]. Le système MDT est idéalement positionné dans l'approche centrée sur le patient car il met l'accent sur l'autotraitement, l'autonomisation et l'éducation du patient [7].

Approche MDT des douleurs du genou : classification par syndrome

Syndrome de dérangement du genou

Ce syndrome se définit par une présentation clinique dans laquelle les symptômes et les signes du patient peuvent changer rapidement et durablement en fonction des contraintes de forces mécaniques exercées sur l'articulation du genou. Ces améliorations rapides sont assujetties à une préférence directionnelle (PD) [7,35]. Cela signifie que lorsque des mouvements répétés de fin d'amplitude sont effectués dans une direction spécifique, les symptômes et les signes s'améliorent de façon durable. Les gains sont cumulatifs au fur et à mesure que le patient multiplie les séries de mouvements dans cette direction. De façon concomitante, les autres directions de mouvement sont sans effet ou aggravantes. Autrement dit, ce n'est pas le fait de bouger mais le fait d'effectuer ces mouvements dans une direction spécifique qui induit l'amélioration. Un effet comparable peut parfois être obtenu par des postures de fin d'amplitude dans le sens de la PD. De nombreuses hypothèses peuvent être mises en avant pour tenter d'expliquer la pathophysiologie dans ce syndrome. Par exemple, on peut postuler une altération du ratio roulement-glissement dans l'articulation, un léger décentrage de ménisque ou l'hypertonie d'un groupe musculaire maintenue par un arc réflexe. Aucun élément de preuve tangible n'existe à ce jour permettant de valider une explication plus qu'une autre. En revanche, plusieurs études documentent que le syndrome de dérangement, qui a été initialement décrit pour le rachis [36,37], existe aussi, bien qu'avec une fréquence moindre, pour les extrémités [38-41]. Dans l'étude de May, près de 43 % des patients souffrant de gonalgies inclus dans l'étude ont été classifiés comme syndrome de dérangement [39]. L'identification d'une PD induit la stratégie de traitement qui sera développée plus bas.

Syndrome de dysfonction articulaire du genou

Le mot dysfonction est un terme générique qui englobe de nombreuses définitions en fonction des auteurs. En MDT, on nomme syndrome de dysfonction la présentation dans laquelle une ou plusieurs directions de mouvement présentent une limitation douloureuse qui est la conséquence de l'altération structurelle (rétraction, fibrose, perte d'extensibilité, adhérences) de tissus mous périarticulaires. Cette situation est bien connue des MK à l'issue d'un processus cicatriciel, d'une immobilisation ou d'une inflammation prolongée [42,43]. La douleur n'est présente que lorsque les tissus altérés sont mis en tension en fin d'amplitude dans la direction de mouvement qui est limitée. Par exemple, dans une dysfonction de la flexion du genou, les tissus mous antérieurs du genou sont rétractés/hypo-extensibles et produisent de la nociception quand ils sont mis en tension. La dysfonction est le plus souvent multidirectionnelle. Cliniquement, l'amplitude articulaire dans la ou les direction(s) de la dysfonction est limitée. La perte d'amplitude passive est identique à la perte d'amplitude active. Les tests résistés ne produisent pas de symptômes. Récupérer des amplitudes complètes et indolores repose sur le remodelage des tissus altérés [42,43]. C'est un processus biologique qui prend habituellement plusieurs semaines avec un traitement propice à induire ce remodelage.

Syndrome de dysfonction contractile du genou

Les dysfonctions de l'appareil contractile du genou regroupent les tendinopathies et les lésions des groupes musculaires liées à l'articulation du genou. Les tendinopathies sont avant tout la conséquence d'une augmentation rapide de la charge excédant la capacité d'adaptation des tendons [44]. Elles peuvent par exemple survenir suite à l'intensification trop rapide d'une activité habituelle, le début d'une nouvelle activité sans progressivité (ou d'un changement de matériel) ou la reprise d'une activité habituelle après un arrêt prolongé. Des facteurs individuels comme le sommeil, la fatigue, le stress oxydatif, ou l'héritage génétique peuvent contribuer [45]. Les lésions structurelles liées aux tendinopathies ont été décrites comme un continuum. Le lien entre la pathologie tissulaire, la douleur et la fonction n'est que partiellement élucidé. Dans le continuum des lésions décrit par Jill Cook, à n'importe quel stade de tendinopathie le tendon peut générer de la nociception ou être complètement asymptomatique [46]. Cependant, il existe un volume considérable d'études montrant que les patients souffrant de dysfonction de l'appareil contractile peuvent le plus souvent retrouver une fonction complète et indolore si on leur propose un programme de mise en charge graduelle du ou des tendons affectés sur une période d'au moins 3 mois [47,48]. Cela laisse entendre que le fait d'exposer judicieusement les tendons à des contraintes croissantes induit une adaptation qui permet de retrouver un usage satisfaisant du groupe musculaire concerné. La nature précise de cette adaptation est complexe, seulement partiellement élucidée et sort du cadre de ce chapitre. Le principe de traitement reste une exposition graduelle à des contraintes croissantes qui doit s'étaler sur un minimum de 3 mois pour avoir un effet pérenne [47,49,50].

Syndrome postural

En terminologie MDT, le syndrome postural fait référence à la situation dans laquelle les symptômes sont produits par le maintien de positions de fin d'amplitudes prolongées. Pour le genou, cette situation ne motive jamais de consultation tant la relation de cause à effet est évidente pour le patient (quitter une fin d'amplitude maintenue du genou aboli les symptômes immédiatement).

Catégorie « autres », c'est-à-dire en dehors des trois syndromes MDT

Les patients que l'on ne peut pas classifier en syndrome de dérangement, en syndrome de dysfonction (articulaire ou contractile), ou en syndrome postural sont classés dans la catégorie « autres », laquelle comprend un certain nombre de sous-groupes. Le tableau 8.3 énumère les différentes sous-catégories et les illustre avec des exemples.

Tableau 8.3. La classification « autres ».

Dénomination du sous-groupe	Exemples de pathologies incluses dans le sous-groupe concerné
Pathologies graves (à réadresser pour évaluation et traitement spécialisé)	Fractures, tumeurs, infections, etc.
Traumatisme	Suites immédiates d'un trauma avec différents degrés de lésions des tissus mous
Statut post-chirurgie	Suites immédiates d'une chirurgie du genou
Nociception chimique/ arthropathies inflammatoires	Polyarthrite rhumatoïde, SpA non axiale, tendinopathie au stade réactionnel
Structurellement compromis	Instabilité, arthrose avancée, malformations osseuses, etc.
Syndromes de douleur chroniques	Syndrome régional douloureux complexe (SRDC), douleurs persistantes à dominante nociplastique
Neuropathies périphériques / syndrome canalaire	Syndrome compressif du nerf saphène interne, syndrome compressif du nerf fibulaire, etc.
Syndrome compressif	Syndrome de loge
Pathologie des tissus mous	Collagénoses, lupus, etc.
Syndrome vasculaire	Thrombose veineuse, syndrome de l'artère poplitée, kyste poplité compressif, etc.
Mécaniquement non concluant	Comportement mécanique et inconstant qui ne s'apparente à aucun des 3 syndromes MDT et ne correspond à aucun des autres sous-groupes de ce tableau

MDT : *Mechanical Diagnosis and Therapy* ; SRDC : syndrome régional douloureux complexe.

Origine rachidienne de certaines douleurs ressenties dans le genou

Concept

Le fait qu'une source de nociception lombaire puisse donner naissance à des douleurs irradiées dans le membre inférieur est très bien documenté [51] et intégré dans la connaissance de nombreux MK. En revanche, le fait qu'un problème lombaire puisse générer des symptômes et des signes articulaires dans le membre inférieur (et en ce qui concerne le présent chapitre dans le genou) reste mal connu. Dans notre expérience clinique, il arrive que des patients adressés en rééducation avec par exemple un diagnostic de syndrome fémoro-patellaire ou de syndrome méniscal voient tous leurs signes et leurs symptômes s'améliorer suite à des tests de mouvements répétés lombaires. Traiter le genou alors que la douleur semble d'origine rachidienne a toutes les chances de conduire à un échec thérapeutique et peut mener à des explorations diagnostiques inutiles et parfois même à des interventions chirurgicales non pertinentes.

Éléments retrouvés dans la littérature

Une étude de 2020 basée sur un examen MDT a trouvé une origine rachidienne pour 25,6 % d'une cohorte de 78 patients souffrant de gonalgies [52]. Une autre étude faisait état de 44,6 % d'origine rachidienne dans une cohorte de 101 patients souffrant de gonalgies chroniques et évalués en MDT [53]. Plusieurs publications rapportent des liens similaires entre des sémiologies du membre supérieur et le rachis cervical [35]. En dehors du MDT, nous retrouvons de nombreuses études qui montrent que de la thérapie manuelle effectuée sur le rachis lombaire influence le recrutement et la force développée par le quadriceps [54-57] et par les ischio-jambiers [58]. Il existe quelques études de cas [59,60] et des études sur des petites cohortes de patients [56] qui documentent des améliorations de gonalgies avec de la thérapie manuelle du rachis lombaire ou des articulations sacro-iliaques. Le mécanisme physiopathologique reste à élucider. Une hypothèse serait que les afflux d'afférences sensitives lombaires mécanoceptives, proprioceptives ou nociceptives pourraient affecter l'excitabilité et le recrutement des motoneurones des différents chefs du quadriceps. La conséquence pourrait être une modification de la cinématique de la rotule. Hart et collaborateurs ont montré que le travail jusqu'à épuisement des muscles spinaux entraîne une inhibition des quadriceps [61,62]. Ces hypothèses constituent un début d'explication, même si cela reste très spéculatif. Rechercher une origine rachidienne en présence de gonalgies est d'autant plus pertinent que les patients pour lesquels on peut la confirmer ne sont souvent pas du tout conscients d'avoir un problème lombaire [35,52]. Quoi qu'il en soit, il importe de cibler notre traitement sur l'articulation ou le complexe articulaire qui semble être la source de la nociception.

Identification clinique

Le clinicien commence par rechercher les marqueurs cliniques du genou (figure 8.1). Ensuite il recherche d'éventuels signes rachidiens lombaires. Si rien dans l'interrogatoire ne semble impliquer la colonne lombaire (tableau 8.4), et si le clinicien ne trouve aucun signe lombaire alors que tout pointe vers un problème intrinsèque au genou, le thérapeute peut passer directement aux tests de mouvements répétés du genou. Dans le cas contraire, il demande au patient d'effectuer des mouvements répétés de la colonne lombaire en commençant par le plan sagittal. Périodiquement il reteste les marqueurs cliniques du genou. Si nécessaire, le thérapeute demande au patient d'effectuer aussi des tests des mouvements répétés dans le plan frontal ou horizontal [37]. Si une modification franche d'au moins un marqueur du genou se produit, le MK demandera au patient de tester des exercices lombaires pendant 48 heures avant de tenter la moindre intervention thérapeutique sur le genou. En effet, commencer à traiter le genou sans prendre le temps de déterminer pleinement l'effet des interventions sur le rachis lombaire ne permet pas de discriminer entre les deux sources potentielles de symptômes et ne contribue pas à faire avancer la bonne compréhension de la problématique du patient. Si l'amélioration du genou se poursuit entre la 1re et la 2e séance, l'implication rachidienne est confirmée. Si cette amélioration est partielle, le thérapeute utilise l'algorithme des feux de la circulation (figure 8.2) et suivant les cas augmente les forces ou recourt aux forces alternatives dans la poursuite de l'évaluation du rachis lombaire.

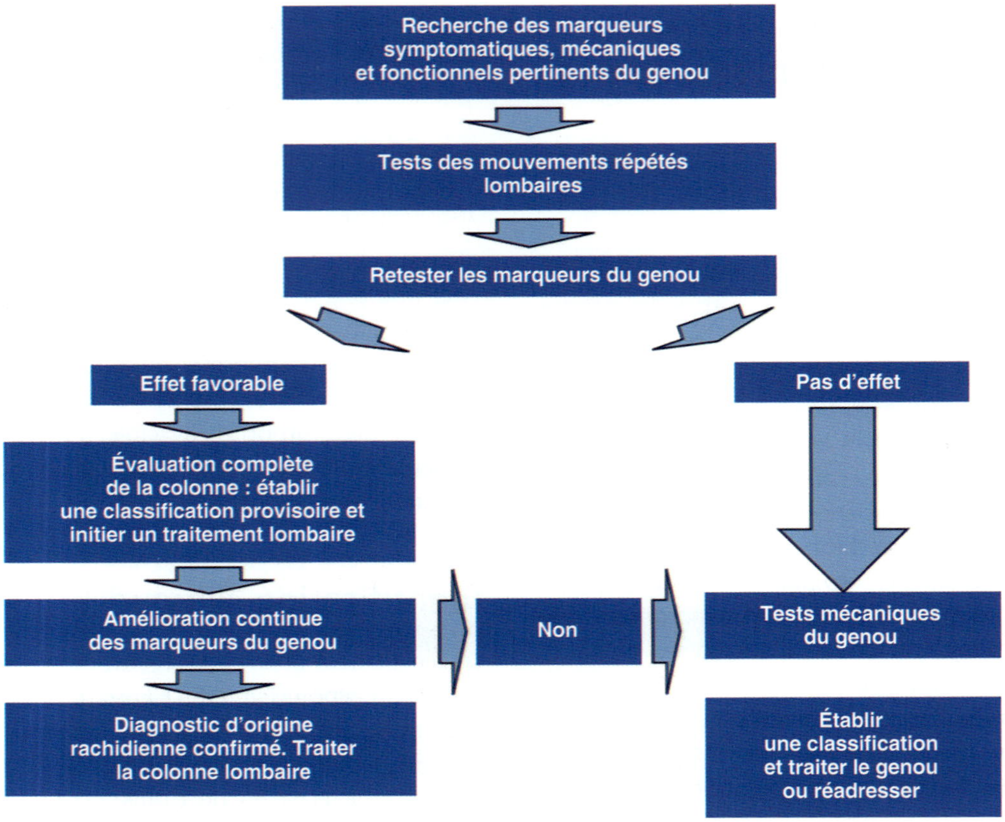

Figure 8.1

Processus d'identification clinique d'une implication rachidienne dans une présentation clinique de gonalgie.

Tableau 8.4. **Exemples d'éléments cliniques évocateurs d'une implication rachidienne à l'interrogatoire.**

Le patient a des douleurs rachidiennes du même côté que le genou douloureux en ce moment
Les douleurs dans le genou sont apparues depuis que la douleur rachidienne est plus sévère
Le patient rapporte des paresthésies ou des pertes sensitives dans le membre inférieur du genou affecté
Même si le patient n'a aucun des éléments sur les 3 premières lignes, la position assise est citée comme un facteur aggravant important
La douleur en position assise est influencée par le degré de cyphose lombaire de la personne au moment où la douleur est présente. Par exemple les symptômes sont plus marqués assis sur un canapé que sur une chaise

Évaluation MDT du genou

Anamnèse interrogatoire

Le MK commence par établir les activités professionnelles et extraprofessionnelles habituelles ainsi que les contraintes physiques qui s'y rapportent [7,35]. Cela comprend le ratio de temps passé assis et debout, la montée/descente d'escaliers, l'occurrence de situations à genou ou accroupi, et le port de charges. Il documente aussi la pratique de la marche, de la course à pied, des activités impliquant des sauts/réceptions, des accélérations/décélérations, des changements de direction, des pivots et le cas échéant des impacts. Cela le renseigne sur les contraintes mécaniques qui pourraient être impliquées dans l'apparition des douleurs. Il note aussi les activités que le patient a dû arrêter de faire ou qu'il aimerait commencer à pratiquer pour se faire une idée des objectifs fonctionnels du patient.

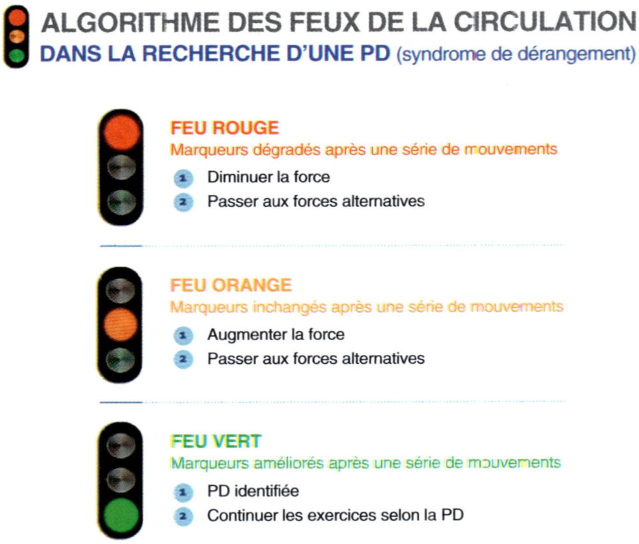
ALGORITHME DES FEUX DE LA CIRCULATION
DANS LA RECHERCHE D'UNE PD (syndrome de dérangement)
FEU ROUGE
Marqueurs dégradés après une série de mouvements
1 Diminuer la force
2 Passer aux forces alternatives
FEU ORANGE
Marqueurs inchangés après une série de mouvements
1 Augmenter la force
2 Passer aux forces alternatives
FEU VERT
Marqueurs améliorés après une série de mouvements
1 PD identifiée
2 Continuer les exercices selon la PD

Figure 8.2

Algorithme des feux de la circulation dans la recherche d'une PD (syndrome de dérangement).
Le patient test des séries de mouvement dans une direction donnée. La prise de décision pour la conduite des tests de mouvements répétés suit l'algorithme des feux de la circulation.

Tableau 8.5. Éléments évocateurs d'un syndrome de dérangement du genou à l'interrogatoire.

Variabilité des symptômes et de la capacité fonctionnelle : la même activité est parfois indolore, parfois douloureuse. La douleur est parfois diffuse, parfois locale. La douleur change de topographie (p. ex. passe d'interne à externe)
Variabilité des signes : le genou se « bloque » et se « débloque »
La douleur peut être présente au repos

Ensuite le MK consigne la topographie et la nature des symptômes sur le diagramme corporel. Il retrace l'historique de l'épisode, les facteurs aggravants et ceux qui améliorent, le cycle circadien, les antécédents et les traitements antérieurs. Il recherche les drapeaux rouges [63] et les drapeaux jaunes [64]. Notez que pour les dérangements du genou, contrairement au rachis, il est très rare que l'interrogatoire permette de fortement suspecter une PD. Cependant, à l'issue de l'interrogatoire, le clinicien retrouve souvent des éléments évocateurs d'une implication rachidienne (tableau 8.4), d'un syndrome de dérangement du genou (tableau 8.5), d'une dysfonction articulaire du genou (tableau 8.6) ou d'une dysfonction contractile (tableau 8.7). Cela devra ensuite être corroboré par les tests cliniques.

Tableau 8.6. Éléments évocateurs d'une dysfonction articulaire du genou à l'interrogatoire.

Les symptômes dans le genou sont apparus suite à une immobilisation, un traumatisme ou un geste chirurgical
La douleur est localisée et intermittente
Pas de douleur au repos
Douleur seulement en fin d'amplitude dans la direction qui est limitée
Pas de variabilité de l'amplitude ou de la fonction

Tableau 8.7. Éléments évocateurs d'une dysfonction contractile du genou à l'interrogatoire.

La douleur est survenue suite à un changement rapide de la charge appliquée sur le tendon
La douleur est très localisée
La douleur est intermittente et ressentie lors de contractions résistées du groupe musculaire concerné
La douleur est proportionnelle à l'intensité de la sollicitation

Tableau 8.8. Marqueurs du genou.

À l'interrogatoire : topographie, intensité et fréquence des symptômes. Limitations fonctionnelles. Cycle circadien. Éventuelle consommation d'AINS (anti-inflammatoire non stéroïdien) ou d'antalgiques et leur effet sur les symptômes
À l'examen : observation (épanchement, œdème, amyotrophie), éventuelle douleur présente en position neutre, amplitudes actives et passives, tests résistés, tests fonctionnels, « tests spéciaux » de type test de Thessaly

Examen physique

Après l'interrogatoire, une des premières préoccupations du MK formé au MDT est d'identifier des marqueurs cliniques (tableau 8.8) sous la forme de tests fonctionnels (s'accroupir, monter/descendre une marche, etc.), de mouvements actifs, de mouvements passifs et de tests dits « spéciaux » (p. ex. le test de Thessaly ou celui de McMurray). Notez que dans le cadre d'une évaluation MDT, nous détournons les tests orthopédiques de leur usage habituel : nous cherchons ici un moyen reproductible de provocation de symptômes et non l'identification d'une structure anatomique. À ce titre, ils sont très utiles pour suivre l'évolution du patient pendant la séance et d'une séance sur l'autre.

Une fois les marqueurs établis, le thérapeute procède à l'examen du rachis [35-37]. Il recherche les pertes d'amplitudes lombaires et il note les éventuelles douleurs produites par le mouvement. Ensuite il teste l'hypothèse d'une implication rachidienne de la façon décrite précédemment dans ce texte (figure 8.1). Si cette dernière se confirme, il est inutile de traiter le genou.

Si aucune implication rachidienne n'est mise en évidence lors de la séance initiale, ou si la composante lombaire ne se confirme pas, le MK procède aux tests des mouvements répétés de l'articulation du genou. En MDT, cette exploration porte sur les mouvements physiologiques (flexion, extension, rotations) en commençant par le plan sagittal, qui est le plan des deux mouvements majeurs du genou. S'il existe une perte d'amplitude même minime dans une direction, le MK la teste en premier parce qu'empiriquement la PD est plus fréquemment dans la direction de l'obstruction mécanique. Par exemple, s'il existe une petite perte d'extension, même de quelques degrés, cela augmente les chances d'avoir une PD en extension. Sauf aggravation importante et rapide de la douleur (tableau 8.9), le patient effectue des séries de dix mouvements dans la direction testée [7,35]. La prise de décision clinique sur la suite à donner après chaque série de mouvements s'appuie sur l'algorithme des feux de la circulation (figure 8.2), en utilisant les concepts de « progression des forces » et de « forces alternatives ». Le premier fait référence au fait d'augmenter les contraintes appliquées à une articulation dans une direction donnée en commençant par les mouvements actifs, puis la surpression du patient, la surpression du thérapeute et les mobilisations passives (figure 8.3). Le second se définit par le fait de tester la même direction de mouvement en changeant une autre variable que la force ou d'explorer une autre direction de mouvement (figure 8.4). À l'issue des tests des mouvements répétés, nous arrivons à une classification provisoire en suivant l'arbre décisionnel (figure 8.5). Cette classification sera confirmée lors de séance suivante si la réponse du patient au traitement est celle attendue. Dans le cas contraire, le MK fait effectuer des tests supplémentaires.

Tableau 8.9. Drapeaux rouges liés à l'articulation du genou.

Trauma important et récent non exploré
Fièvre
État général très dégradé sans raison apparente
Perte de poids importante et récente sans raison apparente
Antécédent de cancer de moins de 5 ans (surtout si cancer ostéophyle)
Présence de signes neurologiques

Imagerie et tests paracliniques

Comme nous l'avons développé plus haut, le recours à l'imagerie dans le contexte de l'évaluation MDT sera limité aux situations où elle peut directement influencer les stratégies thérapeutiques dans le management des TMS du genou.

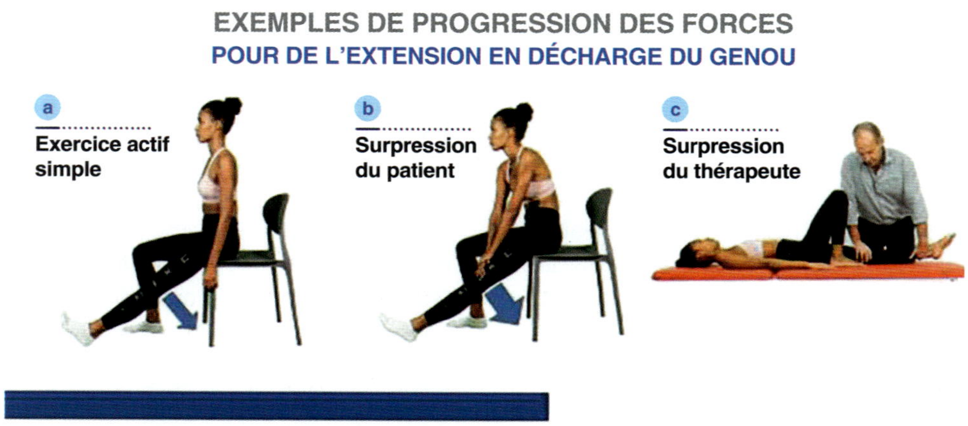

Figure 8.3

Exemple de progression des forces pour de l'extension en décharge du genou.
a, exercice actif simple ; b, surpression du patient ; c, surpression du thérapeute.
Source : Adapté d'une image de l'institut McKenzie France.

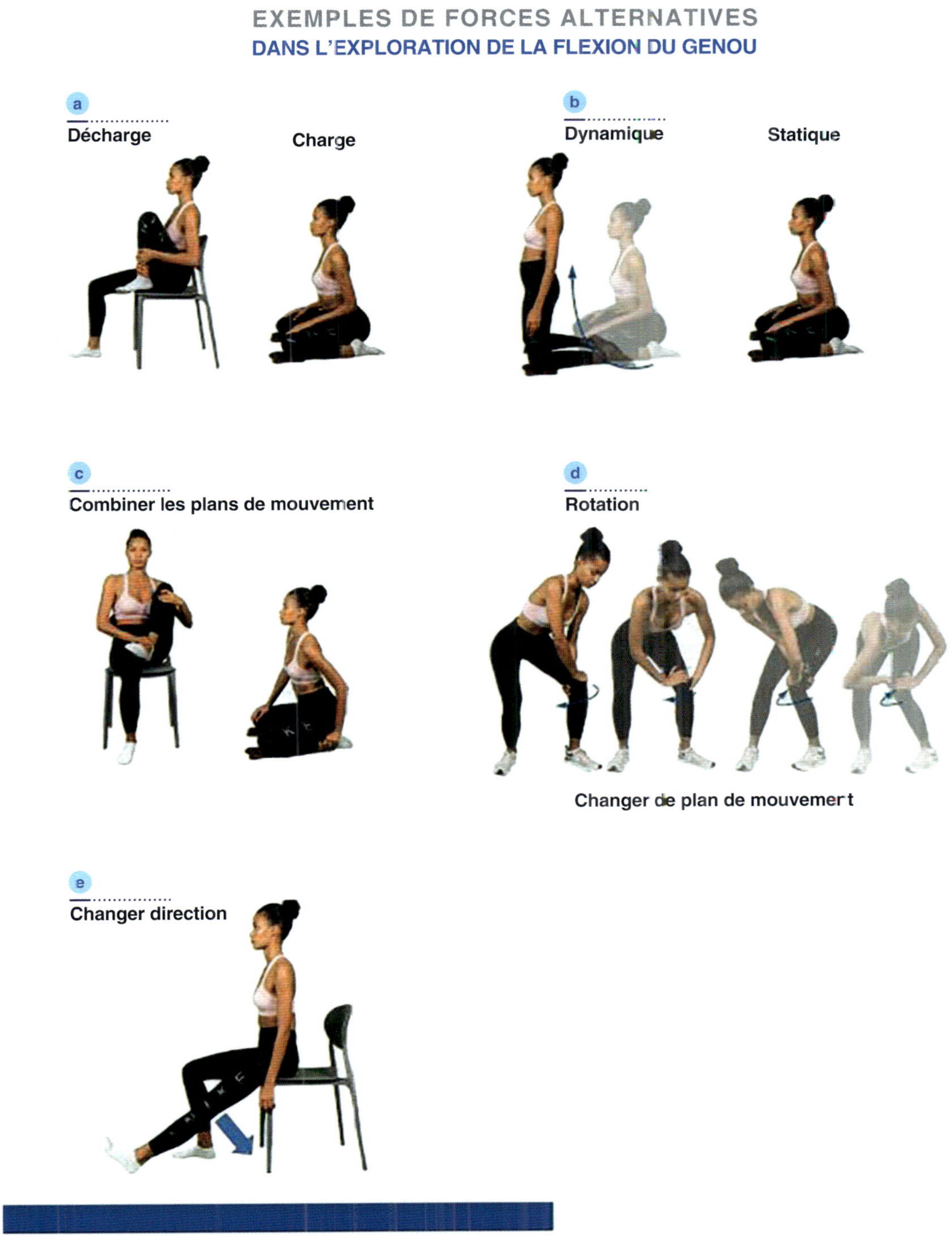

Figure 8.4

Exemples de forces alternatives dans l'exploration de la flexion du genou que l'on utilisera soit en présence d'un feu rouge après avoir tenté de diminuer les forces, soit en présence d'un feu orange lorsque l'on a épuisé l'exploration de l'augmentation des forces.

Source : Adapté d'une image de l'institut McKenzie France.

Stratégies thérapeutiques

Dans l'approche MDT, le patient est l'acteur principal de sa guérison et l'ensemble de la prise en charge vise à rendre le patient autonome.

Syndrome de dérangement

Le traitement du syndrome de dérangement préconisé en MDT comporte quatre aspects [7,35] : réduire le dérangement, maintenir la réduction, récupérer la fonction et

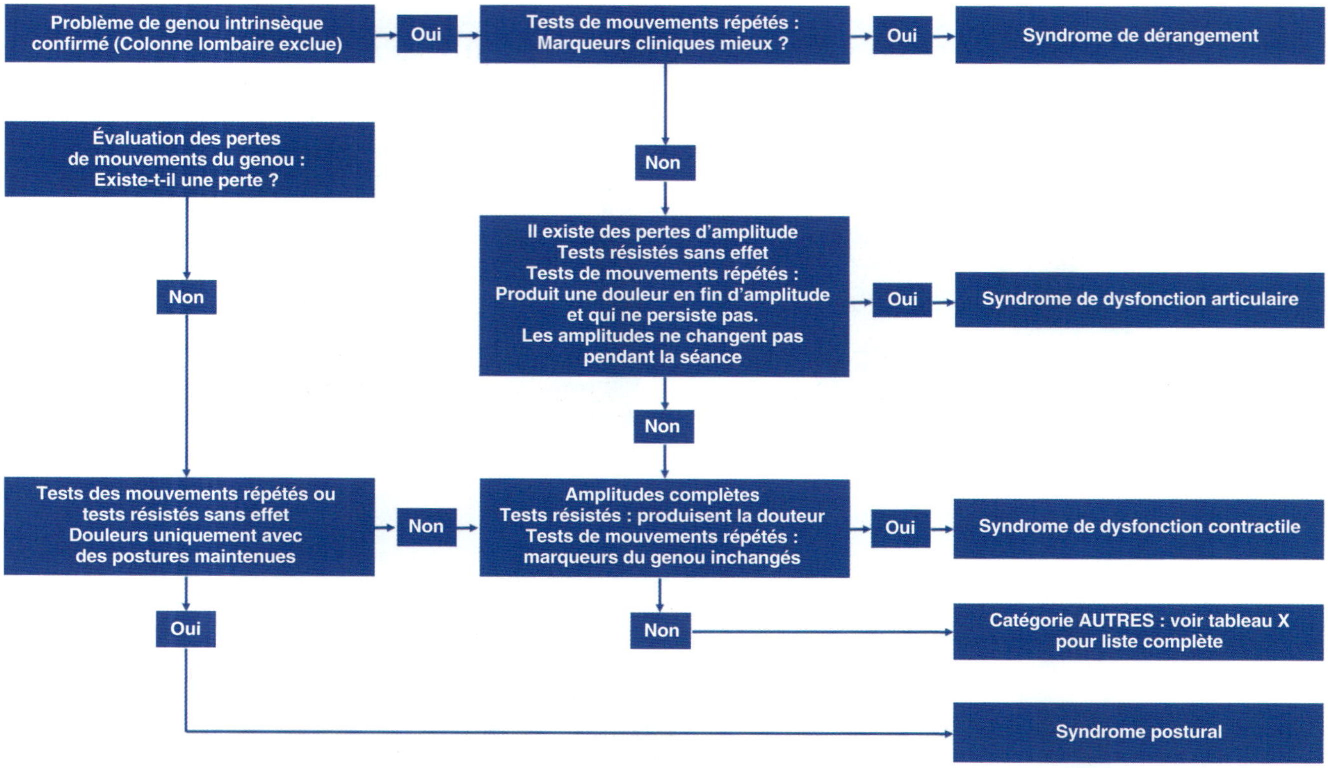

Figure 8.5

Arbre décisionnel pour le diagnostic lors de l'examen clinique du genou en MDT.

prévenir les récurrences. Il ne s'agit pas de phases séparées dans le traitement, elles se chevauchent. Dans un premier temps la prise en charge est centrée sur la réduction et le maintien de la réduction. La récupération de fonction peut commencer rapidement si elle n'interfère pas avec la réduction. La prévention des récurrences repose sur la compréhension et sur les stratégies que le patient s'approprie tout au long du traitement.

La *réduction du syndrome dérangement* repose sur la gestion des contraintes mécaniques et sur l'éducation du patient. Le patient effectue des séries d'exercices pour mobiliser son genou dans le sens de sa PD de façon pluriquotidienne. L'exercice retenu est choisi avec le patient en fonction de ce qui apporte la meilleure amélioration des marqueurs. Il s'agit le plus souvent d'exercices dynamiques actifs ou autopassifs et parfois de postures maintenues ou de gestes fonctionnels. Des stratégies de communication basées sur l'entretien motivationnel peuvent contribuer à aider le patient à trouver ce qui le motive et à s'impliquer dans ce programme d'autosoins [65,66]. L'aspect quantitatif du nombre de séances d'exercices effectuées par jour est une clé : empiriquement, cinq à six séquences d'exercice par jour constituent la « dose thérapeutique minimale » pour espérer voir une amélioration rapide. Si l'exercice est bien choisi et que le patient l'effectue régulièrement, le praticien observe une diminution rapide des symptômes avec une amélioration des signes et de la capacité fonctionnelle. Si l'amélioration arrive à un plateau, le thérapeute augmente les forces ou teste les forces alternatives selon l'algorithme des feux de la circulation (figure 8.2). Afin de favoriser l'adhésion du patient, chaque série d'exercices doit prendre peu de temps, et être simple à effectuer dans le contexte du domicile (ou du lieu de travail).

Le *maintien de la réduction* consiste dans la limitation temporaire des mouvements, postures et activités qui majorent la symptomatologie. Le MK recherche, en décision partagée avec le patient, un équilibre entre le fait de limiter ce qui risque de retarder la résolution de l'épisode douloureux et la crainte de générer de la kinésiophobie. Il discute avec le patient de la façon de modifier et d'ajuster les activités quotidiennes pour diminuer leur impact sur le problème. Quand une activité doit être temporairement évitée, le MK recherche avec le patient des activités de substitution pour le garder dans une dynamique de mouvement et de confiance dans sa capacité à bouger.

La *récupération de la fonction* est « patient-spécifique ». Le principe est de convenir avec le patient d'objectifs fonctionnels correspondant à ses besoins et à ses capacités. À chaque séance, une des préoccupations du MK est d'inciter le patient à être aussi actif que le permet son degré de récupération. Lorsque les activités initialement aggravantes ne le sont plus et que la mobilité est complète, la restauration de la fonction devient l'objectif principal du programme. La reprise de l'activité se fait parfois de façon très simple et sans difficultés, en reprenant graduellement les activités évitées ou réduites en raison du motif de consultation. D'autres patients ont besoin de plus d'accompagnement dans la graduation de la reprise. Enfin pour certains, un programme de réathlétisation sera nécessaire avant la reprise d'une activité sportive. Les patients en situation de grande chronicité présentent généralement, à un degré variable, un déconditionnement, une kinésiophobie ou pour le moins une tendance à surprotéger leur genou. Un programme basé sur de l'éducation sur la douleur, des activités en aérobie et de l'exposition graduelle à l'activité peut tout à fait s'intégrer à cette phase du traitement.

La *prévention des récurrences* repose sur l'appropriation par le patient sur le long terme des stratégies qui ont fonctionné dans cet épisode de soins. Le programme prophylactique est personnalisé pour chaque patient en fonction de l'historique du problème et des exigences physiques professionnelles et extraprofessionnelles. En particulier, le patient doit veiller à ce que l'amplitude dans la direction de la PD initiale reste complète et indolore. De façon générique, le MK doit encourager tous les patients à être actifs et à faire de l'exercice physique régulièrement.

Syndrome de dysfonction articulaire

La stratégie de traitement pour la dysfonction articulaire s'appuie sur le remodelage des tissus « hypo-extensibles, rétractés, fibrosés ou adhérents » par l'application régulière de contraintes progressives de fin d'amplitudes. Le mécanisme d'action a été dénommé par Khan et Scott [67] mécanotransduction, et fait référence au phénomène par lequel une stimulation mécanique induit une réponse biologique d'adaptation dans les tissus. L'exercice de choix est celui qui met en tension les tissus affectés. Le patient doit aller suffisamment loin dans l'amplitude dans chaque mouvement pour produire de la douleur, laquelle ne doit pas persister au retour en position neutre. Le processus de remodelage prend approximativement 6 à 8 semaines. Un reconditionnement est souvent approprié en parallèle au traitement de la dysfonction.

Syndrome de dysfonction contractile

Dans ce syndrome, le principe du traitement consiste à exposer de façon répétée, régulière et progressive l'unité contractile qui est le siège de la dysfonction pour induire l'adaptation physiologique de celle-ci. En ce qui concerne la région du genou, la tendinopathie du corps du tendon rotulien est celle qui a été la plus étudiée [68]. Les deux paramètres clés qui ressortent de la recherche sont le temps sous tension et l'intensité de la charge appliquée au tendon [47,49]. Le travail optimum doit combiner ces deux paramètres. La résistance est ajustée pour se rapprocher de l'échec (incapacité à effectuer un mouvement en plus) entre 10 et 15 répétitions. Quand la symptomatologie du tendon s'améliore, des exercices de pliométrie et du travail fonctionnel viennent compléter le programme de traitement.

Syndrome postural

Le syndrome postural ne nécessite pas de traitement pour les articulations périphériques.

Catégorie « autres »

Le tableau 8.10 résume la stratégie thérapeutique pour les différents sous-groupes de cette catégorie. Un certain nombre de ces patients sont réadressés pour être évalués et le cas échéant pris en charge par un médecin spécialiste si l'on suspecte une pathologie grave, une pathologie inflammatoire, un syndrome vasculaire, une neuropathie périphérique ou si l'articulation est structurellement compromise. La prise en charge post-traumatique ou post-chirurgicale relève du savoir commun des MK et n'est pas spécifique au MDT. La prise en charge des syndromes de douleur chronique a été décrite ailleurs [69,70]. Une prise en charge fonctionnelle basée sur de l'exposition graduelle apporte souvent des résultats intéressants dans le management des patients classifiés « mécaniquement pas concluants ».

Tableau 8.10. Stratégies pour les différents sous-groupes de la catégorie « autres ».

Dénomination du sous-groupe	Stratégie
Pathologies graves	Réadresser pour évaluation par un spécialiste
Post-traumatique	Gestion du processus de cicatrisation, réexposition progressive à la charge, réadaptation progressive de la fonction
Statut post-chirurgie	Suivi du protocole postopératoire, réadaptation progressive de la fonction
Arthropathies inflammatoires	Gestion de l'inflammation avec des moyens physiques, si nécessaire évaluation par un rhumatologue et réadaptation dans un 2e temps
Structurellement compromis	Évaluation de l'option chirurgicale, réadaptation fonctionnelle
Syndromes de douleur chroniques	Reconditionnement, désensibilisation du système nerveux (éducation à la douleur, travail cardio, exposition graduelle), éventuellement thérapies cognitives et comportementales
Neuropathies périphériques / syndrome canalaire	Réadresser à un médecin généraliste/neurologue/neurochirurgien pour évaluation
Syndrome compressif	Réadresser à un orthopédiste
Pathologie des tissus mous	Réadresser à un rhumatologue
Syndrome vasculaire	Réadresser aux urgences ou à un phlébologue
Mécaniquement pas concluant	Évaluer le patient avec des exercices tests sur plusieurs séances. Réadaptation fonctionnelle

Validité et fiabilité de la classification MDT/méthode McKenzie

Validité et fiabilité du MDT concernant le rachis lombaire

L'approche McKenzie fait l'objet de recommandations de bonnes pratiques notamment dans la prise en charge des lombalgies [71]. Le système MDT a obtenu le plus haut score concernant les critères d'évaluation critique des systèmes de classification dans le cadre de lombalgies avec douleurs référées dans le membre inférieur [72]. De plus, on note une bonne fiabilité interexaminateur [73].

Validité et fiabilité du MDT concernant les extrémités et plus particulièrement le genou

Il semble y avoir une fiabilité acceptable interexaminateur avec l'utilisation de vignettes concernant la classification des extrémités et celle du genou en particulier [41]. La reproductibilité de l'examen en situation clinique reste à établir. De même, la validation de l'efficacité thérapeutique du MDT sur les différents sous-groupes de patients souffrant de TMS du genou n'en est qu'à ses débuts. Plusieurs études ont été réalisées dont une étude contrôlée randomisée [38], une étude prospective [74], une étude rétrospective [53] et une étude de cas [75].

En conclusion

- Le système McKenzie est un système d'évaluation clinique permettant de classer les présentations cliniques MSK en sous-groupe homogène et de répondre aux problèmes diagnostics inhérents à l'utilisation de tests orthopédiques.
- Le système de classification MDT prend en compte la dimension BPS pour appliquer des stratégies thérapeutiques centrées sur le patient.
- La préférence directionnelle déterminée par la réponse symptomatique aux mouvements répétés est un phénomène clinique important du système MDT. Elle permet d'orienter la prise de décision clinique.
- L'approche MDT a bénéficié de nombreuses recherches notamment dans le cadre de la lombalgie et bénéficie de recommandations de bonnes pratiques.
- Le système MDT bénéficie d'une bonne fiabilité interexaminateur sur des vignettes cliniques mais reste à valider en situation clinique en ce qui concerne le genou.
- La validation de l'efficacité thérapeutique de l'approche MDT des TMS du genou n'en est qu'à ses débuts. Des études supplémentaires sont nécessaires.

Le genou et les nerfs : perspectives en kinésithérapie

François Angelliaume, Etienne Soulet

Il semble évident maintenant d'envisager que toute forme de présentation clinique peut être en partie liée à une atteinte nerveuse périphérique, et le genou n'échappe pas à cette règle. Il convient donc d'appréhender correctement le système nerveux tant sur sa physiopathologie que sur les conséquences fonctionnelles et douloureuses que nous pouvons rencontrer en clinique. Considéré comme un ensemble unique et spécifique, le système nerveux périphérique représente une grande variété de signes et de symptômes rendant ses descriptions délicates.

Bases physiologiques et pathologiques de l'atteinte nerveuse

Un nerf sain... plement

Le nerf sain participe à la transmission d'impulsions électriques permettant le contrôle musculaire, la sensibilité ou encore la perception, entre autres.

Plusieurs critères sont nécessaires au fonctionnement optimal du nerf : un besoin en oxygène important, un transport axonal opérationnel ou encore un respect des gradients de pression conditionnant une bonne vascularisation intrinsèque [76].

Un nerf patho... logique

On retrouve plusieurs étiologies pouvant être responsables d'une problématique nerveuse. La plus commune reste le syndrome de compression. Il se traduit par une augmentation de la pression extraneurale, associée à une perturbation des gradients de pression et à une modification de l'interaction entre les interfaces mécaniques (toutes structures entourant le nerf) et le nerf lui-même, modifiant ainsi la circulation sanguine intrinsèque.

Les conséquences cliniques de cet engrenage sont classées en deux catégories, en fonction des signes et des symptômes [77].

Une excitabilité anormale ou une diminution des mécanismes d'inhibition du système nerveux est appelée **gain de fonction neurologique**. Cela se traduit par exemple par des hyperesthésies, des paresthésies ou encore l'allocynie. En parallèle, une neuro-inflammation se met en place, fruit de l'activation des cellules immunitaires proches du système nerveux, participant également à la présence de douleurs spontanées.

Tableau 8.11. Termes utilisés pour les atteintes nerveuses.

Termes utilisés	Gain de fonction	Perte de fonction
radiculopathie		X
neuropathie		X
mécanosensibilité	X	
douleur neuropathique	X	X
douleur radiculaire	X	

Une réduction de la conduction des impulsions le long du nerf est appelée **perte de fonction neurologique**. Cela se traduit par une perte de force, une hypoesthésie ou une hypo/aréflexie.

Dans le détail, plusieurs mécanismes peuvent expliquer cette perte de fonction :

- ischémie intraneurale, avec des symptômes intermittents et réversibles ;
- démyélinisation ;
- dégénérescence axonale.

Une compréhension fine et correcte de ces atteintes doit permettre d'envisager une prise en charge plus précise et complète, engageant le thérapeute à évaluer la participation nerveuse dans une douleur de genou (tableau 8.11).

Le genou et ses nerfs

Épidémiologie et présentation

L'implication du nerf dans les problèmes de genoux semble difficile à estimer (en recherche mais également en pratique clinique) pour plusieurs raisons :

- les critères diagnostiques sont généralement mal définis [78,79] ;
- le genou est une zone carrefour de nombreuses sources de douleurs référées (lombaire, hanche, myofasciale, radiculaire et tronculaire) ;

- les présentations cliniques sont souvent mixtes et multifactorielles ;
- il existe une importante hétérogénéité dans la méthodologie des études concernées.

La littérature décrit plusieurs étiologies à l'origine de problèmes nerveux du genou, qu'elles soient isolées ou multifactorielles (iatrogène, traumatique, compressive…).

Douleur nerveuse : locale et à distance

Les douleurs du genou en rapport avec un problème neural sont diverses. Elles peuvent impliquer une atteinte localisée (au niveau du complexe du genou) ou une atteinte à distance, donnant des symptômes référés au genou.

Atteinte locale

Le nerf fémoral peut être impliqué dans la grande famille des douleurs antérieures du genou. Le test de *slump* fémoral serait un test utile pour discriminer les patients présentant des douleurs antérieures de genou par rapport à un groupe contrôle [80,81]. La positivité de ce test serait d'ailleurs un critère prédictif de succès pour l'utilisation des mobilisations neurales chez ce sous-groupe de patients [82]. L'équipe de Sanchis-Alfonso propose une explication physiologique à ce phénomène : ils ont retrouvé la présence de marqueurs immunohistochimiques d'origine neurale, associée à une hyperinnervation (croissance neurale), dans le rétinaculum patellaire latéral chez les patients douloureux.

Le nerf saphène est souvent impliqué dans les douleurs antérieures et médiales de genou d'origine neurale. L'irritation du nerf peut se situer au niveau du canal de Hunter, mais le plus souvent au niveau de ses branches infrapatellaires, notamment après une chirurgie arthroscopique [83]. La présentation clinique est variable, avec des douleurs antéro-médiales de genou, des changements sensoriels (gain ou perte de fonction), souvent associés à des signes locaux (œdème, changements trophiques, cicatrice) [84].

Le nerf tibial ayant un trajet vertical et médian dans le creux poplité, il est particulièrement exposé (avec le nerf fibulaire commun) à la compression directe par un kyste poplité [85], ou, de façon plus anecdotique, sous l'arcade du soléaire [86]. La présentation clinique peut encore une fois être très variable avec des signes de perte de fonction (déficit sensitivo-moteur) et/ou de gain de fonction (douleur, dysesthésies, sensibilité à la palpation locale, etc.)

Le nerf fibulaire commun, branche latérale du nerf sciatique, contourne le col de la fibula où il est très superficiel et donc exposé à une lésion/compression (fracture de la fibula, plâtre, voie d'abord chirurgicale latérale, etc.) [87,88]. Il peut être également impliqué en cas d'atteinte à distance, au niveau de la cheville. La présentation clinique est dominée par des douleurs à la partie antérieure et latérale du genou et de la jambe associées ou non à des signes de perte de fonction (faiblesse musculaire des releveurs et des éverseurs du pied) et/ou de gain de fonction.

Atteinte à distance

Le nerf obturateur peut être comprimé par différentes structures au niveau du canal obturateur dans la région pelvienne. Celle-ci peut être idiopathique, traumatique ou iatrogène (chirurgie herniaire, vasculaire ou gynécologique) [89], parfois présente dans une condition plus large de « pubalgie ». La douleur a généralement un départ inguinal, avec irradiation à la face antéro-médiale de la cuisse et du genou, avec des caractéristiques neurogènes.

À la partie médiale du genou, le nerf obturateur donne des branches articulaires et cutanées, qui s'anastomosent pour partie avec les branches du nerf saphène, ce qui peut impliquer une large variété de symptômes [90].

La prévalence des douleurs du membre inférieur reliées au rachis lombaire varie de 1,2 à 43 % dans la population générale [91], avec une importante hétérogénéité étiologique, clinique et physiopathologique [92]. La situation la plus fréquente concerne un phénomène compressif et/ou irritatif au niveau du segment mobile lombaire, via des changements discaux ou spondylotiques. Il conviendra ici d'effectuer une évaluation approfondie, subjective et objective de l'ensemble du quadrant inférieur afin de déterminer les mécanismes et régions impliqués dans la présentation clinique spécifique du patient.

Dix astuces pour l'évaluation et la prise en charge d'un genou « neurologique »

Face à ces présentations cliniques multiples et variées, un examen et une prise en charge spécifiques sont nécessaires. Mais cela n'est pas aisé pour le kinésithérapeute, quel que soit son niveau d'expérience. Nous proposons ici dix clés et astuces afin d'améliorer vos connaissances, outils d'évaluation et possibilités de traitement face à un genou douloureux en lien avec le système nerveux périphérique.

Identifier les critères subjectifs de l'anamnèse

Le recueil d'information est un moment essentiel de l'évaluation permettant d'enrichir les hypothèses cliniques. Il est donc capital d'identifier les éléments en faveur d'une participation nerveuse potentielle, en lien avec les descriptions typiques et les comportements de symptômes. Ci-dessous, un tableau récapitulatif (tableau 8.12) des principaux indicateurs en lien avec une douleur du système nerveux [93,94].

Tableau 8.12. Récapitulatif des termes en lien avec une atteinte nerveuse.

Variable	Description
Sensation douloureuse	Brûlure, choc électrique, éclair fulgurant, coup de couteau
Histoire clinique	Pathologies du système nerveux, compression nerveuse
Signes neurologiques	Faiblesse, perte de sensibilité, fourmillements, picotement
Localisation de la douleur	Référencée selon les dermatomes (dynatomes) ou zones de nerfs cutanés
Réponse aux médicaments	Faible réponse aux AINS
Caractéristiques de la douleur	Sévère, évolutive, soudaine, lancinante
Facteurs aggravants et atténuants	Mouvements, postures, activités, pression sur les tissus
Autres dysesthésies	Rampant, choc électrique, sensation de lourdeur
Nature de la douleur	Spontanée ou paroxystique, indépendante des stimuli externes
Réponse aux stimuli	Latence ou aggravation avec mouvement ou posture
Variations temporelles	Souvent exacerbée la nuit, perturbation du sommeil
Symptômes associés	Troubles du sommeil, manifestations psychosomatiques
Impact psychologique	Anxiété, dépression, impact émotionnel significatif
Comorbidités	Autres affections médicales en lien avec le système nerveux

Repérer les signes et symptômes susceptibles de référer le patient vers le médecin

Il est évident que l'anamnèse inclut également la recherche des drapeaux rouges. Ces signes et/ou symptômes, lorsqu'ils sont présents, entraînent une augmentation de la vigilance du thérapeute face à un patient pouvant présenter un problème de santé potentiellement grave [95].

Face à cela, il convient pour le praticien d'envisager, en fonction des cas, un suivi avec surveillance ou une référence du patient vers un médecin.

Certains drapeaux rouges à haute vigilance sont plus spécifiques à une atteinte du système nerveux, comme ceux présentés dans le tableau ci-dessous (tableau 8.13).

Examiner la fonction nerveuse

Une fois qu'il est envisageable d'examiner le patient, il convient d'évaluer spécifiquement le système nerveux périphérique (dans le cadre de la douleur du genou). Pour cela, l'examen neurologique est indispensable afin d'évaluer la qualité de la conduction nerveuse, c'est-à-dire l'état de fonctionnement du nerf. L'objectif est de vérifier la présence d'un gain ou d'une perte de fonction [96].

Lorsqu'un test de fonction est utilisé, il convient de le réaliser au plus proche de la position de provocation des symptômes du patient. Dans le cas présent, un mouvement de squat, de fente ou encore une position articulaire spécifique du genou peuvent être nécessaires.

Dans cette démonstration fonctionnelle des symptômes, le thérapeute réalise un examen sensitif, moteur et

Tableau 8.13. Drapeaux rouges de haute vigilance.

Signes et/ou symptômes entraînant une vigilance haute
Perte de force motrice < 3/5
Aggravation rapide et soudaine de la perte de force
Troubles de la marche
Troubles vésico-sphinctériens (et autres signes en lien avec un syndrome de la queue-de-cheval)
Hyperéflexie : réflexes vifs, diffus, polycinétiques, ou aréflexie
Douleur constante, peu modulable, peu descriptible
Faiblesse bilatérale des membres inférieurs

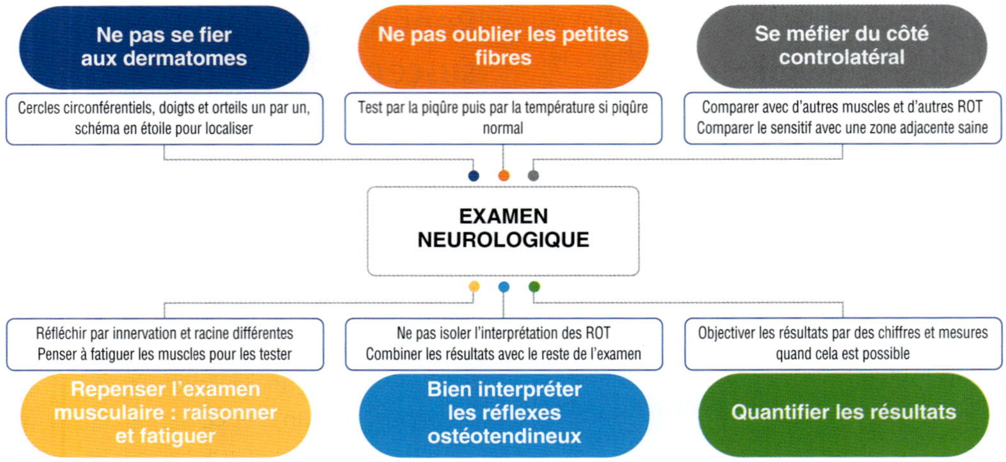

Figure 8.6

Recommandations de pratique de l'examen neurologique clinique.

Source : d'après Bender C, Dove L, Schmid AB. Does your bedside neurological examination for suspected peripheral neuropathies measure up? Journal of orthopaedic & sports physical therapy, 2003 ; 53(3), 107-112.

des réflexes ostéotendineux (figure 8.6) [96]. Cette triade doit être qualitative et quantitative, en respectant quelques principes d'applications :

- le patient a les yeux fermés ;
- le test s'effectue un côté à la fois, étape par étape ;
- le thérapeute ne doit pas induire de réponse au patient.

La réalisation détaillée de l'examen neurologique est décrite dans les figures ci-dessous (figure 8.7, tableaux 8.14 et 8.15) [97].

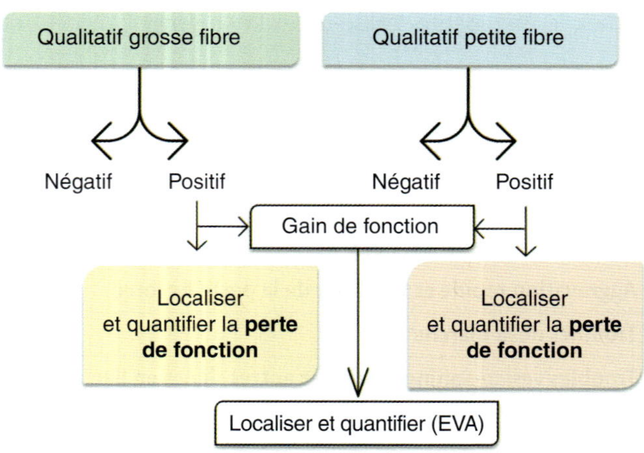

Figure 8.7

Réalisation de l'examen de la sensibilité.

Tableau 8.14. **Réflexes ostéotendineux du membre inférieur.**

Réflexes	Méthode	Réponse attendue	Niveau radiculaire testé
Patellaire	Frapper le tendon patellaire	Extension du genou	L3/L4
Ischio-jambiers	Placer son doigt contre le tendon des ischio-jambiers médiaux et frapper dessus	Mouvement de flexion du genou et/ou contraction visible des ischio-jambiers	L5
Achiléen	Réaliser une flexion dorsale passive légère de la cheville puis frapper le tendon d'Achille dans la partie médiale	Mouvement de flexion plantaire	S1

Est-ce réversible, modifiable ?

L'un des mécanismes décrits précédemment précise qu'une atteinte nerveuse peut être liée à une ischémie transitoire, soit un manque d'apport sanguin responsable de la perte de fonction, dans certaines circonstances de position ou de mouvement. De ce fait, il est intéressant de vérifier si cette perte de fonction peut être réversible, modifiable.

Tableau 8.15. Innervation des muscles du membre inférieur.

Muscles	Nerfs	L2	L3	L4	L5	S1	S2
Iliaque	Fémoral						
Long adducteur	Obturateur						
Quadriceps	Fémoral						
Tenseur du fascia lata	Glutéal						
Moyen fessier	Glutéal						
Grand fessier	Glutéal						
Semi-tendineux / semi-membraneux	Tibial						
Biceps fémoral	Fibulaire						
Tibial antérieur	Fibulaire						
Extenseur de l'hallux	Fibulaire						
Long fibulaire	Fibulaire						
Extenseur propre du 5	Fibulaire						
Tibial postérieur	Tibial						
Fléchisseurs des orteils	Tibial						
Gastrocnémiens	Tibial						
Soléaire	Tibial						
Abducteur de l'hallux	Tibial						

Orange : innervation principale ; bleu : innervation secondaire.

Concrètement, devant une atteinte retrouvée à l'examen neurologique, le thérapeute cherche à modifier la position du patient, d'une région de son corps afin de réévaluer la fonction neurologique à la recherche d'un changement. Une amélioration signerait une atteinte transitoire avec une orientation de traitement dans le sens de cette modification.

Réaliser les tests de provocation du nerf

Après l'évaluation de la fonction nerveuse, il est nécessaire de se renseigner sur les tests de provocation. Souvent appelés tests de mise en tension ou tests neurodynamiques, ils ont pour but de mettre en évidence une mécanosensibilité nerveuse accrue. Durant ce test, le tissu nerveux subit une contrainte en tension afin de savoir s'il est réactif et responsable d'une partie des symptômes du patient.

Un test de provocation est considéré positif s'il reproduit partiellement ou totalement la douleur connue du patient, et si cette douleur est modifiée par un mouvement à distance de la zone douloureuse (différenciation structurelle à distance) [98].

Identifier la catégorie

Au-delà de la pathologie, il est nécessaire de repérer des catégories cliniques (tableaux cliniques) définis par les signes et les symptômes du patient.

Nous pouvons proposer quatre situations cliniques, impliquant des principes de traitement spécifiques et particuliers et pouvant se retrouver dans plusieurs « étiquettes » diagnostiques (tableau 8.16).

Expliquer et discuter des traitements possibles

Après avoir identifié les catégories de troubles pertinents, il est crucial d'informer le patient sur les options de traitement disponibles. Cette étape est fondamentale pour discuter des perspectives de guérison à court, moyen et long terme, et pour apporter un soutien rassurant au patient. Une attention particulière doit être accordée à l'explication détaillée de l'état du patient, à ses attentes et à ses préoccupations, en prenant en compte les informations qui lui ont été précédemment fournies.

Tableau 8.16. Tableaux cliniques des atteintes neurologiques en musculosquelettique.

Situations cliniques	Description	Évaluation	Recommandations
Douleur neuropathique	Description clinique liée à une lésion ou maladie du système nerveux somato-sensoriel	Questionnaires de dépistage (DN4, PainDetect, LANSS) et algorithme de décision	Peu répondant aux traitements classiques, il est préconisé d'associer des traitements médicamenteux spécifiques avec des exercices aérobiques/résistance, accompagnés parfois par une psychothérapie
Mécanosensibilité	Description clinique d'une sensibilité nerveuse périphérique augmentée lors d'un stimulus mécanique	Évaluer par des tests de provocation du système nerveux	Ce sous-groupe de patients répond a priori mieux que les autres aux techniques dites « neurodynamiques » (interfaces, mobilisations neurales). Répond également aux exercices intenses et aérobiques
Neuropathie/ Radiculopathie	Description clinique d'une perte de fonction neurologique objectivable sans amélioration rapide lors des changements de position	Évaluer par des tests de la fonction nerveuse : sensibilité, force et réflexes (examen neurologique)	Nécessite des précautions quant à l'apparition et au degré d'atteinte. L'objectif est de stimuler les muscles atteints et de favoriser de bonnes conditions d'amélioration pour le nerf par l'exercice
Neuropathie/ Radiculopathie réversible	Description clinique d'une perte de fonction neurologique objectivable avec amélioration rapide lors des changements de position	Évaluer par des tests de la fonction nerveuse : sensibilité, force et réflexes (examen neurologique)	L'amélioration de la fonction nerveuse est envisagée en travaillant le mouvement dans la direction qui abolit la perte de fonction

Il est important de noter que les patients souffrant de troubles neurogènes douloureux éprouvent généralement une diminution significative de leur qualité de vie [99], souvent aggravée par des facteurs psychosociaux. Ainsi, cette phase d'explication doit également inclure une évaluation approfondie de l'expérience du patient, de son ressenti et de ses attentes vis-à-vis des thérapies envisagées.

La phase suivante concerne le consentement éclairé et la prise de décision partagée. Cette étape implique de présenter au patient les traitements les plus adaptés à sa situation spécifique. En termes de prise en charge, deux approches principales se distinguent : les exercices aérobiques et de résistance, et les techniques neurodynamiques. L'entraînement de la résistance musculaire, combiné à une augmentation de la ventilation, s'avère bénéfique pour l'ensemble des catégories cliniques [100]. Quant aux techniques neurodynamiques, elles semblent particulièrement efficaces chez les patients mécanosensibles [101,102].

Réaliser des techniques neurodynamiques

On regroupe souvent ces techniques en fonction de leurs caractéristiques pratiques. L'objectif commun à toutes ces techniques est de réduire la sensibilité nerveuse et d'améliorer l'homéostasie entre le nerf et les tissus environnants. On décrit les techniques de glissement, de tension, d'interfaces mécaniques et les combinaisons [103]. Les propriétés principales de chaque type de technique sont détaillées dans le tableau ci-dessous (tableau 8.17).

Tableau 8.17. Techniques de traitement dites « neurodynamiques ».

Techniques	Caractéristiques
Glissement – *Slider*	Effet antalgique – réduction de l'œdème intraneural et de la sensibilité nerveuse
Mise en tension – *Tensioner*	Plutôt dans le cas de douleur persistante – restaure la tolérance à la contrainte – souvent remis en question compte tenu des risques pour le nerf
Interfaces mécaniques	« Interrupteurs » permettant de réguler l'homéostasie autour du nerf – Techniques variées (actives, passives, locale, régionale…)

Favoriser l'activité aérobie et la résistance musculaire

Une approche alternative pour la prise en charge du système nerveux implique l'exercice aérobie et l'entraînement en résistance. De nombreuses études systématiques et narratives soulignent les bienfaits de l'exercice aérobie et de la contraction musculaire pour améliorer la santé des nerfs et atténuer les douleurs.

L'activité aérobique est reconnue pour améliorer la circulation sanguine, favoriser la régénération nerveuse, stimuler la plasticité neuronale, ainsi que pour augmenter les vitesses de conduction nerveuse, parmi de nombreux autres avantages. Selon les recommandations de plusieurs experts [100], un programme d'entraînement optimal consisterait en des séances de 20 à 30 minutes, pratiquées deux à trois fois par semaine. Ces séances devraient être d'intensité modérée à élevée, se traduisant par un essoufflement, une sensation de fatigue et une transpiration accrue, et ce, sur une période de 4 à 6 semaines.

Par ailleurs, l'exercice musculaire stimule la sécrétion de certaines hormones, comme les cytokines, qui sont cruciales pour le fonctionnement du système nerveux. Il est donc recommandé d'effectuer des contractions musculaires proches de l'échec musculaire, afin de recruter au maximum les fibres musculaires.

Surveiller, éduquer et réévaluer

Les troubles neurologiques périphériques peuvent avoir des conséquences graves et être fortement invalidants. Ces problématiques ont souvent tendance à persister sur une longue durée, avec des signes d'amélioration minimes dans les premières phases. Il est donc essentiel de surveiller attentivement l'évolution du patient et de lui fournir une éducation approfondie sur son état ainsi que sur les modalités de suivi thérapeutique. Une réévaluation régulière du patient est impérative pour anticiper et prévenir toute complication ou aggravation de son état.

L'atteinte d'un nerf peut être difficile à investiguer, parfois masquée ou juste non envisagée. Par ailleurs, un genou peut être l'endroit de multiples atteintes neurologiques. L'écoute attentive des signes et des symptômes associée à l'évaluation précise des troubles du genou doit permettre d'orienter son raisonnement clinique et ses prises de décision sur un traitement au-delà de la mécanique du genou.

Références

[1] Gorce P, Jacquier-Bret J. Global prevalence of musculoskeletal disorders among physiotherapists : a systematic review and meta-analysis. BMC Musculoskeletal Disorders 2023 ; 24(1) : 265.

[2] Décary S, Ouellet P, Vendittoli PA, et al. Diagnostic validity of physical examination tests for common knee disorders : An overview of systematic reviews and meta-analysis. Phys Ther Sport 2017 ; 23 : 143-55.

[3] Décary S, Ouellet P, Vendittoli PA, Desmeules F. Reliability of physical examination tests for the diagnosis of knee disorders : Evidence from a systematic review. Man Ther 2016 ; 26 : 172-82.

[4] Docking SI, Cook J, Rio E. The diagnostic dartboard : is the bullseye a correct pathoanatomical diagnosis or to guide treatment ? Br J Sports Med 2016 ; 50(16) : 959-60.

[5] Kazemi SM, Khorram R, Fayyazishavan E, et al. Diagnostic Accuracy of Ottawa Knee Rule for Diagnosis of Fracture in Patients with Knee Trauma ; a Systematic Review and Meta-analysis. Arch Acad Emerg Med 2023 ; 11(1) : e30.

[6] Foster NE, Hill JC, O'Sullivan P, Hancock M. Stratified models of care. Best Pract Res Clin Rheumatol 2013 ; 27(5) : 649-61.

[7] McKenzie R, May S. The human extremities : mechanical diagnosis and therapy (No Title). 2000.

[8] Culvenor AG, Øiestad BE, Hart HF, et al. Prevalence of knee osteoarthritis features on magnetic resonance imaging in asymptomatic uninjured adults : a systematic review and meta-analysis. Br J Sports Med 2019 ; 53(20) : 1268-78.

[9] Horga LM, Hirschmann AC, Henckel J, et al. Prevalence of abnormal findings in 230 knees of asymptomatic adults using 3.0 T MRI. Skeletal Radiol 2020 ; 49 : 1099-107.

[10] Beals CT, Magnussen RA, Graham WC, Flanigan DC. The Prevalence of Meniscal Pathology in Asymptomatic Athletes. Sports Med 2016 ; 46(10) : 1517-24.

[11] Ding C, Cicuttini F, Scott F, et al. Association between age and knee structural change : a cross sectional MRI based study. Ann Rheum Dis 2005 ; 64(4) : 549-55.

[12] Saposnik G, Redelmeier D, Ruff CC, Tobler PN. Cognitive biases associated with medical decisions : a systematic review. BMC Med Inform Decis Mak 2016 ; 16(1) : 1-14.

[13] Lewis JS, Cook CE, Hoffmann TC, O'Sullivan P. The elephant in the room : too much medicine in musculoskeletal practice. J Orthop Sports Phys Ther 2020 ; 50(1) : 1-4.

[14] Stewart M, Loftus S. Sticks and Stones : The Impact of Language in Musculoskeletal Rehabilitation. J Orthop Sports Phys Ther 2018 ; 48(7) : 519-22.

[15] Cuff A, Parton S, Tyer R, et al. Guidelines for the use of diagnostic imaging in musculoskeletal pain conditions affecting the lower back, knee and shoulder : a scoping review. Musculoskeletal Care 2020 ; 18(4) : 546-54.

[16] Dean Deyle G. The role of MRI in musculoskeletal practice : a clinical perspective. J Man Manip Ther 2011 ; 19(3) : 152-61.

[17] Tousignant-Laflamme Y, Longtin C, Brismée JM. How radiological findings can help or hinder patients' recovery in the rehabilitation management of patients with low back pain : what can clinicians do ? J Man Manip Ther 2017 ; 25(2) : 63-5.

[18] Pincus T, Holt N, Vogel S, et al. Cognitive and affective reassurance and patient outcomes in primary care : A systematic review. Pain 2013 ; 154(11) : 2407-16.

[19] Décary S, Longtin C, Naye F, Tousignant-Laflamme Y. Driving the musculoskeletal diagnosis train on the high-value track. J Orthop Sports Phys Ther 2020 ; 50(3) : 118-20.

[20] Wade DT, Halligan PW. The biopsychosocial model of illness : a model whose time has come. Clin Rehabil 2017 ; 31(8) : 995-1004.

[21] Mescouto K, Olson RE, Hodges PW, Setchell J. A critical review of the biopsychosocial model of low back pain care : time for a new approach ? Disabil Rehabil 2022 ; 44(13) : 3270-84.

[22] Cormack B, Stilwell P, Coninx S, Gibson J. The biopsychosocial model is lost in translation : from misrepresentation to an enactive modernization. Physiother Theory Pract 2023 ; 39(11) : 2273-88.

[23] Jull G. Biopsychosocial model of disease : 40 years on. Which way is the pendulum swinging ? Br J Sports Med 2017 ; 51(16) : 1187-8.
[24] Kuhnow A, Kuhnow J, Ham D, Rosedale R. The McKenzie Method and its association with psychosocial outcomes in low back pain : a systematic review. Physiother Theory Pract 2021 ; 37(12) : 1283-97.
[25] Lam OT, Dumas JP, Simon CB, Tousignant-Laflamme Y. McKenzie mechanical syndromes coincide with biopsychosocial influences, including central sensitization : a descriptive study of individuals with chronic neck pain. J Man Manip Ther 2018 ; 26(3) : 157-69.
[26] Mangold K, Denke NJ, Gorombei D, et al. Principles of successful partnerships. Nurs Adm Q 2014 ; 38(4) : 340-7.
[27] Barry MJ, Edgman-Levitan S. Shared decision making–The pinnacle patient-centered care. N Engl J Med 2012 ; 366(9) : 780-1.
[28] Elwyn G, Frosch D, Thomson R, et al. Shared decision making : a model for clinical practice. J Gen Intern Med 2012 ; 27(10) : 1361-7.
[29] Elwyn G, Tilburt J, Montori V. The ethical imperative for shared decision-making. Eur J Pers Cent Healthc 2013 ; 1(1) : 129-31.
[30] Hutting N, Caneiro JP, Ong'wen OM, et al. Patient-centered care in musculoskeletal practice : Key elements to support clinicians to focus on the person. Musculoskeletal Sci Pract 2022 ; 57 : 102434.
[31] Miciak M, Mayan M, Brown C, et al. The necessary conditions of engagement for the therapeutic relationship in physiotherapy : an interpretive description study. Arch Physiother 2018 ; 8 : 1-12.
[32] Grenfell J, Soundy A. People's experience of shared decision making in musculoskeletal physiotherapy : a systematic review and thematic synthesis. Behav Sci 2022 ; 12(1) : 12.
[33] Babatunde F, MacDermid J, MacIntyre N. Characteristics of therapeutic alliance in musculoskeletal physiotherapy and occupational therapy practice : a scoping review of the literature. BMC Health Serv Res 2017 ; 17(1) : 1-23.
[34] Pinto RZ, Ferreira ML, Oliveira VC, et al. Patient-centred communication is associated with positive therapeutic alliance : a systematic review. J Physiother 2012 ; 58(2) : 77-87.
[35] Sagi G, Deneuville JP, Guiraud M, Ostallier J. Évaluation et traitement des affections musculosquelettiques des membres supérieurs et inférieurs avec la méthode McKenzie. Encyclopédie Médico-Chirurgical 2020 ; 0(0) : 1-21.
[36] McKenzie RA. The lumbar spine : mechanical diagnosis and therapy. (No Title). 2003.
[37] Sagi G, Boudaud P, van Deput D. Méthode McKenzie : Diagnostic et Thérapie Mécanique du rachis et des Extrémités. Encyclopédie Médico-Chirurgical 2011 ; 0(0) : 1-21.
[38] Rosedale R, Rastogi R, May S, et al. Efficacy of Exercise Intervention as Determined by the McKenzie System of Mechanical Diagnosis and Therapy for Knee Osteoarthritis : A Randomized Controlled Trial. J Orthop Sports Phys Ther 2014 ; 44(3) : 173-1736.
[39] May SJ, Rosedale R. A Survey of the McKenzie Classification System in the Extremities : Prevalence of Mechanical Syndromes and Preferred Loading Strategies. Phys Ther 2012 ; 92(9) : 1175-86.
[40] May S. Classification by McKenzie Mechanical Syndromes : A Survey of McKenzie-Trained Faculty. J Manip Physiol Ther 2006 ; 29(8) : 637-42.
[41] Takasaki H, Okuyama K, Rosedale R. Inter-examiner classification reliability of Mechanical Diagnosis and Therapy for extremity problems – Systematic review. Musculoskeletal Sci Pract 2017 ; 27 : 78-84.
[42] Barlow Y, Willoughby J. Pathophysiology of soft tissue repair [Internet]. 1992 [cité 5 oct 2023]. Disponible sur : https://academic.oup.com/bmb/article/297805/Pathophysiology?login=false.
[43] Millett PJ, Wickiewicz TL, Warren RF. Motion Loss after Ligament Injuries to the Knee : Part II : Prevention and Treatment. Am J Sports Med 2001 ; 29(6) : 822-8.
[44] Cook JL, Purdam CR. Is tendon pathology a continuum ? A pathology model to explain the clinical presentation of load-induced tendinopathy. Br J Sports Med 2009 ; 43(6) : 409-16.
[45] Cook JL, Khan KM. Etiology of tendinopathy. Tendinopathy in athletes 2007 : 10-28.
[46] Cook JL, Rio E, Purdam CR, Docking SI. Revisiting the continuum model of tendon pathology : what is its merit in clinical practice and research ? Br J Sports Med 2016 ; 50(19) : 1187-91.
[47] Malliaras P, Cook J, Purdam C, Rio E. Patellar Tendinopathy : Clinical Diagnosis, Load Management, and Advice for Challenging Case Presentations. J Orthop Sports Phys Ther 2015 ; 45(11) : 887-98.
[48] Everhart JS, Cole D, Sojka JH, et al. Treatment options for patellar tendinopathy : a systematic review. Arthroscopy : The Journal of Arthroscopic & Related Surgery 2017 ; 33(4) : 861-72.
[49] Cook JL. What is the most appropriate treatment for patellar tendinopathy ? Br J Sports Med 2001 ; 35(5) : 291-4.
[50] Núñez-Martínez P, Hernández-Guillen D. Management of Patellar Tendinopathy Through Monitoring, Load Control, and Therapeutic Exercise : A Systematic Review. J Sport Rehabil 2022 ; 31(3) : 337-50.
[51] Bogduk N. On the definitions and physiology of back pain, referred pain, and radicular pain. Pain 2009 ; 147(1) : 17-9.
[52] Rosedale R, Rastogi R, Kidd J, et al. A study exploring the prevalence of Extremity Pain of Spinal Source (EXPOSS). J Man Manip Ther 2020 ; 28(4) : 222-30.
[53] Hashimoto S, Hirokado M, Takasaki H. The most common classification in the mechanical diagnosis and therapy for patients with a primary complaint of non-acute knee pain was Spinal Derangement : a retrospective chart review. J Man Manip Ther 2019 ; 27(1) : 33-42.
[54] Hillermann B, Gomes AN, Korporaal C, Jackson D. A Pilot Study Comparing the Effects of Spinal Manipulative Therapy With Those of Extra-Spinal Manipulative Therapy on Quadriceps Muscle Strength. J Manip Physiol Ther 2006 ; 29(2) : 145-9.
[55] Grindstaff TL, Hertel J, Beazell JR, et al. Lumbopelvic Joint Manipulation and Quadriceps Activation of People With Patellofemoral Pain Syndrome. J Athl Train 2012 ; 47(1) : 24-31.
[56] Wong CK, Conway L, Fleming G, et al. Immediate Effects of a Single Spinal Manipulation on Lower-Limb Strength in Healthy Individuals : A Critically Appraised Topic. J Sport Rehabil 2020 ; 30(1) : 161-5.
[57] Suter E, McMorland G, Herzog W, Bray R. Conservative lower back treatment reduces inhibition in knee-extensor muscles : a randomized controlled trial. J Manip Physiological Ther 2000 ; 23(2) : 76-80.
[58] Yuen TS, Lam PY, Lau MY, et al. Changes in lower limb strength and function following lumbar spinal mobilization. J Manip Physiol Ther 2017 ; 40(8) : 587-96.
[59] Farahmand Farzaneh J, Akbari M, Ebrahimi Takamjani E, Mohsenifar H. Effect of McKenzie Techniques on Muscle Strengthening in Anterior Knee Pain. J Mod Rehabil 2018 ; 12(1) : 31-8.
[60] Jayaseelan DJ, Courtney CA, Kecman M, Alcorn D. Lumbar manipulation and exercise in the management of anterior knee pain and diminished quadriceps activation following acl reconstruction : A case report. Int J Sports Phys Ther 2014 ; 9(7) : 991.
[61] Hart JM, Fritz JM, Kerrigan DC, et al. Quadriceps inhibition after repetitive lumbar extension exercise in persons with a history of low back pain. J Athl Train 2006 ; 41(3) : 264.
[62] Hart JM, Fritz JM, Kerrigan DC, et al. Reduced quadriceps activation after lumbar paraspinal fatiguing exercise. J Athl Train 2006 ; 41(1) : 79.
[63] Sizer PS, Brismée JM, Cook C. Medical Screening for Red Flags in the Diagnosis and Management of Musculoskeletal Spine Pain. Pain Pract 2007 ; 7(1) : 53-71.
[64] Nicholas MK, Linton SJ, Watson PJ, Main CJ. Early Identification and Management of Psychological Risk Factors (« Yellow Flags ») in

Patients With Low Back Pain : A Reappraisal. Phys Ther 2011 ; 91(5) : 737-53.
[65] McGrane N, Galvin R, Cusack T, Stokes E. Addition of motivational interventions to exercise and traditional Physiotherapy : a review and meta-analysis. Physiotherapy 2015 ; 101(1) : 1-12.
[66] Rollnick S, Miller WR, Butler CC, Aloia MS. Motivational Interviewing in Health Care : Helping Patients Change Behavior. COPD : Journal of Chronic Obstructive Pulmonary Disease 2008 ; 5(3) : 203.
[67] Khan KM, Scott A. Mechanotherapy : how physical therapists' prescription of exercise promotes tissue repair. Br J Sports Med 2009 ; 43(4) : 247-52.
[68] Burton I, McCormack A. The implementation of resistance training principles in exercise interventions for lower limb tendinopathy : A systematic review. Phys Ther Sport 2021 ; 50 : 97-113.
[69] Harden RN, McCabe CS, Goebel A, et al. Complex Regional Pain Syndrome : Practical Diagnostic and Treatment Guidelines, 5th Edition. Pain Med 2022 ; 23(Suppl 1) : S1-53.
[70] Galve Villa M, Rittig-Rasmussen B, Moeller Schear Mikkelsen L, Groendahl Poulsen A. Complex regional pain syndrome. Man Ther 2016 ; 26 : 223-30.
[71] George SZ, Fritz JM, Silfies SP, et al. Interventions for the management of acute and chronic low back pain : revision 2021 : clinical practice guidelines linked to the international classification of functioning, disability and health from the academy of orthopaedic physical therapy of the American Physical Therapy Association. J Orthop Sports Phys Ther 2021 ; 51(11) : CPG1-60.
[72] Stynes S, Konstantinou K, Dunn KM. Classification of patients with low back-related leg pain : a systematic review. BMC Musculoskelet Disord 2016 ; 17(1) : 226.
[73] Garcia AN, Costa L da CM, Hancock MJ, et al. McKenzie Method of Mechanical Diagnosis and Therapy was slightly more effective than placebo for pain, but not for disability, in patients with chronic non-specific low back pain : a randomised placebo controlled trial with short and longer term follow-up. Br J Sports Med 2018 ; 52(9) : 594-600.
[74] Yarznbowicz R. A prospective study of patients with knee pain and mechanical diagnosis and therapy (MDT) classification. Physiother Theory Pract 2020 : 1-10.
[75] Lynch G, May S. Directional preference at the knee : a case report using mechanical diagnosis and therapy. J Man Manip Ther 2013 ; 21(1) : 60-6.
[76] Jull G, Moore A, Falla D, et al (Eds.). Grieve's modern musculoskeletal physiotherapy : Elsevier Health Sciences ; 2015.
[77] Schmid AB, Nee RJ, Coppieters MW. Reappraising entrapment neuropathies–mechanisms, diagnosis and management. Man Ther 2013 ; 18(6) : 449-57.
[78] Baselgia LT, Bennett DL, Silbiger RM, Schmid AB. Negative neurodynamic tests do not exclude neural dysfunction in patients with entrapment neuropathies. Arch Phys Med Rehabil 2017 ; 98(3) : 480-6.
[79] Baron R, Binder A, Attal N, et al. Neuropathic low back pain in clinical practice. Eur J Pain 2016 ; 20(6) : 861-73.
[80] Lin PL, Shih YF, Chen WY, Ma HL. Neurodynamic responses to the femoral slump test in patients with anterior knee pain syndrome. J Orthop Sports Phys Ther 2014 ; 44(5) : 350-7.
[81] Lai WH, Shih YF, Lin PL, et al. Normal neurodynamic responses of the femoral slump test. Man Ther 2012 ; 17(2) : 126-32.
[82] Huang BY, Shih YF, Chen WY, Ma HL. Predictors for identifying patients with patellofemoral pain syndrome responding to femoral nerve mobilization. Arch Phys Med Rehabil 2015 ; 96(5) : 920-7.
[83] Yang SR, Hirschmann MT, Schiffmann A, et al. Diagnostics of infrapatellar saphenous neuralgia-a reversible cause of chronic anteromedial pain following knee surgery. Eur Radiol 2022 ; 32(2) : 1342-52.
[84] McCrory P, Bell S, Bradshaw C. Nerve entrapments of the lower leg, ankle and foot in sport. Sports Med 2002 ; 32 : 371-91.
[85] Ji JH, Shafi M, Kim WY, et al. Compressive neuropathy of the tibial nerve and peroneal nerve by a Baker's cyst : case report. Knee 2007 ; 14(3) : 249-52.
[86] Ladak A, Spinner RJ, Amram KK, Howe BM. MRI findings in patients with tibial nerve compression near the knee. Skeletal Radiol 2013 ; 42(4) : 553-9.
[87] Anderson AW, LaPrade RF. Common peroneal nerve neuropraxia after arthroscopic inside-out lateral meniscus repair. J Knee Surg 2009 ; 22(1) : 27-9.
[88] Montgomery AS, Birch R, Malone A. Entrapment of a displaced common peroneal nerve following knee ligament reconstruction. J Bone Joint Surg Br 2005 ; 87(6) : 861-2.
[89] Rigaud J, Labat JJ, Riant T, et al. Obturator nerve entrapment : diagnosis and laparoscopic treatment : technical case report. Neurosurgery 2007 ; 61(1) : E175.
[90] Nyland J, Brosky T, Currier D, et al. Review of the afferent neural system of the knee and its contribution to motor learning. J Orthop Sports Phys Ther 1994 ; 19(1) : 2-11.
[91] Konstantinou K, Dunn KM. Sciatica : review of epidemiological studies and prevalence estimates. Spine (Phila Pa 1976) 2008 ; 33(22) : 2464-72.
[92] Schafer A, Hall T, Briffa K. Classification of low back-related leg pain-A proposed patho-mechanism-based approach. Man Ther 2009 ; 14(2) : 222-30.
[93] Smart KM, Blake C, Staines A, Doody C. Clinical indicators of « nociceptive », « peripheral neuropathic » and « central » mechanisms of musculoskeletal pain. A Delphi survey of expert clinicians. Man Ther 2010 ; 15(1) : 80-7.
[94] Nijs J, Apeldoorn A, Hallegraeff H et al. Low back pain : guidelines for the clinical classification of predominant neuropathic, nociceptive, or central sensitization pain. Pain Physician 2015 ; 18(3) : E333-45.
[95] Finucane LM, Downie A, Mercer C, et al. (2020) International framework for red flags for potential serious spinal pathologies. J Orthop Sports Phys Ther 2020 ; 50(7) : 350-72.
[96] Bender C, Dove L, Schmid AB. (2023). Does your bedside neurological examination for suspected peripheral neuropathies measure up ? J Orthop Sports Phys Ther 2023 ; 53(3) : 107-12
[97] Li JM, Tavee J Electrodiagnosis of radiculopathy. Handb Clin Neurol 2019 ; 161 : 305-16.
[98] Baselgia LT, Bennett DL, Silbiger RM, Schmid AB. Negative neurodynamic tests do not exclude neural dysfunction in patients with entrapment neuropathies. Arch Phys Med Rehabil 2017 ; 98(3) : 480-6.
[99] Girach A, Julian TH, Varrassi G, et al. Quality of life in painful peripheral neuropathies : a systematic review. Pain Res Manag 2019 ; 2019 : 2091960.
[100] Dobson JL, McMillan J, Li L. Benefits of exercise intervention in reducing neuropathic pain. Front Cell Neurosci 2014 ; 8 : 102.
[101] Schäfer A, Hall T, Müller G, Briffa K. Outcomes differ between subgroups of patients with low back and leg pain following neural manual therapy : a prospective cohort study. Eur Spine J 2011 ; 20(3) : 482-90.
[102] Basson A, Olivier B, Ellis R, et al. The effectiveness of neural mobilizations in the treatment of musculoskeletal conditions : a systematic review protocol. JBI Evidence Synthesis 2015 ; 13(1) : 65-75.
[103] Papacharalambous C, Savva C, Karagiannis C. The effectiveness of slider and tensioner neural mobilization techniques in the management of upper quadrant pain : A systematic review of randomized controlled trials. J Bodyw Mov Ther 2022 ; 31 : 102-12.

Chapitre 9

Les exercices

Massamba M'Baye, Antoine Frouin

PLAN DU CHAPITRE

Système neuromusculaire

Structure musculaire

Le muscle est l'organe qui permet aux animaux de générer de la force, ce qui lui donne un rôle fondamental dans la production du mouvement. Il existe plusieurs types de muscles : les muscles lisses, le myocarde et le muscle strié squelettique. C'est à ce dernier type que nous allons nous intéresser ici. Une des particularités remarquables du muscle réside dans sa structuration très organisée et persistante d'un muscle à l'autre. Tout d'abord, il est subdivisé en faisceaux musculaires enveloppés par un tissu conjonctif, l'épimysium. Les fibres musculaires (cellules musculaires) sont quant à elle entourées par le périmysium. Le muscle est qualifié de « strié squelettique » puisque les myofibrilles (qui composent les fibres musculaires) observées au microscope laissent apparaître des sarcomères organisés en série. La fibre musculaire est principalement constituée de myofibrilles. Lorsque nous observons ces dernières au microscope, elles laissent apparaître un aspect strié. Ces stries sont dues à l'arrangement des protéines musculaires en sarcomère. Lorsqu'un potentiel d'action ou train de potentiels d'action parvient à la fibre musculaire afin qu'elle génère une force, un neurotransmetteur (acétylcholine) est libéré par la fente synaptique et se fixe sur la membrane plasmique. Il y a alors la création d'un potentiel d'action musculaire. Le réticulum sarcoplasmique libère ensuite du calcium qui se lie à la troponine déplaçant la tropomyosine des sites de liaison d'actine afin qu'ils soient exposés à la myosine. Si l'ATP (adénosine triphosphate) est présente en quantité suffisante, les têtes de myosine se fixent le long du filament d'actine et tirent sur ce dernier. Une force peut ainsi être produite. La force maximale produite par un muscle dépend de la relation force-longueur (la force produite varie en fonction de la longueur des sarcomères) et de la relation force-vitesse (vitesse d'élongation de sarcomères). Malgré la structure très stable décrite ci-dessus, certaines caractéristiques contractiles varient d'une fibre musculaire à l'autre. Un continuum existe entre des fibres qualifiées de lentes et des fibres dites « rapides » (figure 9.1).

Commande nerveuse

La contraction musculaire, succinctement décrite ci-dessus, résulte de la commande nerveuse envoyée par le système nerveux aux muscles. La plus petite unité fonctionnelle pouvant être mobilisée par le système nerveux est l'unité motrice. Cette entité se compose d'un motoneurone et des fibres musculaires qu'il innerve. Ce motoneurone innerve des centaines, si ce n'est des milliers de fibres musculaires. En revanche, une fibre musculaire ne peut être innervée que par un seul motoneurone. Lorsque le corps cellulaire du motoneurone, situé dans la moelle épinière, est excité au-delà de son seuil de recrutement (c'est-à-dire loi du tout ou rien), un signal électrique appelé potentiel d'action nerveux est crée et se propage le long de l'axone du motoneurone vers les fibres musculaires. La zone de connexion

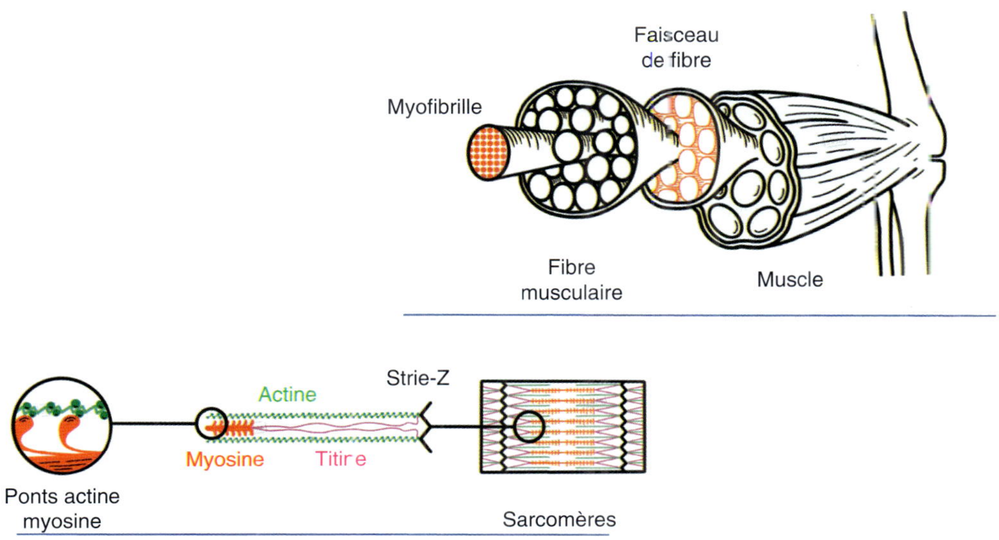

Figure 9.1

Structure de l'entité musculaire.

Source : illustration S. Frouin. D'après Uchida et Delp (2021).

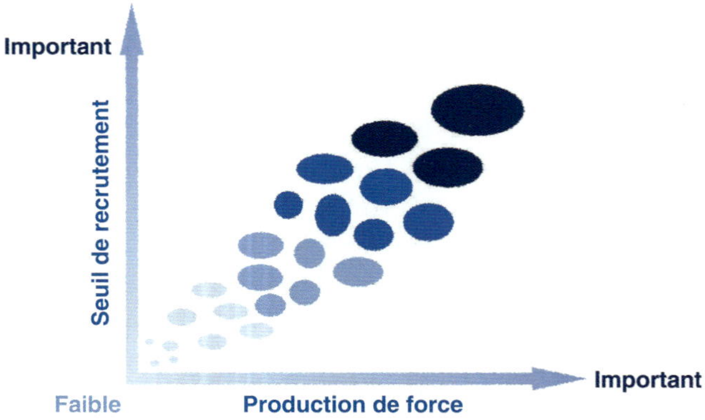

Figure 9.2

Recrutement des unités motrices selon le principe de taille d'Henneman.
Source : création originale A. Frouin.

entre le motoneurone et les fibres musculaires qu'il innerve est appelée jonction neuromusculaire. Lorsque le potentiel d'action nerveux arrive au niveau de cette jonction, un neurotransmetteur (l'acétylcholine) est libéré dans la fente synaptique. Ce neurotransmetteur, en se fixant sur la membrane plasmique de la fibre musculaire, déclenchera un nouveau signal électrique, le potentiel d'action musculaire. La propagation de ce potentiel d'action musculaire engendrera la libération, par le réticulum sarcoplasmique, du calcium à l'origine de l'interaction entre l'actine et la myosine.

Le recrutement des unités motrices suit le principe de taille de Henneman (figure 9.2). Ce dernier énonce que les unités motrices les plus petites sont recrutées en premier durant un mouvement. Plus petites et plus lentes avec un seuil de recrutement faible, elles sont progressivement suivies par des UM (unités motrices) de taille plus importante produisant des niveaux de force plus importants. Le recrutement de ces unités motrices plus grandes se fait au fur et à mesure que la sollicitation gagne en amplitude. Le système nerveux central possède deux manières de réguler la force produite. La première est d'augmenter le nombre d'unités motrices recrutées et la seconde d'augmenter leur fréquence de décharge (figure 9.3).

Qualités musculaires

Afin de finir cette partie de rappels essentiels, nous nous attardons sur les qualités musculaires.

En premier, comme évoqué lors des parties précédentes, vient **la force maximale**. Elle est souvent exprimée en **force maximale relative** qui est le maximum de force développé par le système neuromusculaire ou en **force maximale absolue** qui correspond à la force maximale additionnée à la réserve de force qui ne peut être mobilisée que par surimposition électrique par exemple.

Il existe également la **force endurance** qui fait appel à la production d'une force plus modérée sur une durée prolongée ou encore la **force vitesse** qui est la capacité du système neuromusculaire à mobiliser une charge avec la plus grande vitesse de contraction possible.

La vitesse consiste de manière générale à faire parcourir le plus de distance à une masse en un minimum de temps. Lors du sprint, l'athlète cherche à parcourir la distance en

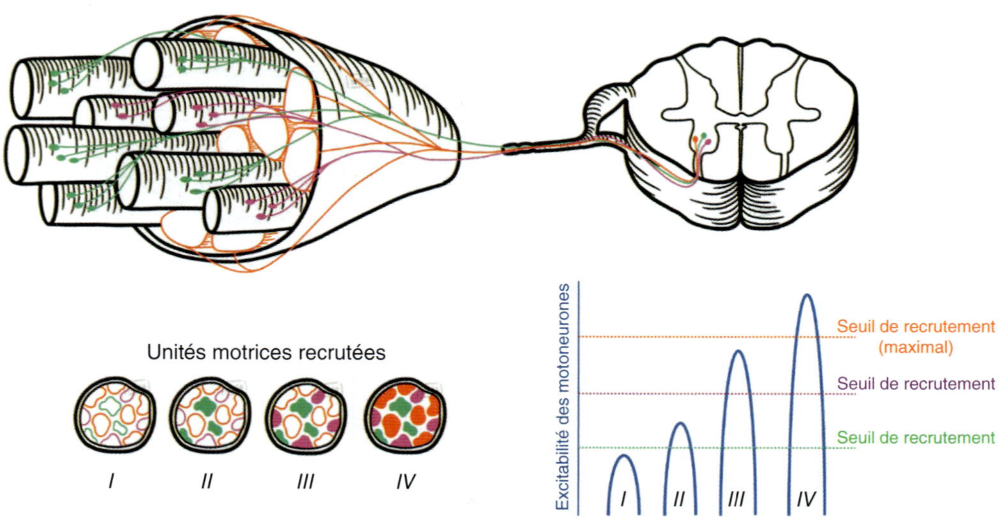

Figure 9.3

Principe de recrutement des unités motrices au sein d'un muscle.
Source : illustration S. Frouin. D'après Uchida et Delp (2021).

un minimum de temps en ayant pour résistance principale le poids de son corps.

La puissance est quant à elle égale à la multiplication de la force produite par la vitesse à laquelle elle est produite, ainsi P = F × v. Cette qualité musculaire est aujourd'hui essentielle en haltérophilie par exemple, où il est demandé de produire des niveaux de force importants en un temps très bref.

L'hypertrophie enfin, qui n'est pas réellement considérée comme une qualité musculaire en soi, est la réponse à l'entraînement par l'augmentation de la taille des éléments du tissu contractile musculaire ou de l'accumulation d'éléments non musculaires dans le muscle.

Rappels

Anatomie des ischio-jambiers

Trois chefs musculaires constituent les ischio-jambiers : le *semimebranosus* (SM), le *semitendinosus* (ST), les *biceps femoris* courte portion (BF_{cp}) et longue portion (BF_{lp}). L'activation de ces muscles (hormis le BF_{cp}) permet de générer un mouvement d'extension de la hanche, de flexion de genou, de rotation médiale (SM et ST) et de rotation latérale (BF). Ce groupe musculaire agit de manière synergique avec les muscles *gluteus maximus* et *adductor magnus* pour réaliser l'extension de hanche et les muscles *gastrocnemii* pour réaliser la flexion de genou.

> ☑ *Remarque*
>
> **Tout d'abord, il est important de comprendre que l'exercice en lui-même va induire une activation plus ou moins importante de l'un ou l'autre des chefs musculaires du groupe.**

Rôle des IJ dans la stabilisation du genou

Les ischio-jambiers sont essentiels dans la stabilisation du genou au cours ces multiples tâches réalisées (p. ex. marche, sauts, course, sprint). Le rôle principal de ce groupe musculaire est de résister à la translation tibiale antérieure avec une efficacité maximale entre 15 et 60° de flexion de genou [1]. La résistance minimale à cette translation est quant à elle constatée à l'approche de l'extension totale de l'articulation du genou [2]. Les ischio-jambiers sont également soutenus par le muscle *soleus* dont l'action est non négligeable dans cette tâche [3]. Cette contrainte antérieure est notamment retrouvée lors du mécanisme lésionnel du LCA (ligament croisé antérieur) associé à des composantes de valgus de genou, abduction de hanche et de rotation tibiale externe [4].

Activation des IJ durant les exercices (comment choisir les exercices)

Une multitude d'exercices existe afin de développer la force et l'hypertrophie (parmi d'autres qualités musculaires) des ischio-jambiers. Cependant, ce serait une erreur de croire que tous les exercices ont le même effet et mènent aux mêmes résultats. Plusieurs travaux dont celui d'Hegyi et al. (2018) permettent de mettre en évidence la variation de l'activation musculaire des ischio-jambiers en fonction ces exercices choisis, ainsi en théorie les exercices permettent de cibler de manière plus ou moins précise un groupe musculaire, voire un chef musculaire au sein du groupe [5]. Cependant, il existe une importante variabilité interindividuelle sur les stratégies d'activation sur des exercices comme le *Stiffleg deadlift* et le *Nordic Hamstring* [6]. **À ce jour, même si des travaux de recherches sont en cours, aucun lien direct n'est établi scientifiquement entre la distribution de l'activation et l'hypertrophie d'un chef au sein d'un muscle.** Il convient donc de cibler des exercices sollicitant de manière alternée les ischio-jambiers à la hanche mais également au genou. La modalité de contraction peut également influer sur l'hypertrophie du groupe musculaire. Carmichael et al. (2022) mettent en évidence que la contraction excentrique sur un mouvement d'extension de hanche génère une hypertrophie orientée vers le BF_{cp} et le SM lorsqu'il est réalisé en excentrique. La même tâche réalisée en contraction isométrique ciblera de manière préférentielle le ST [7]. Enfin, la longueur musculaire est à prendre en compte. Il est décrit que la réalisation d'un exercice de *leg curl* couché comparativement à un exercice de *leg curl* assis développe de manière plus importante le volume musculaire. Ce qui suggère que l'entraînement à grande longueur musculaire serait plus favorable au développement hypertrophique et de force des ischio-jambiers qu'un entraînement à courte longueur [8].

Rappels

Anatomie du quadriceps

Quatre chefs constituent le quadriceps : le *vastus lateralis* (VL), le *vastus medialis* (VM), le *vastus intermedius* (Vi), le *rectus femoris* (RF). Le recrutement de l'ensemble de ces muscles permet une extension de genou ainsi qu'une stabilisation de la patella. Le RF, seul muscle polyarticulaire de ce groupe (croisant à la fois le genou et la hanche), participe également à la flexion de hanche.

Rôle du quadriceps dans la stabilisation du genou

Le rôle principal du quadriceps est de stabiliser le genou à l'encontre de forces de déplacement articulaire non désirables [9]. Les structures passives attenantes et internes à l'articulation du genou sont ainsi préservées et l'action du quadriceps permet ainsi de limiter les modifications de charges appliquées au genou lors des tâches de la vie quotidienne (p. ex. marche, saut, course). L'action de ce dernier permet également de lutter contre le moment d'extension du genou appliqué à l'articulation, et de diminuer l'impact des forces de réaction au sol, lors des différentes phases de la marche [10].

Activation du quadriceps lors des exercices (comment choisir les exercices)

Les exercices mono-articulaires (p. ex. *leg extension*) sont souvent utilisés en rééducation pour leur action ciblée en évitant les compensations dues au recrutement de muscles annexes lors de mouvements polyarticulaires [11]. Une association de ces deux types d'exercices semble donc pertinente en rééducation afin de maximiser les gains en hypertrophie et en force lors de la rééducation du genou. Le squat est sans doute l'un des exercices les plus associés au quadriceps lors de l'entraînement contre résistance, ou encore du contexte rééducatif. Plusieurs variations de cet exercice existent, le *back squat*, le *wallsquat* et le *Spanish squat* parmi d'autres. Ces trois exercices en apparence similaires ne recrutent cependant pas de la même manière les chefs du quadriceps. Le *Spanish squat* permet par exemple de recruter de manière préférentielle le droit fémoral comparativement aux autres chefs [12]. Il demeure le chef le mieux recruté dans les trois types de squats cités préalablement, ceci peut en partie être expliqué par le bras de levier généré à la hanche et par le fait que la verticalité du tronc augmente la longueur musculaire de sollicitation [13]. L'influence de l'angle de la hanche est définie comme étant le paramètre influençant le recrutement du RF et permettant son hypertrophie de manière préférentielle. Cependant, il ne faut pas uniquement raisonner sur le squat bipodal puisque d'autres exercices permettant de travailler la mobilité, l'hypertrophie et la force du quadriceps existent. Ainsi, le squat monopodal permettrait de recruter de manière significative les VL, VM et RF comparativement aux fentes avant et au latéral *step up* [14].

Coactivation des antagonistes

Il est admis que des mécanismes nerveux permettent de réguler la force produite lors de contractions musculaires volontaires. L'un de ces mécanismes est la coactivation des muscles antagonistes et l'inhibition des agonistes [15]. Ainsi, les muscles antagonistes se contractent pour générer une force qui s'oppose à l'action des agonistes, le couple développé par l'articulation est donc égal au couple des agonistes diminué du couple des antagonistes. Carolan et al. (1985) exposent d'ailleurs qu'un entraînement isométrique du quadriceps permet de diminuer la coactivation des ischio-jambiers de près de 20 % en une semaine d'exercices. Cette diminution permet alors de majorer la force produite par le quadriceps [16] (figures 9.4 à 9.6).

Ce qu'il faut retenir

- Importance de la variabilité dans le choix des exercices.
- Utilisation de tous les régimes de contraction.
- Utilisation d'exercices mono- et polyarticulaires.
- Variation de la longueur musculaire.
- Variation de la vitesse de sollicitation.

Prise en charge des structures musculotendineuses distales et proximales dans les pathologies de genou

Maintenir les différents plans anatomiques (frontal, sagittal et transversal) de manière dynamique nécessite la participation de nombreuses structures musculaires sus- ou sous-jacentes à l'articulation du genou. Pour réaliser cor-

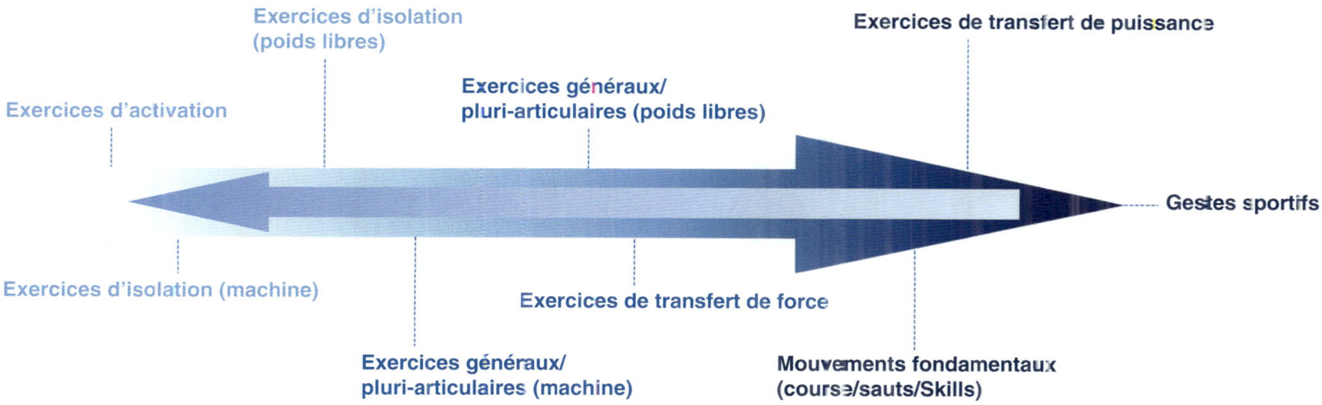

Figure 9.4

Continuum d'exercices en rééducation.
Source : création originale A. Frouin. D'après un concept de M. M'baye.

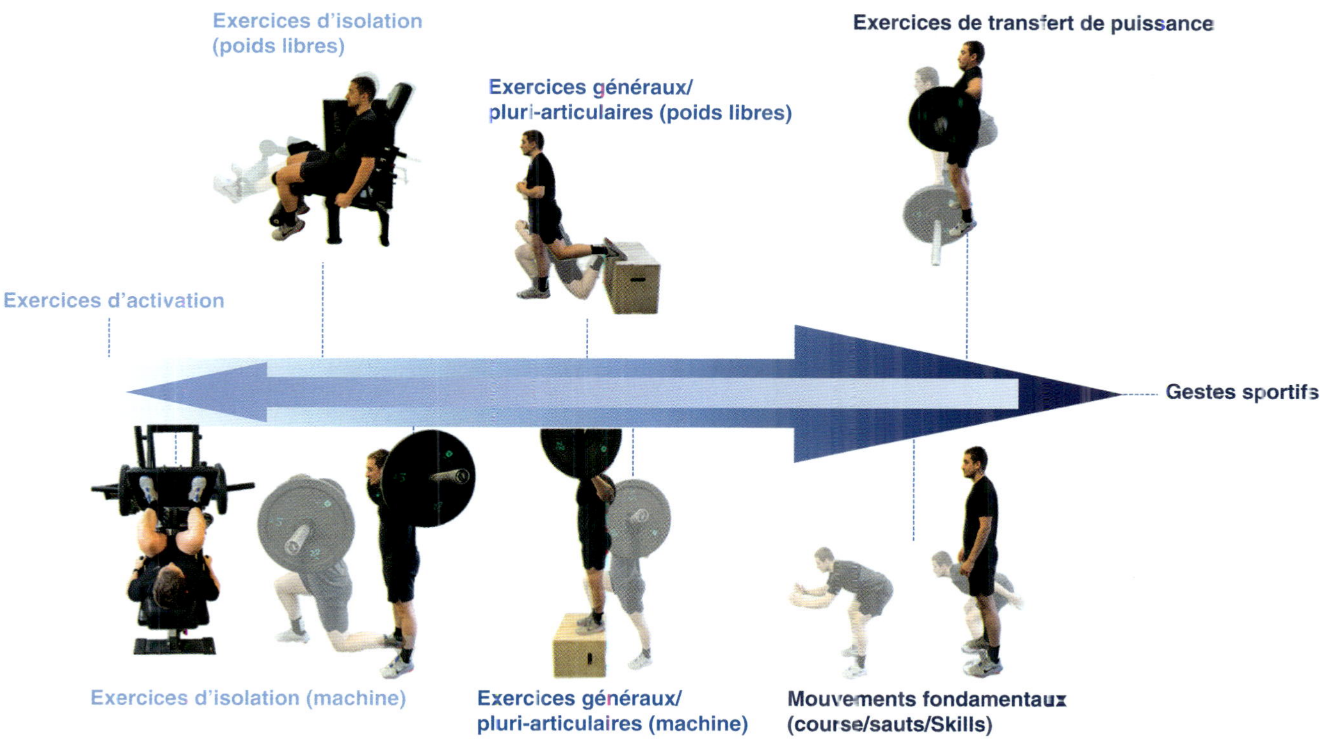

Figure 9.5

Continuum d'exercices en rééducation appliqué au quadriceps.
Source : création originale A. Frouin. D'après un concept de M. M'baye.

rectement un *single leg squat*, votre patient devra donc engager une chaîne cinétique de muscles allant du pied à la hanche. Les exercices d'alignement ou d'absorption sont très présents en rééducation, par conséquent, les cliniciens ne doivent pas oublier d'évaluer puis d'entraîner de manière spécifique les groupes musculaires nécessaires à cette stabilisation (ou contrôle moteur) (tableau 9.1).

Le kinésithérapeute doit bien analyser l'interdépendance entre les articulations, de la hanche et du genou, par rapport à la biomécanique du membre inférieur et à l'activité pratiquée par le patient [17]. Cette approche holistique permettra d'améliorer diverses présentations pathologiques au genou, comme les syndromes de l'essuie-glace ou les syndromes fémoro-patellaires, qui pourraient avoir une relation proximale.

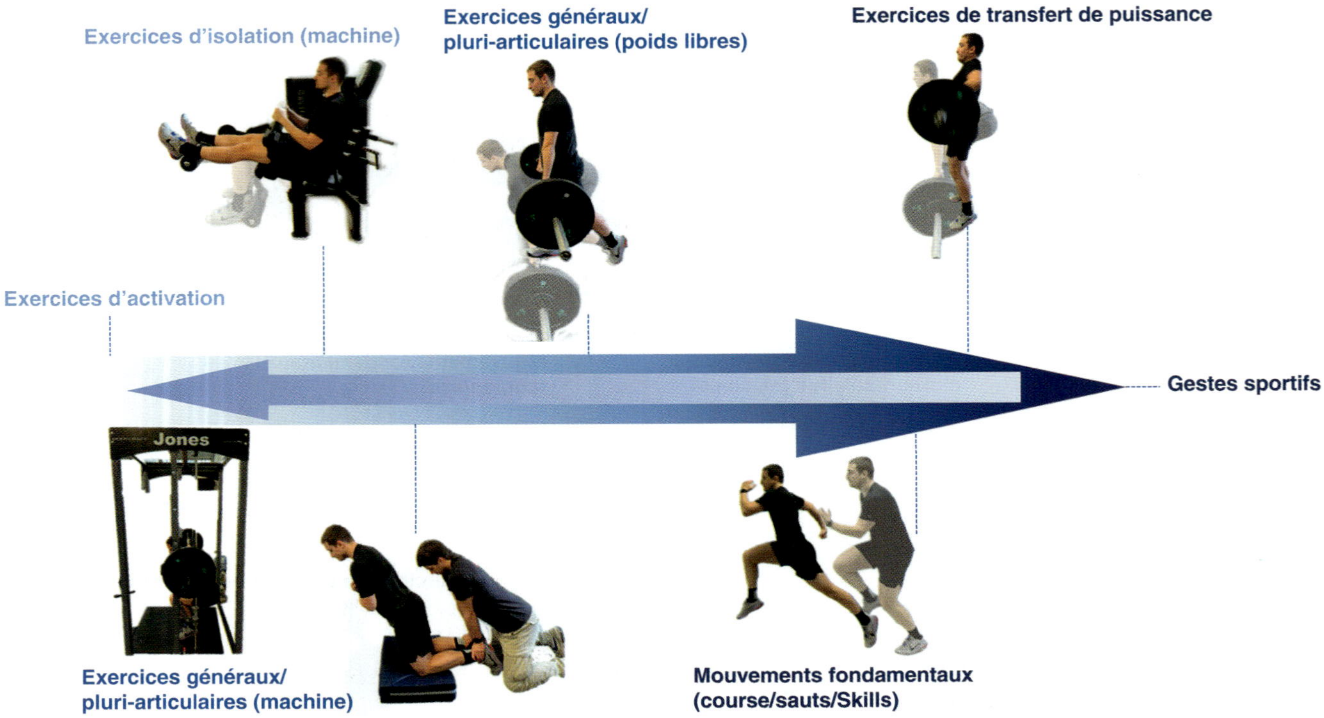

Figure 9.6

Continuum d'exercices en rééducation appliqué aux ischio-jambiers.
Source : création originale A. Frouin. D'après un concept de M. M'baye.

Tableau 9.1. Muscles principaux à prendre en compte dans une prise en charge rééducative du genou.

Articulations	Muscles	Rôle/intérêt dans la prise en charge du genou
Hanche	Moyen fessier	Abducteur de hanche – contrôle de l'adduction en charge
	Pelvitrochantériens	Rotateur de hanche – contrôle de la rotation interne de hanche en charge
	Grand fessier	Extension de hanche – absorption des forces de réaction du sol
Cheville	Soléaire	Fléchisseur plantaire de la cheville – absorption des forces de réaction du sol
	Tibial antérieur	Fléchisseur dorsal de la cheville – absorption des forces de réaction du sol (coactivation avec les fléchisseurs plantaires)
	Tibial postérieur	Inverseur – absorption des forces de réaction du sol
Pied	Abducteur du hallux	Stabilisation du 1er rayon – stabilisation du pied et contrôle du plan frontal

En examinant l'articulation pied/cheville, il est remarquable de constater que la plupart des muscles du segment jambier ne traversent pas directement l'articulation du genou (à l'exception des gastrocnémiens). Un corpus croissant de recherches a pourtant souligné que ces muscles, en particulier le soléaire, génèrent des forces de cisaillement postérieures non négligeables (c'est-à-dire protectrices du LCA) lors de changements de direction inattendus et/ou de réceptions unipodales. Il est crucial dans le cadre de l'entraînement contre résistance et/ou de travail pliométrique de considérer les muscles distaux comme une composante essentielle de la prise en charge des pathologies de genou [18].

Exercices de contrôle moteur

En parallèle de la récupération de bonnes capacités de production de force des muscles mobilisant le genou et des musculatures sus- et sous-jacentes, il est nécessaire de travailler la capacité du système nerveux central à contrôler le membre inférieur.

Système sensorimoteur

La personne analyse les informations sensorielles provenant de l'environnement et de son propre corps pour déterminer une réponse motrice adaptée à la situation, construisant ainsi des programmes moteurs par apprentissage qui peuvent être réutilisés selon les circonstances rencontrées.

Dans le cas où le système nerveux central reconnaît la situation présentée, il peut puiser dans un « répertoire de situations motrices » existant. En cas d'absence de solution pertinente, le système nerveux central peut en créer de nouvelles par apprentissage moteur. Certaines aires du cerveau sont responsables de la vérification de l'exécution des mouvements par rapport aux mouvements prévus, permettant ainsi des ajustements en cours de réalisation. La vitesse d'exécution du mouvement influence le contrôle moteur, avec une possibilité d'ajustement lors de mouvements lents mais une difficulté à ajuster les mouvements rapides de type balistique en raison de leur rapidité.

Il est démontré que les individus ayant subi des pathologies aiguës au niveau du genou présentent des difficultés de contrôle moteur ainsi que des modifications de l'activité corticale consécutives à ces pathologies, soulignant ainsi l'importance pour les stratégies de rééducation de prendre en compte ces différents paramètres afin d'optimiser leur efficacité [19] (figure 9.7).

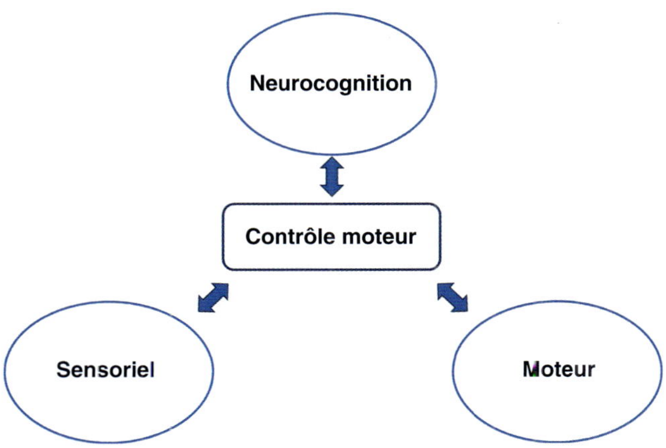

Figure 9.7
Paramètres agissant sur le contrôle moteur.

Amélioration des entrées sensorielles

Un travail proprioceptif en décharge peut être initié relativement tôt lors de la prise en charge. Il est possible de demander aux patients de positionner leur genou sain dans une certaine position, puis de reproduire cette même position avec le genou pathologique les yeux fermés. Ce travail peut également être réalisé de manière complètement passive, avec le thérapeute replaçant le segment jambier sans que le patient ne contracte ses muscles, mettant ainsi l'accent encore plus sur le sens de la position via les afférences sensorielles d'origine articulaire.

Le travail sensoriel peut également être effectué en charge, avec des exercices où le patient devra se concentrer particulièrement sur les informations sensorielles qu'il perçoit. De plus, des exercices de « sens de la force » peuvent être proposés aux patients, par exemple en leur demandant de reproduire un pourcentage de leur force maximale du côté sain et du côté pathologique. Cela amènera le patient à traiter les informations sensorielles en lien avec les structures musculotendineuses pour affiner sa production de force. Ces exercices permettront de faire le lien entre le système sensoriel et la production motrice, tout en restant dans des tâches simples, ce qui les rend réalisables assez tôt en rééducation.

Amélioration des programmes moteurs

L'apprentissage moteur implique l'acquisition de compétences avec un changement permanent de performances [20]. En pratique clinique, l'évaluation la plus courante consiste à analyser les résultats comportementaux sur des tâches spécifiques et dynamiques telles que le *Y Balance Test*, le *single leg squat*, etc. Pour améliorer ces programmes moteurs, le thérapeute doit concevoir des exercices qui posent des problèmes moteurs spécifiques au patient. Il est essentiel de souligner que pour développer une expertise et induire une adaptation de l'apprentissage moteur, la répétition de la situation est nécessaire.

De nombreux facteurs doivent être pris en compte lors de la structuration de l'exercice

- Le nombre d'articulations impliquées dans le mouvement.
- Le degré de stabilité offert par l'exercice.
- L'intensité de la production de force requise.
- Le type d'instructions données pendant l'exercice.
- L'intégration d'une double tâche motrice.
- L'intégration d'une double tâche cognitive.
- L'intégration d'une perturbation visuelle.

Tableau 9.2. Muscles principaux à prendre en compte dans une prise en charge rééducative du genou.

Variables	Exemples	Intérêts
Degré de stabilité	Réaliser l'exercice avec une barre sur les épaules ou avec un haltère uniquement d'un seul côté	L'utilisation d'un haltère uniquement d'un côté va augmenter le degré d'instabilité de l'exercice par rapport à l'utilisation d'une barre
Intensité de la production de force	Variation de la charge en utilisation Ajout d'une résistance élastique en fin de mouvement	L'ajout d'élastique va augmenter les contraintes en fin d'amplitude et obliger le système neuromusculaire à augmenter son implication dans le mouvement
Type d'instructions données	Utilisation d'un pointeur lumineux sur le segment jambier du patient et consigne de placement du signal lumineux sur un mur	L'ajout de ce focus externe lumineux va transformer le programme moteur en modifiant la tâche demandée
Intégration d'une double tâche motrice dans l'exercice	Effectuer l'exercice en tenant un haltère et effectuer une abduction du bras libre pendant la descente, puis le ramener en position neutre pendant la remontée	Complexification du programme moteur Autonomisation de la motricité du membre inférieur
Intégration d'une double tâche cognitive dans l'exercice	Faire l'exercice en réalisant une tâche cognitive simultanée, comme des soustractions (p. ex. soustraire 3 à 107 et énoncer les chiffres à voix haute pendant l'exercice)	Utilisation d'autres aires corticales impliquées dans la cognition, ce qui peut perturber la capacité du système nerveux central à réaliser le mouvement correctement
Intégration d'une perturbation visuelle dans l'exercice	Faire l'exercice en portant des lunettes stroboscopiques	Cette perturbation visuelle limitera l'utilisation des aires visuelles dans le contrôle du mouvement, favorisant ainsi l'utilisation des aires somatosensorielles

Voici un exemple de variation d'un exercice mobilisant de nombreuses articulations, le *bulgarian split squat*. Il peut viser à améliorer le contrôle moteur en intégrant différentes variables que nous décrirons ci-dessous (tableau 9.2).

Spécificité du genou chez le sportif

Lorsque votre patient pratique une activité sportive, il est essentiel d'approfondir davantage le processus de rééducation active en tenant compte de deux éléments supplémentaires :

- la restauration des capacités de force explosive ;
- le renforcement des capacités à absorber des contraintes pour la décélération ou les changements de direction.

Restauration des capacités de force explosive

La force explosive peut être définie comme la capacité du système neuromusculaire à produire un taux élevé d'augmentation de la force musculaire par unité de temps pendant la phase initiale suivant le début de la contraction. Cette capacité est évaluée à travers le taux de montée en force, appelé *Rate of Force Development* — RFD. Ce taux est déterminé par la pente de la courbe force-temps lors d'un test de force maximale isométrique (généralement entre 0 et 250 ms). La littérature montre que cette capacité à produire de la force rapidement est altérée dans des situations de pathologies [21]. De plus, il semble que les patients conservent des déficits persistants dans cette capacité de production de force explosive. Par conséquent, il est nécessaire que les kinésithérapeutes accordent une attention particulière à ce type de travail, que ce soit dans le but de prévenir les récidives ou de favoriser la récupération des capacités de performance de l'athlète/patient.

D'un point de vue pratique, il semble qu'il suffise d'avoir l'intention de produire rapidement de la force, quelle que soit la charge utilisée lors de l'exercice, pour constater des améliorations de cette capacité de force explosive [22]. Il semble également pertinent de proposer aux patients de réaliser des mouvements le plus rapidement possible à différentes charges afin de favoriser les adaptations neuromusculaires sur l'ensemble du spectre de la relation force-puissance-vitesse. Il est important de noter que la majorité des améliorations de la force explosive semblent survenir dans les premières semaines d'entraînement spécifique de ces qualités physiques (< 6 semaines). La planification de courts blocs d'entraînements spécifiques pourrait donc être utilisée pour améliorer ces qualités en fin de rééducation [23].

Renforcement des capacités à absorber les forces pour la décélération ou les changements de direction

Les actions de décélération et de changement de direction ont tendance à induire des charges articulaires multiplanaires élevées au niveau du genou, ce qui peut constituer un facteur extrinsèque exacerbant le risque de pathologie. De plus, ces mouvements sportifs sont souvent exécutés dans des contextes de complexité cognitive accrue et de contraintes temporelles imposées par les scénarios de jeu. En raison du temps réduit pour effectuer des ajustements posturaux préparatoires, la charge articulaire accrue sur le genou lors de ces actions non planifiées peut être disproportionnellement plus grande que l'activation musculaire requise pour compenser l'adoption de cinématiques potentiellement à risque.

Au vu de ce constat, il est pertinent d'intégrer des situations d'entraînement favorisant l'amélioration de ces capacités de décélération et de changement de direction (figure 9.8).

Paramètres neuromusculaires

Comme nous l'avons vu précédemment, les paramètres neuromusculaires ont une grande importance dans la prévention des blessures du genou, notamment la force musculaire excentrique. Cette capacité excentrique est reconnue dans la littérature comme étant facteur de risque intrinsèque modifiable pour la réduction de risque de blessure du genou.

Il est également crucial de rééduquer la capacité à enchaîner une production de force concentrique efficace après cette phase excentrique. Cette qualité est connue sous le nom de « force réactive ». Elle peut être évaluée à l'aide de sauts comme les *drop jumps*.

Ainsi, le thérapeute devrait proposer à son patient des situations d'entraînement utilisant des méthodes favorisant l'amélioration de ces capacités. Par exemple, des modalités d'entraînement exclusivement excentrique, comme des situations d'excentrique « supra-maximal » (utilisant des charges supérieures à 100 % de la force concentrique), ou des exercices excentriques réalisés rapidement avec un arrêt brutal dans la phase de décélération. Enfin, l'utilisation d'exercices pliométriques permettra d'améliorer les capacités de force réactive.

Paramètres biomécaniques

Lors de la réalisation de manœuvres de décélération ou de changement de direction, une séquence complexe de stratégies d'activation et de désactivation musculaire s'engage pour permettre une coordination précise intra- et intermembres afin d'optimiser l'efficacité de l'application de la force lors du freinage.

En tant que thérapeute travaillant avec des patients sportifs, il est donc pertinent de leur proposer des exercices visant à renforcer leur capacité à se stabiliser, à maintenir leur centre de masse le plus bas et le plus postérieur possible par rapport au pied antérieur. L'objectif de ce type de travail est d'améliorer la capacité d'application des forces dans le sol, permettant ainsi une stabilisation dynamique plus efficace et plus sécuritaire pour le genou.

Des séances d'entraînement comprenant des phases techniques de décélération, l'utilisation de courses en courbe et des exercices de changement de direction en fonction d'un stimulus visuel ou auditif semblent appropriées pour travailler ces paramètres biomécaniques.

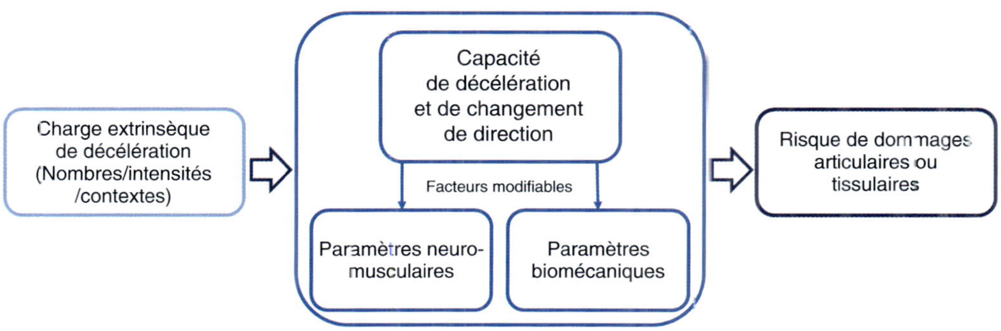

Figure 9.8

Influence de paramètres neuromusculaires et biomécaniques en lien avec la décélération sur le risque de dommage tissulaire et articulaire [24].

Source : adaptée de Harper DJ, Kiely J. Damaging nature of decelerations: do we adequately prepare players? BMJ Open Sport Exerc Med, 2018.

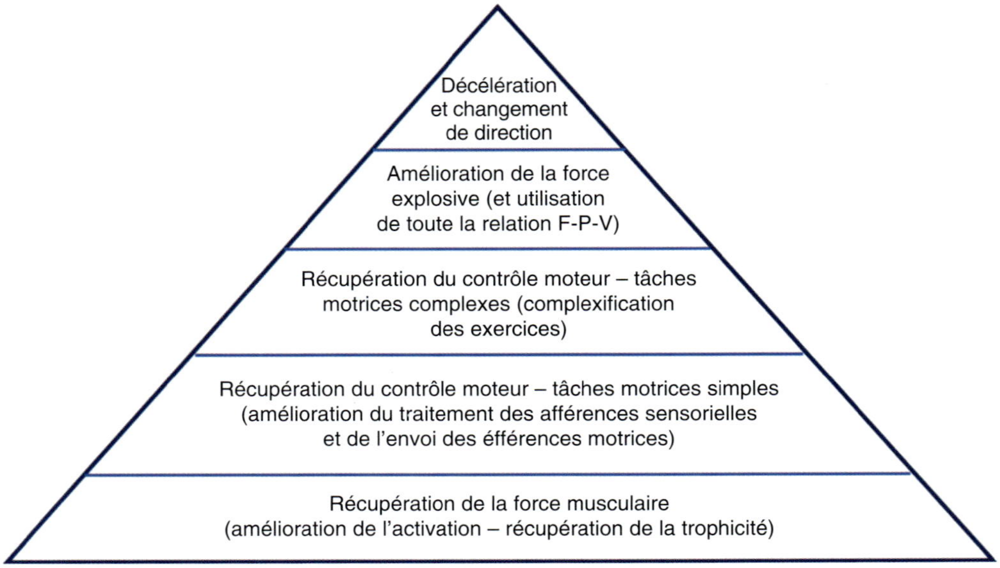

Figure 9.9

Hiérarchisation des objectifs de la rééducation « active » des pathologies de genou.

Enfin, l'utilisation du *Cutting Movement Assessment Score* — CMAS peut être intéressante pour évaluer les déficits et les progrès des patients [25].

Pour conclure cette section dédiée aux patients sportifs, il est crucial de souligner le rôle significatif de la fatigue dans les blessures sportives. Ainsi, il semble pertinent de renforcer la résistance à la fatigue chez ces patients en les exposant à un volume important de stimuli à haute intensité, notamment à travers des entraînements axés sur l'endurance de force, de puissance ou de vitesse. De plus, il est recommandé de les entraîner à effectuer des tâches complexes de décélération et de changements de direction dans des conditions de fatigue périphérique ou cognitive.

Conclusion

La prise en charge des pathologies du genou requiert la maîtrise de différentes phases de rééducation et de réentraînement. La figure 9.9 ci-dessous illustre une hiérarchisation des thèmes/objectifs présents dans le processus de rééducation. Il est essentiel de prioriser ces objectifs et de valider chaque étape avant de progresser vers la suivante. Une planification de la rééducation, à travers des périodes d'entraînements spécifiques, permettra d'atteindre ces objectifs progressivement, suivant le principe de périodisation de l'entraînement [21].

Il est évident que le praticien doit proposer des situations motivantes afin que le patient s'investisse pleinement dans cette phase, qui peut être longue et fastidieuse dans certains cas. Il est crucial de garder à l'esprit que le fait d'avoir déjà subi une blessure au genou accroît le risque de nouvelles blessures (aiguës ou de surutilisation) [26], et que la récupération des capacités abordées dans ce chapitre est essentielle pour réduire ce risque de récidive.

Références

[1] Herzog W, Read LJ. Lines of action and moment arms of the major force-carrying structures crossing the human knee joint. J Anat 1993 ; 182(Pt 2) : 213-30.

[2] Li G, Rudy TW, et al. The importance of quadriceps and hamstring muscle loading on knee kinematics and in-situ forces in the ACL. J Biomech 1999 ; 32(4) : 395-400.

[3] Maniar N, Carmichael DS, Hickey JT, et al. Incidence and prevalence of hamstring injuries in field-based team sports : a systematic review and meta-analysis of 5952 injuries from over 7 million exposure hours. Br J Sports Med 2023 ; 57(2) : 109-16.

[4] Koga H, Nakamae A, Shima Y, Iwasa J, et al. Mechanisms for noncontact anterior cruciate ligament injuries : knee joint kinematics in 10 injury situations from female team handball and basketball. Am J Sports Med 2010 ; 38(11) : 2218-25.

[5] Hegyi A, Péter A, Finni T, Cronin NJ. Region-dependent hamstrings activity in Nordic hamstring exercise and stiff-leg deadlift defined with high-density electromyography. Scand J Med Sci Sports 2018 ; 28(3) : 992-1000.

[6] Boyer A, Hug F, Avrillon S, Lacourpaille L. Individual differences in the distribution of activation among the hamstring muscle heads during stiff-leg Deadlift and Nordic hamstring exercises. J Sports Sci 2021 ; 39(16) : 1830-7.

[7] Carmichael DS, Hickey JT, Tofari PJ, et al. Effect of an isometric or eccentric hip extension exercise intervention on hamstring strength,

architecture, and morphology. Med Sci Sports Exerc 2022 ; 54(12) : 2196-207.

[8] Maeo S, Huang M, Wu Y, et al. Greater hamstrings muscle hypertrophy but similar damage protection after training at long versus short muscle lengths. Med Sci Sports Exerc 2021 ; 53(4) : 825-37.

[9] Markolf KL, Graff-Radford A, Amstutz HC. In vivo knee stability. A quantitative assessment using an instrumented clinical testing apparatus. J Bone Joint Surg Am 1978 ; 60(5) : 664-74.

[10] Shelburne KB, Kim HJ, Sterett WI, Pandy MG. Effect of posterior tibial slope on knee biomechanics during functional activity. J Orthop Res 2011 ; 29(2) : 223-31.

[11] Schoenfeld BJ. The mechanisms of muscle hypertrophy and their application to resistance training. J Strength and Cond Res 2010 ; 24(10) : 2857-72.

[12] Lee JH, Kim S, Heo J, et al. Differences in the muscle activities of the quadriceps femoris and hamstrings while performing various squat exercises. BMC Sports Sci Med Rehabil 2022 ; 14(1) : 12.

[13] Escamilla RF. Knee biomechanics of the dynamic squat exercise. Med Sci Sports Exerc 2001 : 127-41.

[14] Muyor JM, Martín-Fuentes I, Rodríguez-Ridao D, Antequera-Vique JA. Electromyographic activity in the gluteus medius, gluteus maximus, biceps femoris, vastus lateralis, vastus medialis and rectus femoris during the monopodal squat, forward lunge and lateral step-up exercises. PLoS One 2020 ; 15(4) : e0230841.

[15] Aagaard P, Simonsen EB, Andersen JL, et al. Neural inhibition during maximal eccentric and concentric quadriceps contraction : effects of resistance training. J Appl Physiol (1985) 2000 ; 89(6) : 2249-57.

[16] Carolan B, Cafarelli E. Adaptations in coactivation after isometric resistance training. J Appl Physiol (1985) 1992 ; 73(3) : 911-7.

[17] Reiman MP, Bolgla LA, Lorenz D. Hip functions influence on knee dysfunction : a proximal link to a distal problem. J Sport Rehabil 2009 ; 18(1) : 33-46.

[18] Tourillon R, Fourchet F. The role of foot-ankle complex in rehabilitation after acl reconstruction. Aspetar Sports Medicine Journal 2023 : 12.

[19] Grooms DR, Page SJ, Nichols-Larsen DS, et al. Neuroplasticity associated with anterior cruciate ligament reconstruction. J Orthop Sports Phys Ther 2017 ; 47(3) : 180-9.

[20] Gokeler A, Neuhaus D, Benjaminse A, et al. Principles of motor learning to support neuroplasticity after acl injury : implications for optimizing performance and reducing risk of second ACL injury. Sports Med 2019 ; 49(6) : 853-65.

[21] Maestroni L, Read P, Bishop C, Turner A. Strength and power training in rehabilitation : underpinning principles and practical strategies to return athletes to high performance. Sports Med 2020 ; 50(2) : 239-52.

[22] Blazevich AJ, Wilson CJ, Alcaraz PE, Rubio-Arias JA. Effects of resistance training movement pattern and velocity on isometric muscular rate of force development : a systematic review with meta-analysis and meta-regression. Sports Med 2020 ; 50(5) : 943-63.

[23] Buckthorpe M, Roi GS. The time has come to incorporate a greater focus on rate of force development training in the sports injury rehabilitation process. Muscle Ligaments Tendons J 2019 ; 7(3) : 435-41.

[24] Harper DJ, Kiely J. Damaging nature of decelerations : do we adequately prepare players ? BMJ Open Sport Exerc Med 2018 ; 4(1) : e000379.

[25] Dos'Santos T, McBurnie A, Donelon T, et al. A qualitative screening tool to identify athletes with “high-risk” movement mechanics during cutting : the Cutting Movement Assessment Score (CMAS). Phys Ther Sport 2019 ; 38 : 152-61.

[26] Walden M, Hägglund MA, Ekstrand J. High risk of new knee injury in elite footballers with previous anterior cruciate ligament injury * Commentary. Br J Sports Med 2006 ; 40(2) : 158-62.

Chapitre 10

Cas cliniques

PLAN DU CHAPITRE

Cas clinique numéro 1 : réhabilitation après reconstruction du ligament croisé antérieur (RCLA) : de la phase préopératoire au retour au sport (RTS), *case report*

Agathe Dourver, Jean Mazeas, Florian Forelli

Introduction

La rupture du LCA est très fréquente chez les jeunes sportifs âgés de moins de 25 ans. Elle est très souvent la résultante d'erreurs de coordination neuromotrice interne survenant lors d'une tâche complexe dans l'environnement sportif. En effet, plus de 70 % des ruptures surviennent lors d'un mécanisme sans contact comme lors d'un changement de direction ou d'une réception de saut [1].

Suite à la reconstruction du ligament croisé antérieur (RLCA), l'objectif de la rééducation est de permettre au sportif un retour au sport (RTS) au niveau antérieur avec un risque de récidive le plus faible possible [2]. Aujourd'hui, c'est encore un défi puisque seuls 65 % des patients RLCA reviennent à leur niveau antérieur et 55 % retrouvent la compétition [3,4]. Il n'existe pas de consensus tant pour les critères de progression de rééducation que pour les critères d'autorisation de RTS, même si de récentes recommandations internationales ont été élaborées [4]. Nous pouvons parler aujourd'hui d'un continuum de réhabilitation [5,6] dans lequel les critères temporels ne doivent plus être considérés comme les seuls décisionnaires du RTS [7] mais comme des lignes directrices.

Un protocole de rééducation inadapté et un RTS prématuré limitent le retour à la performance et prédisposent le sportif à la récidive. Chez les jeunes athlètes, ce taux de récidive varie entre 24 à 35 % dès lors qu'ils retrouvent leur pratique [7].

Informations du patient

Nous avons reçu dans notre clinique un jeune étudiant sportif âgé de 25 ans, pratiquant le handball depuis 15 ans. Titulaire au poste d'ailier gauche au sein d'une équipe évoluant en championnat régional, il s'entraînait deux fois par semaine avec un match hebdomadaire. Sur l'échelle de Tegner, son niveau d'activité physique était de niveau 9. Concernant son membre dominant et son membre non dominant (jambe d'appui), ils étaient respectivement son membre inférieur droit et son membre inférieur gauche.

En fin de première partie de saison, lors d'un entraînement, il s'est blessé au genou gauche sur un changement de direction à 90° au cours d'une attaque où il occupait le poste de demi-centre. Le changement de direction s'est effectué à haute énergie cinétique vers la droite face à une perturbation neurocognitive extérieure de l'adversaire. Lors de son dernier appui jambe gauche, le jeune handballeur a entendu un craquement, le genou en position valgus dynamique, et a ressenti une douleur vive (7/10 sur l'échelle numérique [EN]) au genou. Après quelques pas, il a ressenti une instabilité lors de l'appui et a été contraint d'arrêter l'entraînement. Un œdème et des douleurs diffuses sont apparus dans les heures qui suivaient, avec une limitation des amplitudes articulaires de flexion et d'extension et une diminution de la fonction du genou.

Concernant les antécédents de ce jeune joueur, deux entorses externes de cheville à droite sont survenues respectivement 6 et 4 ans auparavant, et une entorse externe de cheville à gauche un an au préalable. Aucune n'a fait l'objet d'une prise en charge (PEC) kinésithérapique.

Résultats cliniques

Un examen clinique a été réalisé 1 mois post-lésion, lors de la première consultation du patient chez le physiothérapeute (tableau 10.1).

Évaluation diagnostique

Deux jours post-lésion, le patient a consulté un médecin généraliste qui a recommandé un traitement médicamenteux pendant 7 jours et l'application de cryothérapie à des fins anti-inflammatoires. Deux cannes anglaises (CA) ont également été utilisées.

Trois semaines post-blessure, le patient a réalisé une imagerie par résonance magnétique (IRM) révélant une rupture totale du ligament croisé antérieur (LCA), avec une contusion osseuse importante du condyle fémoral latéral et du plateau tibial latéral. Cependant aucune atteinte méniscale ou de toutes autres structures ligamentaires n'était observée de façon significative.

Tableau 10.1. Mesures objectives et subjectives lors de l'examen clinique physiothérapique.

EXAMEN CLINIQUE : MESURES OBJECTIVES J-0			
EFFUSION	***Stroke test***	**Trace**	Péri-rotulienne
DOULEUR	***EN***	**3/10** Creux poplité Face latérale et médiale du genou	++ : mise en charge du membre inférieur Position statique prolongée Flex > 110° Hyperextension
ROM	***Passive***	Flex : **–20 %** vs côté sain	**Flexum 3°** côté sain
	Active	Flex : **30 %** vs côté sain	Extension **0°** **– 5°** vs côté sain
LAXITE	***Lachman***	**+ +**	/
AMI	***Échelle AMI***	**1a**	VMO
FORCE	IJ : **80 % LSI**	Q : **70 % LSI**	/
EXAMEN FONCTIONNEL : MESURES OBJECTIVES J-0			
MARCHE	**Normale**	/	/
INSTABILITÉ	**Oui**	Appui unipodal Pivot	/
MESURES SUBJECTIVES J-0			
IKDC		**74 %**	
TSK-17		**24/68**	

AMI : *Athrogenic Muscle Inhibition* ; IJ : Ischio-jambiers ; IKDC : *International Knee Document Comitee* ; LSI : *Limb Symetry Index* ; Q : Quadriceps ; ROM : *Range Of Motion* ; TSK : *Tampa Scale of Kinesiophobia* ; VMO : Vaste médial oblique.

Une laximétrie réalisée sous radiographie selon le profil TELOS (radiographies dynamiques) a permis d'objectiver ce résultat clinique puisqu'elle a montré un tiroir antérieur gauche de 9 mm et un tiroir antérieur droit de 3 mm.

Un mois post-blessure, le patient a consulté un chirurgien spécialisé dans le LCA qui nous l'a adressé pour commencer la réhabilitation avant la chirurgie [4]. En effet, 2 mois après la rupture, le jeune handballeur a subi une opération du genou selon la technique d'autogreffe droit interne/demi-tendineux (DIDT) renforcée par une plastie extra-articulaire grâce à une ténodèse latérale (TL) [8,9]. Cette thérapeutique a été choisie pour restaurer la stabilité du genou et lui permettre de retrouver sa pratique sportive. La réhabilitation s'est donc poursuivie d'une phase postopératoire dont le RTS a marqué sa fin, à 10 mois postopératoire (figure 10.1).

Intervention thérapeutique

Phase préopératoire

Les objectifs pour cette phase étaient un genou sec et indolore, une récupération des amplitudes complètes, un LSI > 90 % pour la force du quadriceps et des ischio-jambiers (IJ). Le dosage des exercices respectait la clinique du genou. Des exercices de cryothérapie, de drainage, de mobilité, d'activation du vaste médial oblique (VMO), de renforcement musculaire et de contrôle neuromusculaire ont été mis en place permettant d'atteindre ces objectifs à J-30.

D'un point de vue fonctionnel, aucun épisode d'instabilité ou de dérobement du genou n'est survenu lors des 4 dernières semaines selon le patient, pendant les activités de la vie quotidienne (AVQ), et un score de 88 % était calculé sur l'IKDC (International Knee Documentation Committee).

Phase postopératoire

Phase précoce de « guérison »

Le continuum de réhabilitation postopératoire a debuté 7 jours après la chirurgie à raison de trois séances par semaine. Un programme d'auto-exercices a été transmis au patient afin qu'il puisse commencer l'activation musculaire et la mobilisation dès J-0 [4].

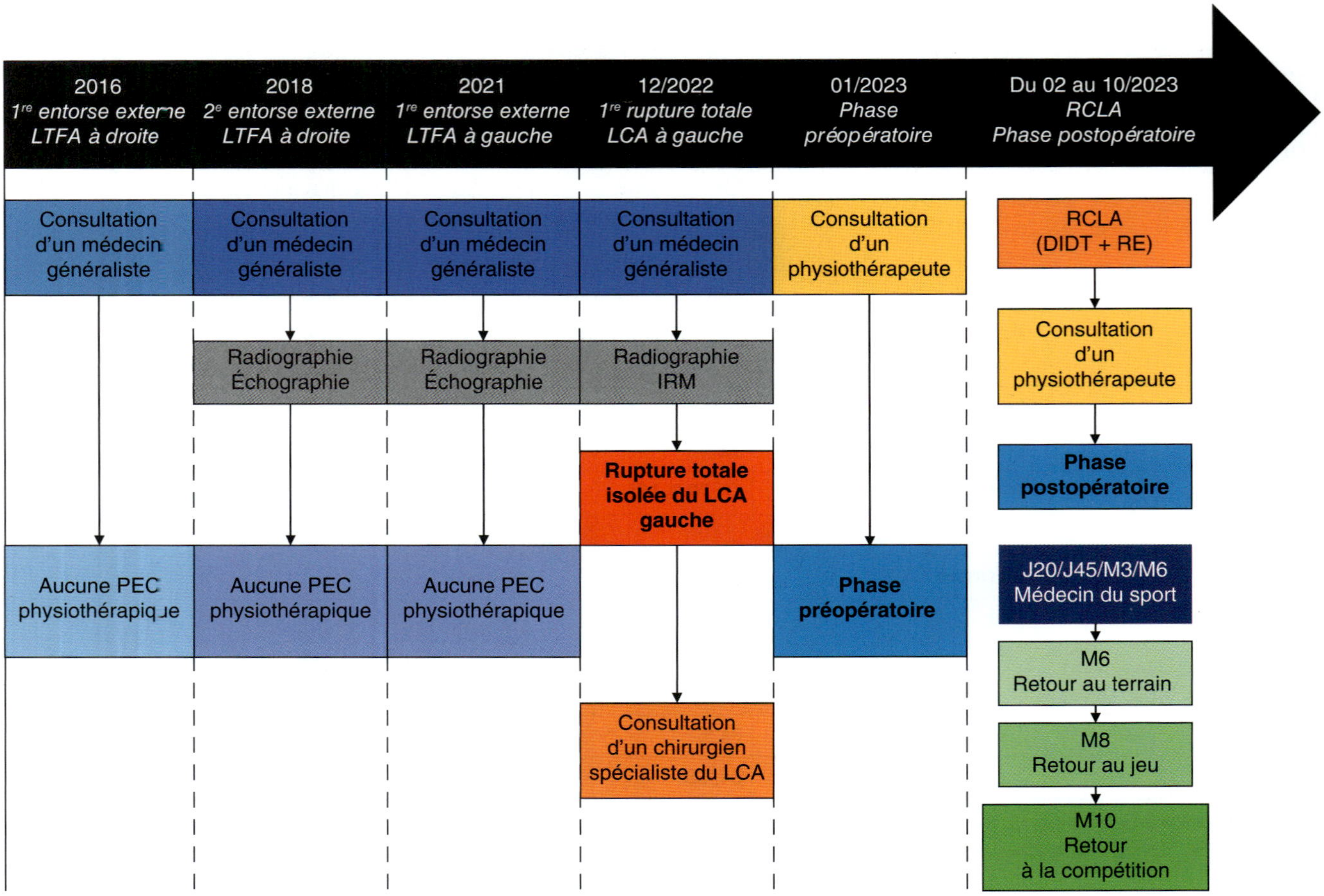

Figure 10.1
Frise chronologique.

Les objectifs étaient similaires à ceux de la phase préopératoire [4,6]. Il s'agissait de lutter contre l'inflammation (douleurs et œdème), de récupérer les amplitudes articulaires (flexion et hyperextension), de retrouver une totale activation du VMO (lutte contre l'AMI [*Athrogenic Muscle Inhibition*]) (figure 10.1), en charge puis en décharge et un schéma de marche physiologique sans cannes anglaises (CA). Le dosage était propre à ce patient et la progression des exercices était basée sur la validation des étapes, le patient s'adaptant si nécessaire. Des focus externes (visuels, auditifs, sensoriels) ou encore l'imagerie motrice ont été intégrés dès cette première phase de réhabilitation pour lutter rapidement contre la neuroplasticité cérébrale et ses schémas moteurs compensatoires avec l'utilisation de consignes implicites [8-11]. Un programme d'auto-exercices a été réalisé à domicile après un encadrement pédagogique, démontrant une grande compréhension et une bonne capacité à les reproduire (figure 10.2) [4].

Phase de renforcement et de contrôle neuromusculaire

À J-20 postopératoire, la conduite a été reprise et à J-45, le chirurgien a validé le passage en phase 2 dont l'objectif principal était la reprise de course (RTR) attendue impatiemment par le patient [4] (tableau 10.2). Le vélo en intérieur, le travail proprioceptif, le renforcement musculaire, le travail de contrôle neuromusculaire et le travail de gestuelle ont été repris. Ils respectaient les critères de progression et la clinique du genou. Pour le renforcement musculaire, les premières séances ciblaient l'endurance de force puis l'hypertrophie musculaire et principalement les fessiers, les abducteurs et adducteurs de hanche, les quadriceps, les IJ, les gastrocnémiens et les soléaires avec un travail de *core stability* en parallèle [2,5,6]. Il combinait chaîne cinétique ouverte (CCO) et chaîne cinétique fermée (CCF) [4]. En plus du travail musculaire, des entraînements neurocognitifs

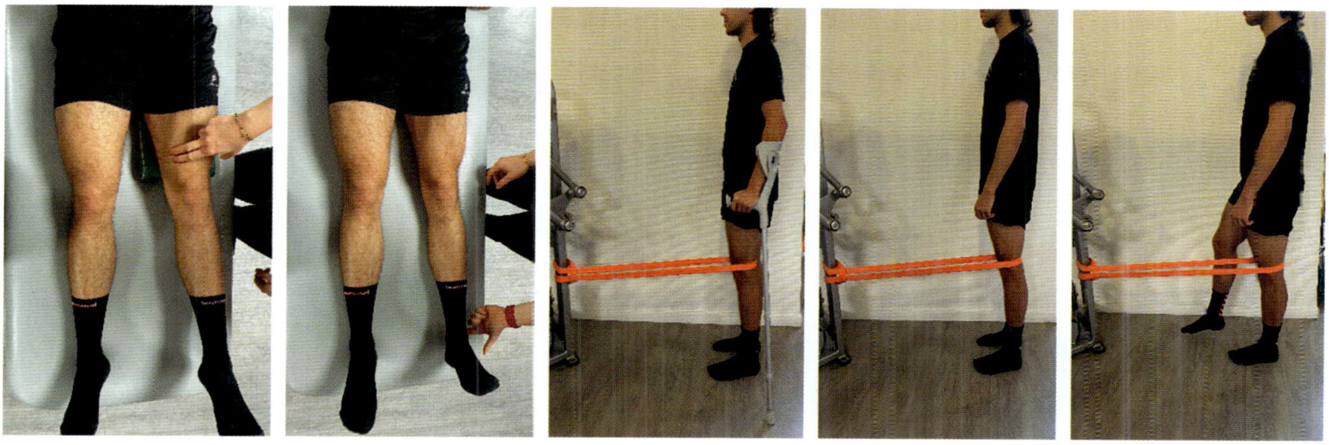

Figure 10.2
Activation du VMO en progression (en charge puis en décharge).

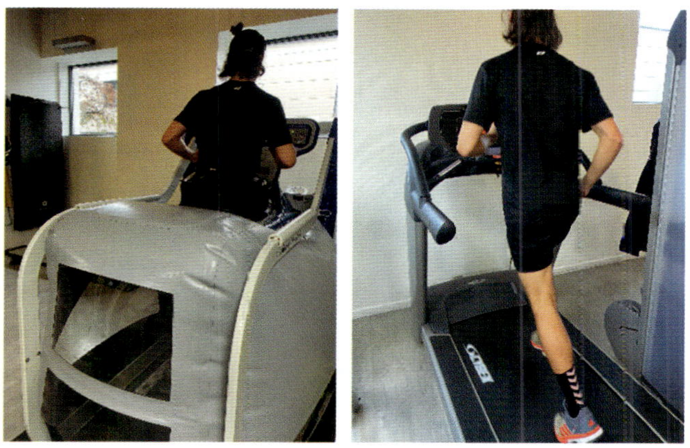

Figure 10.3
RTR en progression (Alter G puis tapis de course).

intégraient la réhabilitation, mettant en difficulté le patient et sa gestuelle [9]. La reprise de course s'est effectuée sans provoquer d'événements néfastes et de bonnes sensations étaient ressenties par le patient sans peur ni appréhension [12] (figure 10.3 et tableau 10.2).

Phase de reprise de l'activité sportive

Lors de la phase suivante, le travail musculaire et le travail cardiovasculaire se sont intensifiés et des exercices de pliométrie verticale et horizontale, d'appuis et d'agilité ont été réintégrés progressivement [4-6]. Ces exercices avaient débuté dans l'axe puis dans toutes les directions en simple tâche et en double tâche, se rapprochant de plus en plus de la gestuelle sportive, pour in fine arriver à un retour au terrain puis à la participation [10]. La réhabilitation s'est poursuivie avec un travail conjoint de préparation physique où le travail d'accélération et de décélération, de contact et de changement de direction s'intensifiait dans un environnement proche de celui de jeu (terrain, chaussure, fatigue, perturbation cognitive, influx visuels et perceptifs, double tâche…) [8-10]. Le patient ne rapportait aucune douleur, hormis quelques raideurs périarticulaires après des séances intenses de travail. Une routine d'automobilité articulaire et d'auto-étirements avait donc été mise en place.

Phase de retour au niveau antérieur

Le patient a repris le jeu au 8e postopératoire et le retour à une pleine participation a été réalisé au 10e post-RCLA avec validations des critères de retour à la compétition [4,6,7] (tableaux 10.3 et 10.4). Tout au long du continuum de retour au sport (RTS), le patient ne se plaignait d'aucune douleur, n'appréhendait pas de retrouver le jeu ou la compétition et n'avait pas peur de subir une récidive [5].

Phase de prévention

Suite à son RTS réussi, le patient est entré dans une phase de prévention afin de conserver le travail réalisé pendant les 10 derniers mois et de palliers certains déficits persistants, considérés comme des facteurs de risque de récidive de LCA. La majorité de cette phase a été réalisée en autonomie, guidée par des routines faites par le physiothérapeute, à réaliser avant les entraînements et/ou les matchs.

Tableau 10.2. Mesures objectives et subjectives lors de l'examen clinique physiothérapique à J-90.

EXAMEN CLINIQUE : MESURES OBJECTIVES J-90			
EFFUSION	***Stroke test***	**0**	
DOULEUR	***EN***	**1/10** gêne face latérale du genou	Après des séances intenses de renforcement
ROM	***Passive***	Flex : **LSI>95 %**	**Hyperextension totale**
	Active	Flex : **LSI>95 %**	Extension **0°** **– 2°** vs côté sain
LAXITE	***Lachman***	**–**	/
AMI	***Échelle AMI***	**0**	/
FORCE	/	Q : **80 % LSI**	/
EXAMEN FONCTIONNEL : MESURES OBJECTIVES J-90			
MARCHE	**Normale**	/	/
INSTABILITÉ	**NON**	/	/
TESTS FONCTIONNELS	***Hop tests*** **(SLHD et THT)**	**> 70 %** gestuelle **satisfaisante**	**> 70 %** **gestuelle satisfaisante**
MESURE SSUBJECTIVES J-90			
IKDC		**90 %**	
TSK-17		**21/68**	

SLHD : *Single Leg Hop Test For Distance* ; THT : *Triple Hop Test*.

Suivi et résultats (tableaux 10.3 et 10.4)

Tableau 10.3. Mesures objectives à 9 mois post-RCLA.

		Mesures objectives à 9 mois post-RCLA					
Clinique	Douleur	Œdème	ROM de Flexion (active et passive)	Hyperextension (active et passive)	AMI	Lachman	marche
	EN	Stroke test	100 % vs côté sain	Totale	0	Négatif	Symétrique
	0/10	0					
Musculaire	Test isocinétique (60 degrés/sec)	IJ : LSI > 90 %					
		Quadriceps : LSI > 90 %					
	Countermovement jump (CMJ)	Concentrique LSI > 90 %					
		Excentrique LSI > 90 %					
	Drop jump (DJ)	Concentrique LSI > 90 %					
		Excentrique LSI > 90 %					
Fonctionnel	Biomécanique de course	*Hop test*	*Vertical jump test*	Test d'agilité	*Hop test* neurocognitif	*Vertical jump test* neurocognitif	Test d'agilité neurocognitif
Qualitatif	satisfaisant	satisfaisant	satisfaisant	satisfaisant	satisfaisant	satisfaisant	satisfaisant
Quantitatif	Non évalué (NE)	> 90 %	> 90 %	> 90 %	> 90 %	> 90 %	> 90 %
	NE	NE	NE	NE	satisfaisant	satisfaisant	satisfaisant

Tableau 10.4. **Mesures subjectives à 9 mois post-RCLA.**

Mesures subjectives à 9 mois post-RCLA	
IKDC	100 %
ACL-RSI	100 %
TSK-17	17/68

Discussion

Ce jeune handballeur de 25 ans a été victime d'une rupture totale isolée du LCA à gauche lors d'un changement de direction au handball. Il a subi une reconstruction du LCA par DIDT et TL 2 mois post-lésion. Concernant sa PEC rééducative, elle a débuté par une phase préopératoire de 5 semaines et s'est suivie d'une phase postopératoire de 10 mois. Ce continuum de réhabilitation a suivi les dernières recommandations scientifiques et a permis un RTS à son niveau antérieur pour ce patient après 12 mois d'absentéisme [4,6].

Après rupture du LCA, deux traitements sont envisageables, le traitement conservateur et le traitement chirurgical. Bien que le traitement chirurgical soit le plus souvent réalisé, le traitement conservateur ne semble pas donner de moins bons résultats sur la fonction du genou (stabilité, arthrose…) et semble même pouvoir permettre la cicatrisation du LCA [13-15]. En effet, malgré ces résultats, le traitement chirurgical est malgré tout considéré comme le *gold standard* chez les sportifs [3]. Plusieurs techniques existent, propre à chaque chirurgien. Cependant, dans les populations au risque important de rupture de LCA, tels que les jeunes pratiquant des sports de pivot-contact, les chances de RTS au niveau antérieur semblent être plus importantes lors d'une reconstruction du LCA et du ligament antéro-externe, avec un taux de récidive et des troubles psychologiques plus faibles [8,9].

Même si pour ce jeune patient, le traitement choisi était le traitement chirurgical, les dernières recommandations scientifiques montrent l'importance d'une prise en charge préopératoire [4]. Elle semblerait permettre une meilleure récupération des amplitudes articulaires et une augmentation de la force du quadriceps après l'opération ainsi qu'un RTS plus rapide. Certains auteurs ont également montré que lutter contre l'AMI avant la chirurgie permettrait de diminuer la raideur articulaire après la chirurgie [16].

Concernant la réhabilitation postopératoire, il n'existe aujourd'hui aucun *gold standard* [4] que ce soit en termes de critères, de techniques et modalités thérapeutiques ou encore de durée. Néanmoins, les recherches scientifiques ont montré que la réhabilitation ne devrait pas suivre exclusivement des critères temporels. Comme pour ce jeune handballeur, la réhabilitation a donc été majoritairement guidée par sa récupération, physique et psychologique, et la validation de différents critères pour passer à la phase suivante et autoriser in fine le RTS [4,6,12].

Bien que son RTC, réussi avec succès, se soit effectué au 10e postopératoire, cela ne veut pas dire qu'il ne subira pas de récidive [17]. Même si des auteurs ont montré que reprendre le sport avant 9 mois postopératoires multiplierait le risque de récidive de 7 fois [3,18], d'autres auteurs ont montré qu'environ 30 % des jeunes athlètes, revenus au niveau antérieur, subissaient une récidive.

Conclusion

Après une RCLA, la réhabilitation individualisée est primordiale pour permettre au patient de retrouver son sport au niveau antérieur. La communication entre le patient et l'équipe thérapeutique est donc indispensable tout comme la supervision du thérapeute. L'évaluation à chaque étape devrait être réalisée pour optimiser la récupération progressive, physique et psychologique, et limiter tout événement traumatique. Malgré sa durée de PEC, le jeune handballeur a montré une grande observance durant ces 10 mois, participant aussi à la réussite de son RTS. Une fois revenu au niveau antérieur, il reste important de continuer à minimiser les facteurs de risque de récidive modifiables afin de limiter leur survenue à moyen et long terme.

Cas clinique numéro 2 : ligament croisé antérieur non opéré

Jean Mazeas, Agathe Dourver, Florian Forelli

Introduction

La rupture du ligament croisé antérieur (LCA) et son impact sur la stabilité et la fonction du genou ne sont plus à démontrer, son incidence varie néanmoins grandement en fonction de différents paramètres dont le type d'activité sportive [19]. L'option chirurgicale est souvent retrouvée comme le *gold standard* pour permettre une reprise de l'activité sportive sans contrainte, notamment dans un contexte de reprise de sports à pivot ou nécessitant des changements de directions et des sauts répétés. En dehors de la capacité à reprendre les activités sportives sans limitations, la chirurgie est également indiquée pour limiter les risques de blessures secondaires, méniscales et cartilagineuses principalement, lors de ces activités [20]. Cependant de nombreux cas existent où les objectifs du patient ne semblent pas coïncider avec la nécessité d'une intervention chirurgicale suivie d'un programme de rééducation complet, dont la première partie correspond à la résorption des effets de la chirurgie en elle-même.

Le traitement non opératoire, dit orthopédique, est alors une option pouvant permettre au patient de retrouver une stabilité fonctionnelle suffisant à ses besoins quotidiens sans nécessiter d'intervention chirurgicale [19-21]. En sélectionnant convenablement les patients pouvant bénéficier de l'un ou l'autre des traitements en fonction de leurs activités quotidiennes et sportives ainsi que de leurs capacités fonctionnelles après lésion, la reprise d'activité ainsi que la fonction du genou peuvent être réinstaurées grâce à un programme de rééducation adapté [20-22]. Le schéma de décision sur le traitement à suivre reste aujourd'hui encore ouvert au débat afin de présenter la meilleure option, adaptée à chaque patient et chaque contexte [23-25], puisque près de 40 % des patients initialement prévus pour un traitement orthopédique changeront finalement pour opter pour une intervention chirurgicale [19]. Des algorithmes de décision commencent néanmoins à apparaître dans la littérature pour aider la prise de décision [23,24,26].

Cas clinique

M. A, 40 ans, est sportif amateur pratiquant la course et la natation régulièrement. Il s'est blessé lors d'un match de football amical sur un changement de direction non anticipé (sans contact), et a senti une vive douleur associée à un craquement au niveau de son genou gauche, mais a pu se relever et marcher sans poursuivre le match. Un rendez-vous de contrôle avec un chirurgien orthopédiste est réalisé après IRM, confirmant une rupture du ligament croisé antérieur, sans atteinte associée au niveau du ménisque ou du cartilage. Au jour de la consultation, M. X arrive à marcher sans instabilité fonctionnelle mais reste douloureux au quotidien (évalué à 3/10 à l'EN), il sent une gêne importante lors de la montée et descente des escaliers et a peur que son genou « lâche », mais ne souhaite pas reprendre d'activité sportive intense ou à pivot. La décision de ne pas opérer est proposée par le chirurgien au vu du contexte global, un traitement orthopédique en rééducation est donc proposé [23,24,26]. Une réévaluation à 12 semaines est prévue afin de vérifier la possibilité de continuer sur ce traitement [26,27].

Le bilan initial en kinésithérapie est réalisé à 2 semaines de la lésion initiale.

À ce jour, M. A est capable de marche avec une canne anglaise sans attelle, il présente des douleurs en fin de journée en ayant repris son activité professionnelle (travail en bureau), avec 20 min de transports en voiture pour s'y rendre. Il glace son genou deux à trois fois dans la journée (15 min par session), et garde une prise de médicaments antalgiques.

Le genou gauche présente un épanchement important (évalué à 2+ au *sweep test*), sans présence d'hématome, et sans œdème résiduel sur la jambe. La mobilité est possible dans un secteur d'amplitude de 10 à 110°, avec un arrêt mou douloureux dans les deux sens. L'extension active est possible dans ce secteur mais ne permet pas un verrouillage actif à la marche, M. A présente donc une boiterie de compensation avec surélévation de l'hémi-bassin homolatéral au passage du pied gauche.

M. A veut pouvoir reprendre la course occasionnelle ainsi que la salle de sport et la natation, mais ne projette pas de refaire de football qui restait une activité très occasionnelle.

Intervention

Phase 1 : diminution des douleurs et restauration des fonctions quotidiennes

La première partie de la rééducation doit se concentrer sur la récupération d'un genou sec et d'une amplitude en extension, afin de restaurer la capacité de marche physiologique [28,29]. Les techniques de physiothérapie antalgique associées aux mobilisations passives et actives sont mises en avant. Bien que retrouvée majoritairement dans les études ciblant la rééducation postopératoire, la réadaptation neuromotrice a toute sa place en suivi orthopédique non opératoire dans un objectif de limiter l'apparition ou le maintien d'inhibitions motrices, ainsi que dans la récupération d'une extension active fonctionnelle du genou en limitant les contraintes articulaires pouvant être imposées par un renforcement musculaire trop important dans les premières phases de réhabilitation [30]. L'objectif principal de cette phase est la récupération des amplitudes physiologiques, ainsi que la reprise des activités quotidiennes sans douleur et sans sensation d'instabilité du genou rapportées par le patient [21,22,28].

Dans notre exemple, M. A marche sans béquille et sans limitation, il ne décrit plus de douleur au quotidien notamment à la montée et descente des escaliers, au bout de la 6e semaine. Il décrit encore une gêne en flexion complète (incapacité à s'accroupir complètement) mais sans impact fonctionnel. La rééducation s'étend sur une base de renforcement progressif des membres inférieurs, en respectant en priorité un seuil non douloureux.

L'introduction de la chaîne ouverte peut se faire dès cette phase dans le même respect des conditions indolores, et est même recommandée pour récupérer au plus vite et au mieux la force du quadriceps et la fonction du genou [29,31]. Certains auteurs préfèrent limiter l'amplitude entre 30 et 100° de flexion, mais les publications récentes sur les contraintes en traction antérieure sur le complexe fémoro-tibial semblent indiquer que cette réserve n'est pas nécessaire [32].

Phase 2 : réadaptation neuromusculaire et renforcement global

Un contrôle à 3 mois post-lésion avec le chirurgien orthopédiste a permis de valider la bonne évolution de M. A dans sa rééducation, et donc le maintien du choix orthopédique. La décision est basée sur une valeur quantifiée au score du KOOS (*Knee Injury and Osteoarthritis Outcome Score*), supérieur à 82 pour M. A [25]. La suite de la rééducation se base donc sur la reprise progressive des exercices et activités en charge et en pliométrie, impliquant un renforcement des membres inférieurs mais également du tronc et visant à travailler dans des situations de perturbation motrice. Ces entraînements ont montré leur efficacité dans la récupération d'une stabilité fonctionnelle du genou et dans la réduction de la sensation d'instabilité lors de la reprise d'activités sportives [33,34]. Les sauts et la natation sont réintroduits également rapidement.

La poursuite du renforcement se fait également lors de cette phase avec pour objectif une récupération supérieure ou égale à 90 % de force sur le quadriceps et les muscles ischio-jambiers par rapport au côté controlatéral sur un test isocinétique à 60°/s [29]. Il reste important à noter que bien que ces valeurs soient retenues, la prise en compte des critères actualisés de retour au sport après chirurgie de reconstruction du ligament croisé inclut maintenant également des valeurs normatives correspondant au poids et au niveau d'activité du patient, ainsi qu'un ratio de force isocinétique ischio-jambiers/quadriceps qui semble tout aussi adapté à notre situation [35]. M. A a pu reprendre la course progressivement à cette étape, à 14 semaines de sa blessure.

Phase 3 : reprise progressive des activités sportives

La reprise de la course et des exercices-type en accord avec les objectifs de reprise du patient sont ajoutés au programme de rééducation. Cette phase reste déterminante pour M. A dans sa vision de ses propres capacités. Bien que son objectif soit une reprise de la natation et de ses activités sportives peu contraignantes sur les rotations du genou, la rééducation dans cette phase de réathlétisation a inclus des exercices basés sur des situations de perturbation en phase d'accélération et décélération, et des changements de direction.

L'évaluation finale passe par les mêmes critères que ceux retrouvés dans le retour au sport après reconstruction du LCA [35]. L'aspect psychologique est l'un des principaux critères à prendre en compte, notamment avec un score de 73 à l'ACL-RSI (supérieur à la valeur seuil de 55) [36]. M. A a pu reprendre au cours de sa rééducation l'ensemble de ses activités au niveau antérieur à la lésion du LCA. Il est conscient de la nécessité de maintenir une certaine activité physique pour éviter la réapparition de sensations d'instabilité, et déclare avoir pu reprendre sa vie « comme avant ». La rééducation se termine alors à 6 mois (26 semaines) après la lésion.

Discussion

Les lésions du LCA non opérées font encore aujourd'hui débat quant à la qualité de vie résultante à long terme et le risque de lésion secondaire [20-26]. La littérature actuelle semble néanmoins converger vers une nécessité de bien sélectionner les patients éligibles à ce traitement conservateur [22,23], et de réévaluer entre 6 et 12 semaines le patient afin de ne pas reporter une opération qui pourrait apporter un bénéfice sur la qualité de vie et le parcours de soin à long terme [25,27].

De manière générale, l'information au patient lui permettant une décision éclairée conjointement à un avis médical adapté reste une obligation dans ces contextes. La première phase de rééducation reste primordiale afin de récupérer le plus rapidement possible une stabilité et une fonction suffisante du genou, ou à défaut de pouvoir orienter plus efficacement sur une modification de traitement et limiter à la fois la durée du parcours de soin du patient mais également les répercussions fonctionnelles pouvant intervenir, la rééducation prenant alors le rôle de suivi préopératoire.

La littérature sur le traitement conservateur des ruptures du LCA reste encore peu étoffée, et se rattache souvent aux informations présentes dans les contextes postopératoires de reconstruction, mais le croisement des données permet d'avoir aujourd'hui une base suffisante pour adopter une approche type *Evidence Based Practice* avec les patients [29,35]. La validation du retour au sport reste un point qui peut et doit être abordé, même dans un contexte où le niveau et le type d'activité sportive sont très souvent moindres.

L'accès aux pratiques sportives à risque à une plus grande population expose de plus en plus d'individus à une rupture du LCA, et bien que les méthodes chirurgicales ne cessent de progresser, une solution conservatrice proposant un résultat sur la qualité de vie similaire se doit toujours d'être étudiée. Le risque de lésions méniscales et cartilagineuses reste une préoccupation majeure du suivi à long terme même dans l'optique d'une récupération optimale en fin de rééducation [20-22].

Conclusion

La rééducation après rupture du LCA peut être envisagée comme alternative conservatrice lorsque les conditions propres au patient et à sa situation post-lésion le permettent. Cette rééducation doit se voir comme une tentative de traitement orthopédique mais n'est pas à opposer strictement au traitement chirurgical, permettant par l'évaluation régulière de nos patients de proposer la prise en charge la plus adaptée à leurs besoins.

Cas clinique numéro 3 : entorse du ligament collatéral médial

Florian Forelli, Agathe Dourver, Jean Mazeas

Introduction

Le ligament collatéral médial (LCM) est la structure la plus touchée de l'articulation du genou de manière isolée ou en concomitance avec d'autres structures [37].

Les entorses du LCM sont traitées de manière non opératoire (grade 1 et 2), tandis que d'autres peuvent choisir la chirurgie comme traitement initial, en fonction des caractéristiques de la lésion (grade 3).

Le taux d'incidence global était de 7,27‰ personnes/années ; 73 % des blessures étaient des entorses de grade 1,23 % des entorses de grade 2 et 4 % des entorses de grade 3. La plupart des blessures (89 %) ont été observées chez des athlètes masculins. Les athlètes masculins étaient 2,62 fois plus susceptibles que les athlètes féminines de souffrir d'une lésion du ligament croisé antérieur [38].

De nombreux facteurs entrent en jeu avant qu'un athlète ne reprenne le sport après une entorse du LCM, notamment la gravité de la blessure, le type de sport, le protocole de rééducation et l'état de préparation psychologique du joueur. En raison de la variabilité des temps de récupération des athlètes, les décisions de retour au jeu doivent être basées sur la progression de la rééducation et éviter de faire des prédictions définitives basées sur le temps pour le retour à la compétition [39].

En fin de compte, l'objectif du traitement est de permettre à l'athlète de reprendre la compétition sans limitation fonctionnelle et de prévenir d'autres blessures.

Présentation du patient

Mme M, 28 ans, consulte en raison d'une blessure au genou droit survenue lors d'un match de football de niveau national. Elle décrit un moment où elle a été percutée sur le côté latéral du genou droit et a ressenti une douleur aiguë du côté interne de son genou. Elle n'a pas entendu de bruit de craquement, mais elle a immédiatement ressenti une instabilité et a été incapable de poursuivre son activité.

Mme M n'a pas d'antécédents médicaux significatifs. Elle ne prend pas de médicaments régulièrement et n'a pas eu d'autres blessures articulaires majeures dans le passé.

Résultats cliniques et diagnostic

À 10 jours après la blessure, la patiente relate une torsion forcée du genou droit suite à un choc direct sur la face latérale de celui-ci, suivie d'une sensation de lâchage et d'une incapacité à poursuivre la course. Elle décrit une

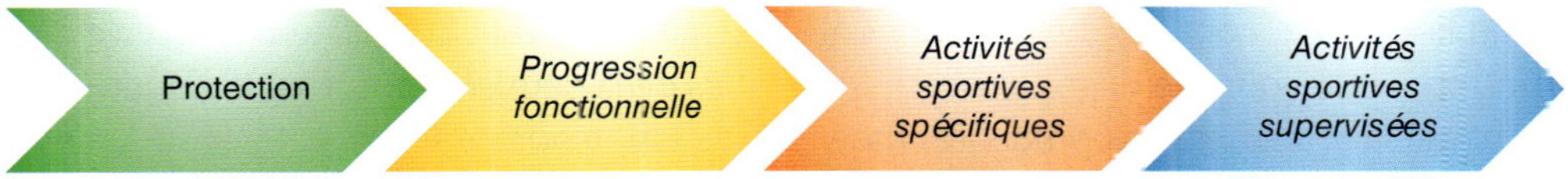

Figure 10.4

Continuum de rééducation après lésions du LCM.

douleur aiguë initiale suivie d'un gonflement progressif au niveau du compartiment médial du genou. Un examen radiographique et par imagerie à résonance magnétique est demandé pour évaluer la gravité de la blessure [40,41] et les résultats confirment une entorse du ligament collatéral médial de grade 3 avec des signes d'œdème et de rupture totale.

Examen physique

À l'examen, on observe un gonflement important (*stroke test* = 3+) du genou droit, particulièrement dans la région médiale. La patiente présente une douleur à la palpation du ligament collatéral médial (EN = 6/10). L'examen clinique révèle une laxité accrue lors du test du valgus comparativement au genou controlatéral [42]. La stabilité antéro-postérieure semble normale [42]. Aucun signe de fracture n'est détecté à la radiographie, ni lors de la mise en place du *Ottawa knee rules* [43,44]. La patiente présente néanmoins un grade 2b à la classification de l'inhibition musculaire arthrogène [45].

Plan de traitement initial

Mme M est informée des différentes options de traitement, allant de la gestion conservatrice à la chirurgie. En raison de la gravité modérée de l'entorse et de la préférence de la patiente pour une approche non chirurgicale, un plan de traitement conservateur est établi [46,47].

La mise en place d'une attelle articulée durant 4 semaines est décidée pour stabiliser le genou et réduire le gonflement [48,49]. Des antalgiques et anti-inflammatoires non stéroïdiens sont prescrits pour soulager la douleur et réduire l'inflammation.

Management

La rééducation se doit d'être individualisée afin de pouvoir optimiser le retour au sport et la compétition. De ce fait, le praticien doit privilégier une approche évolutive en se basant sur des critères cliniques objectifs de progression et s'affranchir des délais temporels (figure 10.4).

Protection (phase I)

La phase de protection a débuté avec un protocole de mise en charge partielle (4 semaines) afin de permettre une fixation appropriée et une guérison des tissus mous. Après 3 semaines, Mme M a commencé les mobilisations actives aidées et active avec mise en place de *Blood Flow Restriction* (BFR) et d'électrothérapie afin de prévenir une atrophie trop importante [50-52]. Les objectifs de rééducation à ce stade étaient de protéger le genou, d'éliminer l'effusion, de rétablir une amplitude de mouvement adéquate et de traiter la faiblesse causée par l'inhibition musculaire arthrogène [53]. L'accent a été mis sur le contrôle de l'épanchement et de la douleur articulaire du genou à travers la glace et l'élévation ; la récupération des contractions volontaires appropriées des muscles de la cuisse, de la hanche et de la cheville ; et le début de mouvements graduels du genou après 3 semaines. Bien que la littérature ait argumenté que le retard de la mobilisation passive peut augmenter le risque de raideur, d'arthrofibrose, ou de la nécessité d'une manipulation sous anesthésie, nous n'avons rencontré aucune instance de raideur due à une mobilisation retardée à aucun moment postopératoire [54].

Progression fonctionnelle (phase II)

Les objectifs de rééducation pour la phase de progression fonctionnelle étaient d'atteindre une amplitude active complète du genou, de gagner en force du tronc et des membres inférieurs (grade 4/5 lors des tests manuels de force musculaire), de minimiser davantage le déficit isométrique des quadriceps par rapport à la jambe non blessée à moins de 20 % (un déficit maximal de 20 % est tolérable pour les protocoles de rééducation du genou dans les 6 mois suivant la chirurgie et est donc suffisant pour passer à la phase suivante), d'initier une condition aérobie généralisée, de réaliser un équilibre sur un seul membre

(≥ 30 secondes), d'atteindre une mobilité sans douleur non compensée, et d'introduire la course en ligne droite [55]. Au cours de cette phase, des progressions prudentes basé sur le moteur, sensitif et cognitif ont été entreprises pour commencer à solliciter les complexes ligamentaires autour du genou. Cela a été fait en faisant progresser des exercices en chaîne cinétique fermée tout en positionnant le genou d'une posture neutre à une posture varus, et finalement à une posture valgus. L'intervention thérapeutique est basée sur l'exercice actif pour cibler d'éventuelles déficiences en équilibre ou mobilité et permettre une progression permettant un retour à la course [39].

Activités sportives spécifiques (phase III)

Les participants ont été progressivement introduits à des exercices d'agilité spécifiques à leur position, des activités plyométriques et une progression de course-jogging. Les objectifs de cette phase comprenaient un retour à l'entraînement spécifique au football, des mécaniques de sprint normalisées et une mobilité multiplanaire non compensée [39]. Les interventions de rééducation se concentraient sur la normalisation de la fonction des membres et de la force du membre inférieur et du tronc, les gestes sportifs spécifiques, la stabilité posturale, et les exercices d'agilité liés au sport.

Activités sportives supervisées (phase IV)

Pendant cette phase, Mme M est revenue à son niveau d'activité antérieur. Elle a effectué tous les exercices de renforcement et d'étirement avec l'équipe, a participé à une préparation physique aérobie structurée et spécifique au sport, et a été éduquée sur la surveillance de tout changement et toute éventuelle complication.

Évolution

Le retour au sport de Mme M et sa réintégration dans l'effectif ont été réalisés en collaboration avec les recommandations du médecin, du masseur kinésithérapeute, du préparateur physique et des entraîneurs sportifs. Le temps entre la blessure et les exercices sans contact était de 120 jours, et le temps entre la blessure et la pratique du sport en contact complet était de 181 jours.

Mme M était complètement stable au stress en valgus lors de la dernière consultation de suivi avant d'être autorisés à reprendre le sport.

Discussion

Mme M, 28 ans, joueuse de football de niveau national a subi une blessure de grade 3 du LCM. Mme M a suivi un protocole de rééducation basé sur les recommandations scientifiques internationales et est retournée avec succès au sport et à la compétition. Des études antérieures ont décrit comment les patients présentant des lésions de moindre gravité du LCM pouvaient être traités de manière non opératoire avec d'excellents résultats [56,57]. Cependant, dans une étude de suivi plus longue, la prise en charge non opératoire des entorses de grade 3 du LCM a conduit à des résultats moins satisfaisants avec une instabilité médiale persistante, un dysfonctionnement du ligament croisé antérieur, une faiblesse musculaire et une ostéoarthrite post-traumatique du genou blessé [58]. Cependant, si certaines études montrent qu'après une tentative de traitement non chirurgical, il persiste des douleurs du côté médial du genou et une instabilité persistante qui ont empêché le retour à la compétition [59]. D'autres études rapportent d'excellents résultats avec le traitement non opératoire des lésions de grade 3, notamment avec la mise en place d'une attelle articulée dans le but de cicatriser les tissus et de diminuer les contraintes en valgus [57,60-64].

La plupart des auteurs qui ont abordé la prise en charge des patients présentant des lésions du LCM n'ont pas classifié ou décrit le site de la blessure, ce qui rend difficile de déterminer la véritable incidence et les résultats du traitement associés à la localisation de la lésion. Des chercheurs ont suggéré que les lésions du LCM du côté tibial ne donnaient pas d'excellents résultats avec une prise en charge non opératoire. Wilson et al. ont montré que le traitement non chirurgical des lésions de grade 3 du LCM était infructueux chez un groupe d'athlètes en raison d'une instabilité persistante [65]. Ces athlètes présentaient des déchirures complètes du LCM distal du tibia notées à l'IRM et nécessitaient une intervention chirurgicale différée. Les auteurs ont donc recommandé une réparation chirurgicale précoce pour les patients présentant des ruptures distales de grade 3.

Un programme de rééducation complet et inclusif est essentiel pour un résultat positif, mais aucun protocole standardisé pour le LCM n'existe. La recherche sur les protocoles de rééducation non opératoire a impliqué des rapports d'observation et des études de cas [57,64,66]. Aucune étude de niveau I dans laquelle les auteurs comparaient des protocoles de rééducation n'a été publiée. Par conséquent, les décisions de traitement pour chaque patient devraient être basées sur les caractéristiques et la nature de la blessure.

Par conséquent, bien que Mme M soit revenue avec succès au sport, nous ne pouvons pas conclure que la prise en charge non opératoire a conduit à des résultats objectifs à long terme supérieurs à ceux des patients qui ont suivi une prise en charge chirurgicale. Cependant, des cohortes qui ont d'abord tenté une prise en charge non chirurgicale ont tout de même nécessité une intervention chirurgicale en raison d'une instabilité persistante [59].

Les délais souvent cités de 1 à 4 semaines pour les lésions partielles du LCM et de 5 à 7 semaines pour les ruptures complètes du LCM traitées de manière non opératoire ne sont que des lignes directrices et des objectifs pour la rééducation. De même, lorsque l'on dit à un patient qu'il faut attendre 6 à 9 mois avant de revenir au sport après une reconstruction, cela aussi devrait être utilisé comme une ligne directrice, avec la compréhension que c'est ultimement la fonction de l'athlète et le retour de confiance qui le ramènent au jeu.

Conclusion

La prise en charge réussie d'une entorse médiale du genou dépend d'une évaluation précise, d'une classification appropriée et d'un plan de traitement individualisé. Mme M, bien que confrontée à une blessure traumatique, a bien répondu à la gestion conservatrice. La collaboration étroite entre le patient et l'équipe médicale, associée à une approche graduée de la rééducation, a contribué à une récupération favorable. Un suivi continu est nécessaire pour surveiller la stabilité à long terme et prévenir d'éventuelles complications.

Cas clinique numéro 4 : le syndrome fémoro-patellaire

Stéphane Martine

Johana est une jeune femme de 26 ans. Elle a mal à la patella droite à la suite d'une reprise sportive un peu trop intense cet été.

Elle est habituellement sportive plurihebdomadaire (tennis, escalade, VTT, footing et sport en salle). Elle travaille pour une grande enseigne de vente de matériel de sports loisir.

Elle se présente au cabinet avec une ordonnance précisant une rééducation du genou à la suite de douleurs mécaniques : « rééducation du genou droit pour un syndrome fémoro-patellaire ».

Elle me présente des radios face et profil de son genou ainsi qu'une IRM qui a été effectuée.

Quelques définitions

Le syndrome fémoro-patellaire (SFP) est un ensemble de symptômes comme une boîte fourre-tout où l'on va mettre toutes les douleurs antérieures du genou [67]. On estime à plus de 50 causes différentes pouvant être à l'origine d'un SFP.

Les symptômes sont augmentés par les squats, les escaliers, la course et les sauts [68].

Le diagnostic est posé par exclusion des autres pathologies de la face antérieure du genou dont les tendinopathies (pointe de la patella ou du tendon patellaire) les apophysoses de croissance de l'adolescent (Osgood Schlater) et les lésions ostéochondrales.

La localisation est antérieure du genou mais aussi péri- et rétropatellaire. Il peut exister des douleurs avec des craquements des crépitements, voire des accrochages associés ou non à un gonflement.

Selon le consensus de 2016 de Manchester [68], la prévalence est importante et elle est même doublée si elle est associée à une pratique sportive. Environ 10 % de la population active souffre d'un syndrome fémoro-patellaire.

Le SFP est plutôt féminin. Il y a une forte chronicité de l'ordre de 70 % et il n'est donc pas rare de revoir un patient pour les mêmes symptômes.

L'homéostasie est la capacité d'une structure à maintenir ses caractéristiques constantes malgré des changements de l'environnement. On considère que pour une activité physique régulière le corps et en particulier

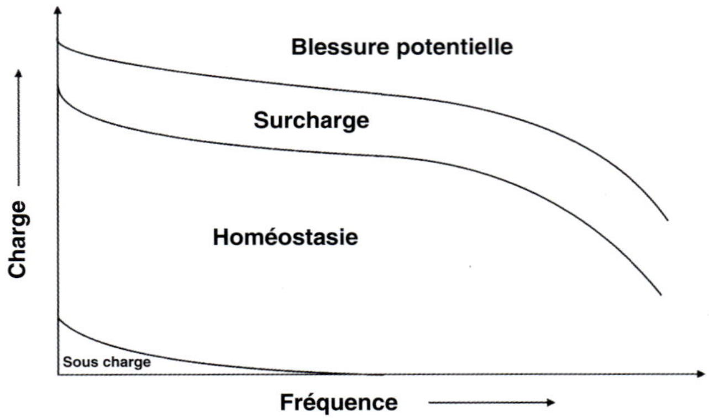

Figure 10.5
Schéma présentant l'homéostasie selon la charge en fonction de la fréquence.

l'articulation fémoro-patellaire s'adapte sans alerter le système de la douleur.

En cas d'événement exceptionnel comme une reprise de sport un peu trop soutenue, et c'est le cas pour Johana, l'homéostasie est perturbée et le système alerte que cela ne fonctionne plus.

Parfois la réaction pour une patella dite « forcée » est un gonflement minime mais visible avec le test de la vague (ou *stroke test*) ainsi qu'une perte de la fonction comme la descente d'escaliers sans douleur (figure 10.5).

Quelles sont les hypothèses concernant le genou de Johana ?

Il y a une hypothèse mécanique à explorer ou *maltracking* [67,69] qui concerne les paramètres biomécaniques de la patella. En effet le *maltracking* est le mot anglais qui traduit les mouvements « anormaux » ou exagérés de la patella du fait des dysplasies éventuelles.

Ces dysplasies sont :

- la trochlée trop ouverte (angle > 140°) ;
- la patella haute (patella alta = index de Caton et Deschamps > 1,2) ;
- les TTA trop latéralisées (mesure scanner de la TA-GT > 16 mm).

Ces mouvements anormaux peuvent être à l'origine d'une irritation de l'environnement de la fémoro-patellaire à l'origine du SFP.

Une autre hypothèse fréquente est la patella forcée ou surmenée ou à l'inverse un patient sédentaire qui à un moment sortirait de l'homéostasie. Cela peut convenir au cas de Johana même si son niveau de pratique est élevé, elle peut avoir surmené sa patella.

Autre hypothèse : la patella du genou opéré en décompensation avec un flexum ou une amyotrophie durable du quadriceps. Ce n'est pas le cas de Johana.

Dans tous les cas il faut explorer la partie psychosociale [70] du patient dont la motivation, l'adhésion aux soins supervisés et en autonomie si ce n'est une kinésiophobie dans le cas d'une douleur ancienne ou chronique.

Pour résumer le cas de Johana :

- la radio ne montre pas de dysplasie. Johana n'évoque pas de *maltracking*, ni de ressaut patellaire, ni de craquement ;
- aucun épisode d'instabilité patellaire ni luxation vraie ;
- c'est une reprise sportive intense lors d'une sortie en moyenne montagne avec fort dénivelé. On peut donc parler d'une patella forcée (sportivement) dans le cas de Johana ;
- pas de chirurgie du genou, pas de flexum à la marche d'après l'interrogatoire… en attendant le bilan étagé articulaire et musculaire des membres inférieurs ;
- Johana n'est pas en arrêt de travail mais est un peu peinée de devoir diminuer sa pratique sportive du fait de son SFP. D'ailleurs elle court beaucoup moins mais n'est pas algique sur le VTT.

Quels sont les risques de négliger un syndrome fémoro-patellaire ?

- La chronicité a déjà été évoquée.
- Douleur multiforme en activité mais aussi statique avec le signe du cinéma de la position assise.
- En cas d'échec de la rééducation, il y a une augmentation de la durée des symptômes et une augmentation des douleurs par sensibilisation. Il y a donc un intérêt de s'en occuper précocement [71].

Pour Johana, le risque est l'arrêt sportif et la sédentarité qui apporte de nouveau une fonte musculaire et une perte de fonction. Cela devient cyclique puis chronique.

Quelle est l'origine de la douleur ?

La sensibilisation à la douleur du fait de la chronicité est une des hypothèses. Par exemple, Johana faisait du footing avec des douleurs or la sensibilisation amène à une diminution de la fonction et une perte musculaire d'où l'arrêt du sport et la consultation médicale puis kinésithérapique.

L'autre hypothèse est la douleur locale. Lack [72] évoque un retard de la contraction du vaste médial oblique. Est-ce l'origine de la fonte musculaire ? Cette hypothèse est à prendre en considération car selon Ch. Barton, le renforcement du quadriceps traite le problème du retard de contraction.

En parcourant la thèse de doctorat de Van Heijden [73] analysant les différentes hypothèses pour chacune des structures de l'articulation du genou, celles-ci peuvent être à l'origine des douleurs et pourtant elle prouve que ce n'est pas le cas. Cette thèse montre en effet que ni le syndrome d'hyperpression patellaire, ni l'hypothèse vasculaire du cartilage, ni même l'épaisseur du cartilage ne sont à l'origine des douleurs du syndrome fémoro-patellaire. On reste donc sans réponse quant à l'origine des douleurs à l'exception du défaut d'activation du vaste médial.

Est-ce l'os sous chondral, la synoviale, les crépitements, les rétinaculums, voire des plicas ou le hoffa ? Ces hypothèses sont retrouvées à l'IRM autant pour les patients avec SFP que dans le groupe témoin non SFP…

Approche du SFP selon Brad Neal et Simon Lack [74]

Analogie avec la baignoire

Neal et Lack comparent le traitement du SFP à une baignoire qui se remplit d'eau et déborde (de symptômes). Leur raisonnement est qu'il vaut mieux diminuer les afférences douloureuses (fermer le robinet) et adapter la charge car notre traitement est peu efficace (pour vider la baignoire).

En conclusion, ils proposent de diminuer et modérer ce qui fait mal comme la quantité de sport et la durée de course et ajouter des traitements de confort qui fonctionnent sur le patient. Ces traitements de confort sont les semelles, le tape patellaire et renforcement proximal du membre inférieur. Ainsi la baignoire ne se remplit plus de symptômes et on peut la vider (du SFP) avec l'éducation thérapeutique et la modération des activités douloureuses en ajoutant du renforcement hanche et quadriceps.

Intérêt du tape selon Barton [75]

Le tape a un intérêt extéroceptif, voire stabilisateur. Si le patient avec son tape peut faire sa séance de sport ou de rééducation c'est un tape utile. Plusieurs tapes sont décrits dans la littérature Certains portent même un nom tellement ils sont connus. Il faut différencier le tape patellaire du tape sur le hoffa qui sert seulement à décomprimer distalement la fémoro-patellaire.

Pour résumer, le tape patellaire doit agir sur la fémoro-patellaire selon les trois déplacements de la patella. Le tape patellaire idéal doit donc corriger la translation latérale (en médialisant la patella) la bascule (en plaquant la patella sur la trochlée) et la rotation minime.

L'effet antalgique est en général immédiat et cela permet au patient le renforcement prévu lors du bilan ou les activités de la vie quotidienne.

Raisonnement clinique syndrome fémoro-patellaire selon Barton et Lack [75]

Est-ce un SFP ou autre chose ?

Comme on le disait plus haut, il y a une cinquantaine de causes possibles pour les douleurs antérieures du genou dont les tendinopathies de l'appareil extenseur (tendon patellaire et apex dont les douleurs sont en flexion importante) et les symptômes issus du hoffa (douleurs proches de l'extension).

Selon l'âge on exclut ou non les apophysoses de croissance comme Osgood Schlater.

Lors du bilan articulaire il faut éliminer une lésion ligamentaire du LCA ou du LCP ou méniscale qui pourrait évoquer une douleur antérieure du genou sans être un SFP.

Dans le cas présent pour Johana on va exclure d'emblée les pathologies de croissance de l'adolescent (26 ans) et palper autour de la patella pour s'assurer que ce n'est pas une tendinopathie. Ses symptômes sont majorés par la course le sport et la position assise. On peut donc exclure une tendinopathie de l'appareil extenseur plus sensible en forte flexion contrainte et une atteinte du hoffa plus sensible proche de l'extension complète.

Pour compléter son bilan :

- à chaque étage une problématique source du SFP :
  - l'étage cheville-pied : pied plat valgus, valgus de l'arrière-pied, raideur de la flexion dorsale entraînant une sous-utilisation de la flexion du genou,
  - l'étage genou : valgus dynamique lors des squats unipodaux (une partie des études disent cependant que le valgus dynamique n'est pas prédictif du SFP), inflammation mécanique du hoffa,

– l'étage hanche : perte de l'horizontalité du bassin lors des activités unipodales (effondrement de l'hémi-bassin controlatéral), déficit des fessiers abducteurs ;

- quelle(s) activité(s) déclenche(nt) le SFP ?
  – activités statiques : position assise prolongée (scolaire, bureau, canapé) mais aussi accroupissements,
  – activités dynamiques : escaliers en descente, squats, sauts et qualité gestuelle de ces mouvements (du fait d'une asymétrie ou d'une boiterie),
  – sport : course et analyse de la foulée (attaque du talon privilégiée et trop sonore, foulée trop ample, cadence trop faible), mauvais réglage du matériel (selle de vélo trop basse).

Recommandations de Manchester 2016 pour traiter le SFP en six points [68]

- Les exercices sont recommandés pour diminuer la douleur et augmenter la fonction (à l'inverse, le repos n'améliore pas).
- Les exercices hanche (fessiers abducteurs) et genou (quadriceps) associés sont supérieurs aux exercices genou seuls.
- Il faut associer exercices et éducation thérapeutique.
- Les semelles sont recommandées pour diminuer la douleur à court terme (mais leur efficacité ne dure pas et il n'y a pas de consensus quant à leur forme et taille).
- Les mobilisations passives (du genou et des lombaires) n'améliorent pas le patient tout comme les manipulations structurelles.
- La physiothérapie (TENS, laser, ultrasons, ondes courtes) n'est pas recommandée et est d'efficacité égale au placébo.

Éducation avec l'échelle d'activité

L'échelle d'activité est une barre numérique de zéro à 10 comparable à une échelle de difficulté de Borg ou une échelle visuelle analogique (EVA). Il faut éduquer le patient pour une reprise des activités de tous les jours puis sportives en dessous de 4.

Toutes les activités sont possibles mais il faut éduquer le patient pour que ses activités comme le footing ou un sport soient modérées et effectuées en bonne intelligence : quantification et modération (figure 10.6).

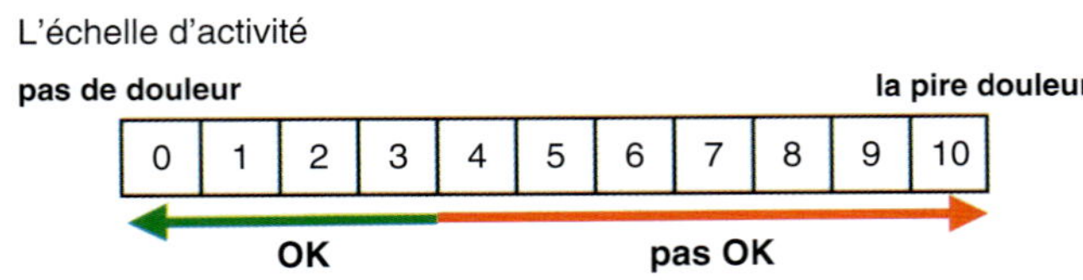

Figure 10.6

Schéma échelle de la douleur.
Source : Stéphane Martine.

Programme de renforcement basé sur le raisonnement clinique [75]

Le bilan étagé montre souvent un pied qui s'effondre, un valgus dynamique, une perte d'horizontalité du bassin. Il faut à chaque étage stabiliser et trouver un renforcement adapté.

- Pour l'étage pied : un coin (chaussette en boule, demi-semelle par exemple) sous l'arche médiale permet de stabiliser le pied et le membre porteur pour les exercices en unipodal. Il faut penser aussi à « structurer » le pied et renforcer sa musculature intrinsèque et extrinsèque dont les fléchisseurs et le tibial postérieur.
- Pour l'étage hanche et genou combinés : un élastique autour des genoux [76] pour effectuer la marche en crabe en renforcement des stabilisateurs du bassin (abducteurs de hanche) ou en latérocubitus les « clams », voire en gainage latéral pour les plus affûtés. Il faut associer le renforcement du quadriceps en chaîne ouverte (prudence car réveil des vastes priorisé mais contraintes maximales sur la patella proche de l'extension) et en chaîne fermée sur presse ou en squats avec une flexion respectueuse de la douleur.
- Le traitement doit donc s'attacher à renforcer les déficits, structurer et corriger les mouvements détectés comme inadéquats.
- L'éducation du patient doit modérer les excès sportifs ou fonctionnels du patient (douleur inférieure à 4 sur l'échelle) afin de ne pas augmenter de nouveau la douleur et prendre le risque d'entrer dans une forme chronique.

Conclusion

Le SFP est une problématique de tous les âges. Il est majoré chez les sportifs et coureurs récréatifs avec des douleurs péri- ou rétropatellaires lors des activités en charge uni- ou bipodales du membre inférieur.

Les différentes conférences de consensus ont validé le renforcement proximal associé au quadriceps et surtout l'éducation du patient pour évaluer ses symptômes et modérer si besoin ses activités douloureuses. La chronicité est connue.

Il est recommandé d'avoir un traitement « sur mesure » [77] pour chaque patient car chaque cas est différent et l'adhésion au traitement sera meilleure.

Cas clinique numéro 5 : tendinopathie patellaire

Nathan Touati, Antoine Fréchaud

La tendinopathie patellaire (TP), également connue sous le nom de « genou du sauteur » ou « tendinopathie rotulienne », est une affection courante du genou qui touche principalement les sportifs, en particulier les coureurs et les sauteurs. Ce chapitre se penche sur la pathologie, l'étiologie et les mécanismes sous-jacents de la tendinopathie patellaire à travers le cas clinique d'un basketteur. Nous examinerons les changements histopathologiques et les mécanismes biomécaniques impliqués dans le développement de cette condition. Une meilleure compréhension de ces aspects est essentielle pour guider la prévention, le diagnostic et le traitement de la tendinopathie patellaire que nous aborderons également dans ce chapitre.

Description de la pathologie et du cas clinique

La tendinopathie patellaire est une pathologie commune dans le monde du basketball. En effet, la prévalence de la TP atteint 32 % chez les basketteurs masculins d'élite (âge moyen = 24,1 ± 5,1 ans) [78]. La tendinopathie rotulienne est une affection complexe à traiter, de nombreux athlètes manquent des périodes d'entraînement et de compétition prolongées ou doivent se retirer prématurément de la participation sportive. C'est le cas de Yves, basketteur de 26 ans.

Yves a commencé à présenter des douleurs importantes lors de réception de sauts, au niveau du tendon rotulien sur le pôle distal de la rotule uniquement après les matchs. Un mois et demi suivant ces douleurs, Yves a fini par nous consulter à la demande du médecin, car les douleurs étaient présentes avant, pendant et après chaque entraînement et match.

Diagnostic et examen clinique

À l'examen clinique, différents points ont été explorés :

- **historique** : Yves n'a jamais eu d'antécédents de blessure au niveau du genou ;
- **volume d'entraînement** : nous pouvons noter une hausse significative de son volume d'entraînement durant les 4 dernières semaines avant ses premiers symptômes puisque son équipe s'est qualifiée pour les phases finales de son championnat de basket ce qui implique que Yves a vu sa participation sportive considérablement augmentée et donc par conséquent son nombre de sauts et de réceptions ;
- **amplitudes** : les amplitudes de flexion et d'extension du genou sont complètes et parfaitement symétriques. Au niveau de la cheville, nous retrouvons une amplitude de flexion dorsale de cheville très faible. Le *Weight Bearing Lunge Test* (WBLT) est à 12°, les valeurs standards se situant aux alentours de 20°. Nous retrouvons un déplacement antérieur en flexion de genou important avec un talon qui se décolle rapidement, dès les premiers degrés de flexion dorsale ;
- **douleur** : il présente une douleur à la palpation du pôle inférieur de la rotule où s'attache le tendon patellaire. La douleur ressentie à la palpation est de 5/10 à l'EVA. Bien que l'amplitude de flexion de genou soit totale, il présente une légère douleur de 2/10 dans les derniers degrés de flexion passive de celui-ci. Des douleurs sont ressenties sur le squat, à la réception de saut et à la contraction du quadriceps en chaîne cinétique ouverte contre résistance concentrique et excentrique ;
- **analyses de mouvement** : nous avons analysé sa qualité de réception : nous constatons une zone de réception préférentielle sur l'avant-pied avec une flexion de hanche très faible.

En analysant ce cas clinique, nous pouvons d'ores et déjà comprendre l'étiologie de cette pathologie. La tendinopathie patellaire se développe lorsque les capacités d'absorption des forces du tendon patellaire sont dépassées par les contraintes mécaniques imposées par le sport, ici le basketball. Le schéma ci-dessous issu des travaux de Cook et Purdam illustre parfaitement le développement de cette pathologie (figure 10.7).

Nous comprenons donc que la tendinopathie patellaire est une blessure de surutilisation du mécanisme d'extension

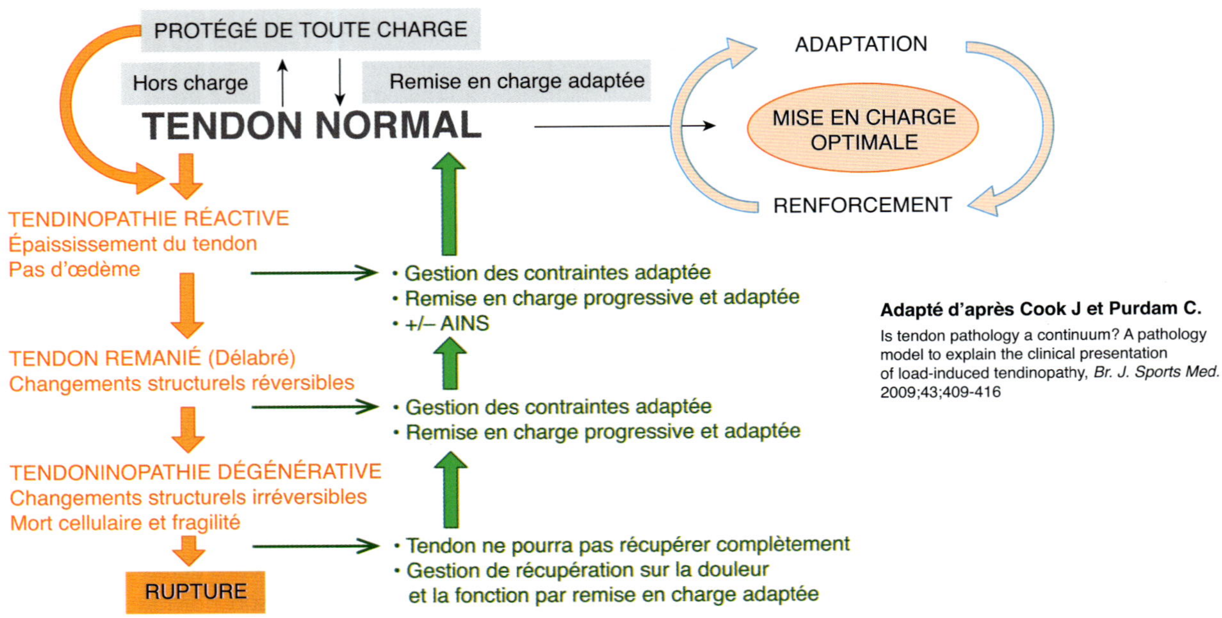

Figure 10.7

Résumé du modèle du continuum de Cook.

Source : Cook JL, Purdam CR, Is tendon pathology a continuum? A pathology model to explain the clinical presentation of load-induced tendinopathy. Br J Sports Med. 2009;43(6) [79].

du genou due à un stress mécanique répétitif provenant d'activités sportives nécessitant des mouvements tels que le saut, l'atterrissage, l'accélération, la décélération et les changements de direction. Des microdéchirures des tendons extenseurs du genou peuvent survenir après une répétition de ces mouvements au cours d'un même entraînement ou en cas de repos insuffisant entre les séances, ce qui est le cas chez notre basketteur qui enchaîne les entraînements et les matchs. Le composant du mécanisme d'extension du genou le plus susceptible d'être affecté est le pôle inférieur de la rotule, où s'insère le tendon rotulien. D'autres régions du genou moins fréquemment impliquées se situent au niveau de l'insertion du tendon du quadriceps au pôle supérieur de la rotule et à l'endroit où le tendon rotulien s'insère sur la tubérosité tibiale. Pour simplifier et considérant que la plupart des cas de genou du sauteur sont dus à un problème sur le tendon rotulien à son insertion au niveau inférieur de la rotule, nous considérons le terme tendinopathie patellaire. Il convient de mentionner que la « tendinite » rotulienne est un terme impropre, car le suffixe -ite est associé à un processus inflammatoire alors que dans les études publiées, il est noté que les cellules inflammatoires classiques sont généralement absentes de cette condition [80].

C'est pourquoi cette pathologie est présentée par de nombreux cliniciens comme étant plus une **tendinose** qu'une tendinite. La tendinose, elle va être associée à des changements dégénératifs des fibres de collagène du tendon sans ou avec très peu de marqueurs inflammatoires.

Traitement

Le traitement de Yves se doit d'être complet et de reposer sur un schéma multifactoriel pour fournir les résultats les plus satisfaisants sur la douleur et la fonction du genou.

Gestion de la douleur : inflammation neurogénique

Bien que Yves ne présentait aucune douleur à la palpation, nous avons mis en place un protocole de gestion de la douleur dans un premier temps. La gestion de la douleur des tendinopathies patellaires peut se travailler de manière passive en utilisant les protocoles « POLICE » ou « PEACE & LOVE ».

Il est important de noter que dans certains cas rares de tendinopathies, nous pouvons retrouver une **inflammation neurogénique** [81]. L'inflammation neurogénique est un sous-type d'inflammation qui survient lorsque les terminaisons périphériques des neurones sensoriels primaires sont déclenchées par une dépolarisation locale, des réflexes axonaux ou des réflexes de la racine dorsale, comme en cas de stress mécanique ou de blessure. Des modifications cellulaires peuvent donc avoir lieu en cas de tendinopathies, avec des altérations de certains récepteurs associés au trajet de la douleur. Cela permet de comprendre pourquoi dans certains cas nous retrouvons des douleurs chroniques au niveau du tendon patellaire.

Progression dans les exercices et réduction de la raideur

L'élément clé de la rééducation des tendinopathies patellaires est la progression dans les exercices. La progression s'effectue à différents niveaux :

- *le type de contraction* : isométrique, concentrique/excentrique et pliométrique ;
- *la vitesse de contraction* : lente ou rapide ;
- *le temps sous tension* : court ou long ;
- *la course musculaire* : course musculaire interne, moyenne et externe ;
- *le volume d'entraînement* : séries et répétitions.

La progression en variant le type d'exercices va permettre de réduire la raideur du tendon patellaire. Selon Breda et al. 2022, la progression dans les exercices permet de moduler l'élasticité du tendon patellaire, par conséquent de diminuer sa raideur et cela développerait de meilleurs résultats à long terme avec de meilleurs scores sur le VISA-P (Victorian Institute of Sport Assessment- Patella) [82]. Le VISA-P est un questionnaire simple visant à évaluer le degré de sévérité d'une tendinopathie rotulienne et de suivre l'évolution des symptômes au cours du traitement.

Le traitement de Yves consistait en trois phases d'exercices

Phase 1 (semaine 0-2) : travail isométrique et de mobilité de cheville

Des études montrent que l'exercice isométrique peut être une méthode efficace de réduction de la douleur dans la TP. Un effet aigu substantiel de l'exercice isométrique sur la douleur du tendon rotulien a été rapporté dans une étude croisée et dans un essai de contrôle randomisé. Un récent essai clinique, mené par Rio et al., a démontré qu un exercice isométrique de squat proposé aux athlètes en saison réduit la douleur [83]. Selon Rio et al., cinq répétitions de 45 secondes d'exercices isométriques du quadriceps sur une machine d'extension des jambes (chaîne cinétique ouverte) induisent une analgésie pendant plusieurs heures chez les patients souffrant de TP. Un *spanish* squat avec un angle de flexion du genou de 70 à 90° avec le soutien d'une sangle rigide fixée à la partie inférieure de la jambe peut être une alternative lorsque l'accès à un appareil de musculation est limité.

D'autres exercices isométriques en chaînes fermées ont été mis en place telle que la chaise, le *back* squat et les fentes. Nous avons également varié les **courses musculaires** en utilisant une plateforme inclinée sous le pied pour surélever le talon et donc maximiser l'activation du quadriceps.

Yves ne présentait pas une **cinématique** correcte lors d'exercices basiques tels que les squats et les fentes par exemple, c'est pourquoi nous l'avons corrigé sur ces positions en le sensibilisant à une flexion de hanche plus importante et à réduction du déplacement antérieur du genou en flexion.

Cela a été combiné avec un travail d'amplitude de flexion dorsale de cheville, passif, activo-passif puis actif sans charge. En effet, une flexion dorsale de cheville réduite est associée à une augmentation des forces sur le tendon patellaire lors de l'atterrissage chez les athlètes de sauts [84].

Phase 2 (semaine 3-6) : renforcement musculaire général

En plus des éléments précédents qui ont été poursuivis, nous avons inclus un travail de TNT (*Tendon Neuroplastic Training*), de *Heavy Slow Résistance Training* (HSR) (= travail de résistance lourd avec tempo lent) et d'exercices fonctionnels comprenant des contractions isotoniques telles que des squats, des squats bulgares et des fentes.

La rééducation actuelle des tendinopathies ne traite pas de manière adéquate le contrôle corticospinal du muscle, ce qui peut entraîner une altération du contrôle du recrutement musculaire. Cela peut donc être un facteur de chronicité. Le contrôle corticospinal du muscle signifie ici l'activité de l'unité motrice (muscle/tendon) en réponse aux influx corticospinaux inhibiteur et excitateur sur les motoneurones spinaux. Le TNT vise donc à améliorer ce contrôle corticospinal du muscle quadriceps dans notre cas [85].

Le protocole d'exercice que nous avons mis en place dans le traitement est le suivant avec une augmentation progressive de la charge de 2,5 % lorsque Yves a été en capacite, conformément au protocole d'Ebonie Rio (tableau 10.5).

Protocole HSR (Heavy Slow Résistance Training) *[82]*

Nous avons inclus le travail HSR sur ces 4 semaines sur trois exercices selon le protocole de Kongsgaard et al. que nous

Tableau 10.5. Protocole TNT.

Leg extension	Contraction isométrique 5 x 45 secondes avec 2 minutes de repos à 80 % du MVIC*
Fente	4 x 8 répétitions avec 3 secondes en concentrique et 4 secondes en excentrique
Squat unilatéral	4 x 8 répétitions avec 3 secondes en concentrique et 4 secondes en excentrique
Leg extension	4 x 8 répétitions avec 3 secondes en concentrique et 4 secondes en excentrique
Chaise	Contraction isométrique 5 x 45 secondes avec 2 minutes de repos à 80 %

**Maximum Voluntary Isometric Contraction* (= Contraction isométrique volontaire maximale).

Source : Inspiré de Rio E, Kidgell D, Moseley GL, et al. Tendon neuroplastic training : changing the way we think about tendon rehabilitation : a narrative review. Br J Sports Med 2015;50(4):209-15.

avons raccourci : *back* squat, *hack* squat et *leg press*. Les répétitions/charges étaient : 15 répétitions maximum (RM) semaine 3, 8-10 RM semaines 4-5, 8-6 RM semaines 5-6. Tous les exercices ont été effectués de l'extension complète à 90° de flexion du genou sur la phase concentrique et excentrique. Yves devait passer 3 secondes à compléter chacune des phases excentrique et concentrique, respectivement (c'est-à-dire 6 s/répétition). La douleur pendant les exercices devait être acceptable, mais la douleur et l'inconfort ne devaient pas augmenter après l'arrêt de la séance.

Méthode Blood Flow Restriction (BFR) [86]

Nous avons également utilisé la méthode BFR (*Blood Flow Restriction* = restriction de la circulation sanguine) sur certaines séances lors de la réalisation des back squats en travaillant à 30 % du 1 RM (« **1 répétition maximale** », qui représente la charge la plus lourde que l'athlète est capable de soulever) de Yves. La méthode BFR propose plusieurs avantages notamment sur l'amélioration de la douleur et de la fonction du tendon.

Phase 3 (semaine 7-9+)

Pour terminer, nous avons poursuivi certains éléments des phases précédentes en incluant des exercices spécifiques au sport et un travail pliométrique important, en insistant sur la qualité de réception de Yves en insistant sur la flexion de hanche et la réception médio-pied.

Conclusion

La tendinopathie patellaire est une pathologie liée à la surutilisation de la structure du mécanisme extenseur du genou. Le basketball est un sport qui exerce des contraintes mécaniques répétées sur le tendon patellaire, notamment à travers les sauts et les réceptions répétés. Par ailleurs, l'analyse de sauts et des réceptions des basketteurs s'avère être cruciale pour éviter de développer une tendinopathie patellaire chronique.

Références

[1] Boden BP, Sheehan FT, Torg JS, Hewett TE. Noncontact anterior cruciate ligament injuries : mechanisms and risk factors. J Am Acad Orthop Surg 2010 ; 18(9) : 520-7. doi:10.5435/00124635-201009000-00003. PMID : 20810933 ; PMCID : PMC3625971.

[2] Rambaud AJ, Neri T, Dingenen B, et al. The modifying factors that help improve anterior cruciate ligament reconstruction rehabilitation : a narrative review. Ann Phys Rehabil Med 2022 ; 65(4) : 101601.

[3] Della Villa F, Hägglund M, Della Villa S, et al. High rate of second ACL injury following ACL reconstruction in male professional footballers : an updated longitudinal analysis from 118 players in the UEFA Elite Club Injury Study. Br J Sports Med 2021 ; 55 : 1350-7.

[4] Kotsifaki R, Korakakis V, King E, et al. Aspetar clinical practice guideline on rehabilitation after anterior cruciate ligament reconstruction. Br J Sports Med 2023 ; 57 : 500-14.

[5] Kakavas G, Malliaropoulos N, Bikos G, et al. Periodization in anterior cruciate ligament rehabilitation : a novel framework. Med Princ Pract 2021 ; 30(2) : 101-8.

[6] Rambaud AJ, Neri T, Edouard P. Reconstruction, rehabilitation and return-to-sport continuum after anterior cruciate ligament injury (ACLR3-continuum): call for optimized programs. Ann Phys Rehabil Med 2022 ; 65(4) : 101470.

[7] Diermeier TA, Rothrauff BB, Engebretsen L, et al. Treatment after ACL injury : Panther Symposium ACL Treatment Consensus Group. Br J Sports Med 2021 ; 55(1) : 14-22.

[8] Lee DW, Lee DH, Cho SI, et al. Comparison of ACL and Anterolateral Ligament Reconstruction With Isolated ACL Reconstruction Using Hamstring Autograft : Outcomes in Young Female Patients With High-Grade Pivot Shift. Orthop J Sports Med 2023 ; 11(9) : 23259671231178048. doi:10.1177/23259671231178048 PMID : 37781636 ; PMCID : PMC10536865.

[9] Sonnery-Cottet B, Saithna A, Cavalier M, et al. Anterolateral Ligament Reconstruction Is Associated With Significantly Reduced ACL Graft Rupture Rates at a Minimum Follow-up of 2 Years : A Prospective Comparative Study of 502 Patients From the SANTI Study Group. Am J Sports Med 2017 ; 45(7) : 1547-57. doi:10.1177/0363546516686057.

[10] Dourver A, Rambaud AJ, Forreli F. La neuroplasticité au coeur de la rééducation du ligament croisé antérieur. Journal de Traumatologie du Sport 2023 ; 40(4) : 226-33. doi:10.1016/j. jts.2023.09.003.

[11] Kakavas G, Malliaropoulos N, Pruna R, et al. Neuroplasticity and anterior cruciate ligament injury. Ind J Orthop 2020 ; 54(3) : 275-80.

[12] Paterno MV, Flynn K, Thomas S, Schmitt LC. Self-reported fear predicts functional performance and second ACL injury after

ACL reconstruction and return to sport : a pilot study. Sports Health Multidiscip Approach 2018 ; 10(3) : 228-33.

[13] Saueressig T, Braun T, Steglich N, et al. Primary surgery versus primary rehabilitation for treating anterior cruciate ligament injuries : a living systematic review and meta-analysis. Br J Sports Med 2022 ; 56(21) : 1241-51. doi:10.1136/bjsports-2021-105359. Epub 2022 Aug 29. PMID : 36038357.

[14] Filbay SR, Dowsett M, Chaker Jomaa M, et al. Healing of acute anterior cruciate ligament rupture on MRI and outcomes following non-surgical management with the Cross Bracing Protocol. Br J Sports Med 2023 ; 57(23) : 1490-7. doi:10.1136/bjsports-2023-106931.

[15] Krause M, Freudenthaler F, Frosch KH, et al. Operative Versus Conservative Treatment of Anterior Cruciate Ligament Rupture. Dtsch Arztebl Int 2018 ; 115(51-52) : 855-62. doi:10.3238/arztebl.2018.0855. PMID : 30765021 ; PMCID : PMC6381773.

[16] Sonnery-Cottet B, Hopper P, Gousopoulos L, et al. Arthrogenic Muscle Inhibition Following Knee Injury or Surgery : Pathophysiology, Classification, and Treatment : AOSSM ; 2022. doi:10.1177/26350254221086295.

[17] Grindem H, Snyder-Mackler L, Moksnes H, et al. Simple decision rules can reduce reinjury risk by 84 % after ACL reconstruction : the Delaware-Oslo ACL cohort study. Br J Sports Med 2016 ; 50 : 804-8.

[18] Beischer S, Gustavsson L, Senorski EH, et al. Young Athletes Who Return to Sport Before 9 Months After Anterior Cruciate Ligament Reconstruction Have a Rate of New Injury 7 Times That of Those Who Delay Return. J Orthop Sports Phys Ther 2020 ; 50(2) : 83-90.

[19] Montalvo AM, Schneider DK, Webster KE, et al. Anterior Cruciate Ligament Injury Risk in Sport : A Systematic Review and Meta-Analysis of Injury Incidence by Sex and Sport Classification. J Athl Train 2019 ; 54(5) : 472-82.

[20] Diermeier T, Rothrauff BB, Engebretsen L, et al. Treatment after anterior cruciate ligament injury : Panther Symposium ACL Treatment Consensus Group. Knee Surg Sports Traumatol Arthrosc 2020 ; 28(8) : 2390-402. doi:10.1007/s00167-020-06012-6 Epub 2020 May 9.

[21] Grindem H, Eitzen I, Engebretsen L, et al. Nonsurgical or Surgical Treatment of ACL Injuries : Knee Function, Sports Participation, and Knee Reinjury : The Delaware-Oslo ACL Cohort Study. J Bone Joint Surg Am 2014 ; 96(15) : 1233-41. doi:10.2106/JBJS.M.01054. PMID : 25100769 ; PMCID : PMC4116562.

[22] Monk AP, Davies LJ, Hopewell S, et al. Surgical versus conservative interventions for treating anterior cruciate ligament injuries. Cochrane Database Syst Rev 2016 ; 4(4) : CD011166. doi:10.1002/14651858.CD011166.pub2. 3PMID : 27039329 ; PMCID : PMC6464826.

[23] Fitzgerald GK, Axe MJ, Snyder-Mackler L. A decision-making scheme for returning patients to high-level activity with nonoperative treatment after anterior cruciate ligament rupture. Knee Surg Sports Traumatol Arthrosc 2000 ; 8(2) : 76-82. doi:10.1007/s001670050190. PMID : 10795668.

[24] Thoma LM, Grindem H, Logerstedt D, et al. Coper Classification Early After Anterior Cruciate Ligament Rupture Changes With Progressive Neuromuscular and Strength Training and Is Associated With 2-Year Success : The Delaware-Oslo ACL Cohort Study. Am J Sports Med 2019 ; 47(4) : 807-14. doi:10.1177/0363546519825500. Epub 2019 Feb 21. PMID : 30790527 ; PMCID : PMC6546284.

[25] Filbay SR, Roos EM, Frobell RB, et al. Delaying ACL reconstruction and treating with exercise therapy alone may alter prognostic factors for 5-year outcome : an exploratory analysis of the KANON trial. Br J Sports Med 2017 ; 51(22) : 1622-9. doi:10.1136/bjsports-2016-097124. Epub 2017 May 17. PMID : 28515057 ; PMCID : PMC5754848.

[26] Hurd W, Axe M, Snyder-Mackler L. Management of the athlete with acute anterior cruciate ligament deficiency. Sports Health 2009 ; 1(1) : 39-46. doi:10.1177/1941738108326977. PMID : 23015853 ; PMCID : PMC3445111.

[27] Reijman M, Eggerding V, van Es E, et al. Early surgical reconstruction versus rehabilitation with elective delayed reconstruction for patients with anterior cruciate ligament rupture : COMPARE randomised controlled trial. BMJ 2021 ; 372 : n375. doi:10.1136/bmj.n375. PMID : 33687926 ; PMCID : PMC7941216.

[28] Beard DJ, Davies L, Cook JA, et al. Rehabilitation versus surgical reconstruction for non-acute anterior cruciate ligament injury (ACL SNNAP): a pragmatic randomised controlled trial. Lancet 2022 ; 400(10352) : 605-15. doi:10.1016/S0140-6736(22)01424-6. PMID : 35988569.

[29] Paterno MV. Non-operative Care of the Patient with an ACL-Deficient Knee. Curr Rev Musculoskelet Med 2017 ; 10(3) : 322-7. doi:10.1007/s12178-017-9431-6. PMID : 28756525 ; PMCID : PMC5577432.

[30] Gokeler A, Neuhaus D, Benjaminse A, et al. Principles of Motor Learning to Support Neuroplasticity After ACL Injury : Implications for Optimizing Performance and Reducing Risk of Second ACL Injury. Sports Med 2019 ; 49(6) : 853-65. doi:10.1007/s40279-019-01058-0 Erratum in : Sports Med 2019 Feb 21; PMID : 30719683 ; PMCID : PMC6548061.

[31] Tagesson S, Oberg B, Good L, Kvist J. A comprehensive rehabilitation program with quadriceps strengthening in closed versus open kinetic chain exercise in patients with anterior cruciate ligament deficiency : a randomized clinical trial evaluating dynamic tibial translation and muscle function. Am J Sports Med 2008 ; 36(2) : 298-307. doi:10.1177/0363546507307867. Epub 2007 Oct 16. PMID : 17940146.

[32] Forelli F, Barbar W, Kersante G, et al. Evaluation of Muscle Strength and Graft Laxity With Early Open Kinetic Chain Exercise After ACL Reconstruction : A Cohort Study. Orthop J Sports Med 2023 ; 11(6) : 23259671231177594. doi:10.1177/23259671231177594. PMID : 37441511 ; PMCID : PMC10334004.

[33] Di Stasi SL, Hartigan EH, Snyder-Mackler L. Unilateral stance strategies of athletes with ACL deficiency. J Appl Biomech 2012 ; 28 : 374-86. doi:10.1123/jab.28.4.374.

[34] Fitzgerald GK, Axe MJ, Snyder-Mackler L. The efficacy of perturbation training in nonoperative anterior cruciate ligament rehabilitation programs for physical active individuals. Phys Ther 2000 ; 80 : 128-40.

[35] Brinlee AW, Dickenson SB, Hunter-Giordano A, Snyder-Mackler L. ACL Reconstruction Rehabilitation : Clinical Data, Biologic Healing, and Criterion-Based Milestones to Inform a Return-to-Sport Guideline. Sports Health 2022 ; 14(5) : 770-9. doi:10.1177/19417381211056873. Epub 2021 Dec 13. PMID : 34903114 ; PMCID : PMC9460090.

[36] Kitaguchi T, Tanaka Y, Takeshita S, et al. Importance of functional performance and psychological readiness for return to preinjury level of sports 1 year after ACL reconstruction in competitive athletes. Knee Surg Sports Traumatol Arthrosc 2020 ; 28(7) : 2203-12. doi:10.1007/s00167-019-05774-y. Epub 2019 Nov 2. PMID : 31679068.

[37] Miyamoto RG, Bosco JA, Sherman OH. Treatment of Medial Collateral Ligament Injuries. J Am Acad Orthop Surg 2009 ; 17(3) : 152-61.

[38] Roach CJ, Haley CA, Cameron KL, et al. The Epidemiology of Medial Collateral Ligament Sprains in Young Athletes. Am J Sports Med 2014 ; 42(5) : 1103-9.

[39] Kim C, Chasse PM, Taylor DC. Return to Play After Medial Collateral Ligament Injury. Clin Sports Med 2016 ; 35(4) : 679-96.

[40] Kharel P, Zadro JR, Chen Z, et al. Awareness and use of five imaging decision rules for musculoskeletal injuries : a systematic review. Int J Emerg Med 2023 ; 16(1) : 85.

[41] Watura C, Morgan C, Flaherty D, et al. Medial collateral ligament injury of the knee : correlations between MRI features and clinical gradings. Skeletal Radiol 2022 ; 51(6) : 1225-33.

[42] Logerstedt DS, Scalzitti D, Risberg MA, et al. Knee Stability and Movement Coordination Impairments : Knee Ligament Sprain Revision 2017: Clinical Practice Guidelines Linked to the International Classification of Functioning, Disability and Health From the Orthopaedic Section of the American Physical Therapy Association. J Orthop Sports Phys Ther 2017 ; 47(11) : A1-47.

[43] Kazemi SM, Khorram R, Fayyazishishavan E, et al. Diagnostic Accuracy of Ottawa Knee Rule for Diagnosis of Fracture in Patients with Knee Trauma;a Systematic Review and Meta-analysis. Arch Acad Emerg Med 2023 ; 11(1) : e30.

[44] Wijdicks CA, Griffith CJ, Johansen S, et al. Injuries to the Medial Collateral Ligament and Associated Medial Structures of the Knee. J Bone Jt Surg-Am Vol 2010 ; 92(5) : 1266-80.

[45] Sonnery-Cottet B, Hopper GP, Gousopoulos L, et al. Arthrogenic muscle inhibition following knee injury or surgery : pathophysiology, classification, and treatment. Video J Sports Med 2022 ; 2(3) : 26350254221086295.

[46] Tandogan NR, Kayaalp A. Surgical treatment of medial knee ligament injuries : current indications and techniques. EFORT Open Rev 2016 ; 1(2) : 27-33.

[47] Phisitkul P, James SL, Wolf BR, Amendola A. MCL injuries of the knee : current concepts review. Iowa Orthop J 2006 ; 26 : 77-90.

[48] Brukner P, Khan K. Brukner & Khan's clinical sports medicine. In : Clarsen B, Cook J, Cools A et al, (editors). Volume 1 : Injuries. 5th edition. North Ryde, N.S.W : McGraw-Hill Education (Australia) ; 2017. p. 1056.

[49] Vosoughi Farzad, Rezaei Dogahe R, Noori A, et al. Medial Collateral Ligament injury of the knee : review on current concept and management. Arch Bone Jt Surg [Internet] 2021. [cité 28 nov 2023]; [Online First]. Disponible sur : https://doi.org/10.22038/abjs.2021.48458.2401.

[50] Baron JE, Parker EA, Duchman KR, Westermann RW. Perioperative and Postoperative Factors Influence Quadriceps Atrophy and Strength After ACL Reconstruction : A Systematic Review. Orthop J Sports Med 2020 ; 8(6) : 232596712093029.

[51] Erickson LN, Lucas KCH, Davis KA, et al. Effect of Blood Flow Restriction Training on Quadriceps Muscle Strength, Morphology, Physiology, and Knee Biomechanics Before and After Anterior Cruciate Ligament Reconstruction : Protocol for a Randomized Clinical Trial. Phys Ther 2019 ; 99(8) : 1010-9.

[52] Žargi T, Drobnič M, Stražar K, Kacin A. Short–Term Preconditioning With Blood Flow Restricted Exercise Preserves Quadriceps Muscle Endurance in Patients After Anterior Cruciate Ligament Reconstruction. Front Physiol 2018 ; 9 : 1150.

[53] Lepley AS, Lepley LK. Mechanisms of Arthrogenic Muscle Inhibition. J Sport Rehabil 2022 ; 31(6) : 707-16.

[54] Logan CA, O'Brien LT, LaPrade RF. Post operative rehabilitation of grade iii medial collateral ligament injuries : evidence based rehabilitation and return to play. Int J Sports Phys Ther 2016 ; 11(7) : 1177-90.

[55] Adams D, Logerstedt D, Hunter-Giordano A, et al. Current Concepts for Anterior Cruciate Ligament Reconstruction : A Criterion-Based Rehabilitation Progression. J Orthop Sports Phys Ther 2012 ; 42(7) : 601-14.

[56] Marchant MH, Tibor LM, Sekiya JK, et al. Management of Medial-Sided Knee Injuries, Part 1 : Medial Collateral Ligament. Am J Sports Med 2011 ; 39(5) : 1102-13.

[57] Indelicato PA, Hermansdorfer J, Huegel M. Nonoperative management of complete tears of the medial collateral ligament of the knee in intercollegiate football players. Clin Orthop 1990(256) : 174-7.

[58] Kannus P. Long-term results of conservatively treated medial collateral ligament injuries of the knee joint. Clin Orthop 1988(226) : 103-12.

[59] Acevedo J, Boden AL, Greif DN, et al. Distal Medial Collateral Ligament Grade III Injuries in Collegiate Football Players : Operative Management, Rehabilitation, and Return to Play. J Athl Train 2021 ; 56(6) : 565-71.

[60] Ballmer PM, Jakob RP. The non operative treatment of isolated complete tears of the medial collateral ligament of the knee : A Prospective Study. Arch Orthop Trauma Surg 1988 ; 107(5) : 273-6.

[61] Hughston JC. The importance of the posterior oblique ligament in repairs of acute tears of the medial ligaments in knees with and without an associated rupture of the anterior cruciate ligament. Results of long-term follow-up. J Bone Jt Surg 1994 ; 76(9) : 1328-44.

[62] Hughston JC, Eilers AF. The role of the posterior oblique ligament in repairs of acute medial (collateral) ligament tears of the knee. J Bone Joint Surg Am 1973 ; 55(5) : 923-40.

[63] Lind M, Jakobsen BW, Lund B, et al. Anatomical Reconstruction of the Medial Collateral Ligament and Posteromedial Corner of the Knee in Patients With Chronic Medial Collateral Ligament Instability. Am J Sports Med 2009 ; 37(6) : 1116-22.

[64] Reider B, Sathy MR, Talkington J, et al. Treatment of Isolated Medial Collateral Ligament Injuries in Athletes with Early Functional Rehabilitation : A Five-year Follow-up Study. Am J Sports Med 1994 ; 22(4) : 470-7.

[65] Wilson TC, Satterfield WH, Johnson DL. Medial Collateral Ligament « Tibial » Injuries : Indication for Acute Repair. Orthopedics 2004 ; 27(4) : 389-93.

[66] Jones RE, Henley MB, Francis P. Nonoperative management of isolated grade III collateral ligament injury in high school football players. Clin Orthop 1986(213) : 137-40.

[67] Petersen W, Ellermann A, Gösele-Koppenburg A, et al. Patellofemoral pain syndrome. Knee Surg Sports Traumatol Arthrosc 2014 ; 22(10) : 2264-74.

[68] Crossley KM, van Middelkoop M, Callaghan MJ, et al. 2016 Patellofemoral pain consensus statement from the 4th International Patellofemoral Pain Research Retreat, Manchester. Part 2: recommended physical interventions (exercise, taping, bracing, foot orthoses and combined interventions). Br J Sports Med [Internet] 2016. bjsports-2016-096268. Available from : http://bjsm.bmj.com/lookup/doi/10.1136/bjsports-2016-096268.

[69] Rambaud A, Philippot R, Edouard P. La prise en charge rééducative globale de patients présentant un syndrome fémoro-patellaire : la lutte contre l'effondrement du membre inférieur par le renforcement du moyen fessier. J Traumatol du Sport 2013 ; 30(4) : 232-9.

[70] Vicenzino B, Maclachlan L, Rathleff MS. Taking the pain out of the patellofemoral joint : Articulating a bone of contention. Br J Sports Med 2018 ; 0(0) : 1-2.

[71] Collins NJ, Bierma-Zeinstra SMA, Crossley KM, et al. Prognostic factors for patellofemoral pain : A multicentre observational analysis. Br J Sports Med 2013 ; 47(4) : 227-33.

[72] Lack S, Neal B, De Oliveira Silva D, Barton C. How to manage patellofemoral pain – Understanding the multifactorial nature and treatment options. Phys Ther Sport [Internet] 2018 ; 32 : 155-66. Available from : https://doi.org/10.1016/j.ptsp.2018.04.010.

[73] Heijden RA Van Der. Patellofemoral Pain. Where does the pain come from ? 2016 310 p.

[74] Neal BS, Lack SD, Lankhorst NE, et al. Risk factors for patellofemoral pain : A systematic review and meta-analysis. Br J Sports Med 2018 ; 2 : 1-13.

[75] Barton CJ, Lack S, Hemmings S, et al. The « Best Practice Guide to Conservative Management of Patellofemoral Pain »: Incorporating level 1 evidence with expert clinical reasoning. Br J Sports Med 2015 ; 49(14) : 923-34.

[76] Lack S, Barton C, Sohan O, et al. Proximal muscle rehabilitation is effective for patellofemoral pain : a systematic review with meta-analysis. Br J Sport Med [Internet] 2015 ; 49 : 1365-76 Available from : http://dx.doi.org/10.1136/.

[77] Barber P, Lack SD. Bartholomew C, et al. Patient experience of the diagnosis and management of patellofemoral pain : A qualitative exploration. Musculoskelet Sci Pract [Internet] 2022 ; 57(July 2021) : 102473. Available from : https://doi.org/10 1016/j.msksp.2021.102473.

[78] Hutchison MK, Houck J, Cuddeford T, et al. Prevalence of Patellar Tendinopathy and Patellar Tendon Abnormality in Male Collegiate Basketball Players : A Cross-Sectional Study. J Athl Train 2019 ; 54(9) : 953-8.

[79] Cook JL, Purdam CR. Is tendon pathology a continuum ? A pathology model to explain the clinical presentation of load-induced tendinopathy. Br J Sports Med 2009 ; 43 : 409-16.

[80] Santana JA, Mabrouk A, Sherman AI. Jumpers Knee [Internet]. PubMed. Treasure Island (FL): StatPearls Publishing ; 2022. Available from : https://pubmed.ncbi.nlm.nih.gov/30422564/.

[81] Wasker SVZ, Challoumas D, Weng W, et al. Is neurogenic inflammation involved in tendinopathy ? A systematic review. BMJ Open Sport Exerc Med 2023 ; 9(1) : e001494.

[82] Breda SJ, de Vos RJ, Krestin GP, Oei EHG. Decreasing patellar tendon stiffness during exercise therapy for patellar tendinopathy is associated with better outcome. J Sci Med Sport 2022 25(5) : 372-3.

[83] Rio E, Kidgell D, Purdam C, et al. Isometric exercise induces analgesia and reduces inhibition in patellar tendinopathy. Br J Sports Med 2015 ; 49(19) : 1277-83 15.

[84] Tayfur A, Haque A, Salles JI, et al. Are Landing Patterns in Jumping Athletes Associated with Patellar Tendinopathy ? A Systematic Review with Evidence Gap Map and Meta-analysis. Sports Med 2022 ; 52(1) : 123-37.

[85] Rio E, Kidgell D, Moseley GL, et al. Tendon neuroplastic training : changing the way we think about tendon rehabilitation : a narrative review. Br J Sports Med 2015 ; 50(4) : 209-15.

[86] Burton I, McCormack A. Blood Flow Restriction Resistance Training in Tendon Rehabilitation : A Scoping Review on Intervention Parameters, Physiological Effects, and Outcomes. Front Sports Act Living 2022 ; 4 : 879860.

[87] Chaaban CR, Turner JA, Padua DA. Think outside the box : incorporating secondary cognitive tasks into return to sport testing after ACL reconstruction. Front Sports Act Living 2023 ; 4 : 1089882.

[88] Grooms DR, Kiefer AW, Riley MA, et al. Brain-behavior mechanisms for the transfer of neuromuscular training adaptions to simulated sport : initial findings from the train the brain project. J Sports Rehabil 2018 ; 27(5) : 1-5.

[89] Gokeler A, Neuhaus D, Benjaminse A, et al. Principles of motor learning to support neuroplasticity after ACL injury implications for optimizing performance and reducing risk of second ACL Injury. Sports Med 2019 ; 49(6) : 853-65.

Chapitre 11

Le genou au fil des âges

PLAN DU CHAPITRE

Prise en charge « moderne » de la maladie d'Osgood-Schlatter

Massamba M'Baye

La région du genou présente le plus haut taux de troubles musculosquelettiques au sein de la population adolescente. Elle représente à elle seule 27 % des cas dans un groupe de 1125 adolescents masculins danois et 35 % dans un groupe de 1928 adolescentes danoises [1]. Parmi ces jeunes souffrant de problèmes au genou, il semble qu'une proportion significative soit atteinte de la maladie d'Osgood-Schlatter (MOS).

Épidémiologie

En effet, la MOS affecte environ 10 % des jeunes (figure 11.1), avec une prévalence plus élevée parmi les populations sportives (jusqu'à 15-20 % selon les sports pratiqués). Il semble également que les garçons (11 %) soient plus touchés que les filles (8,3 %). Cette prédominance des garçons par rapport aux filles semble davantage liée à des facteurs sociaux. Il est suggéré que les garçons pratiquent davantage de sports à haut impact, tels que les sports collectifs.

Pour rappel, la tubérosité tibiale antérieure (TTA) va finir de s'ossifier tardivement lors de la croissance (vers 15 ans chez les filles et vers 17 ans chez les garçons). Le pic d'apparition (figure 11.2) de la pathologie est entre 9 et 15 ans [2].

L'apparition est plus précoce chez les filles pour des raisons hormonales qui diffèrent la période de maturation de la TTA chez les garçons par rapport aux filles.

La plupart des symptômes sont unilatéraux (70-75 %) et durent de 1 à 24 mois.

Généralités sur la pathologie

La maladie a été décrite au début du XXe siecle par 2 médecins, les Drs Osgood et Schlatter, chacun de leur côté de l'Atlantique.

La MOS est une ostéochondrose apophysaire de croissance. Cette pathologie est la conséquence d'un stress répété sur la tubérosité tibiale antérieure (TTA).

Le tableau clinique de la maladie d'Osgood-Schlatter se caractérise par :

- douleur antérieure du genou, plus spécifiquement au niveau de la tubérosité tibiale antérieure (TTA) ;

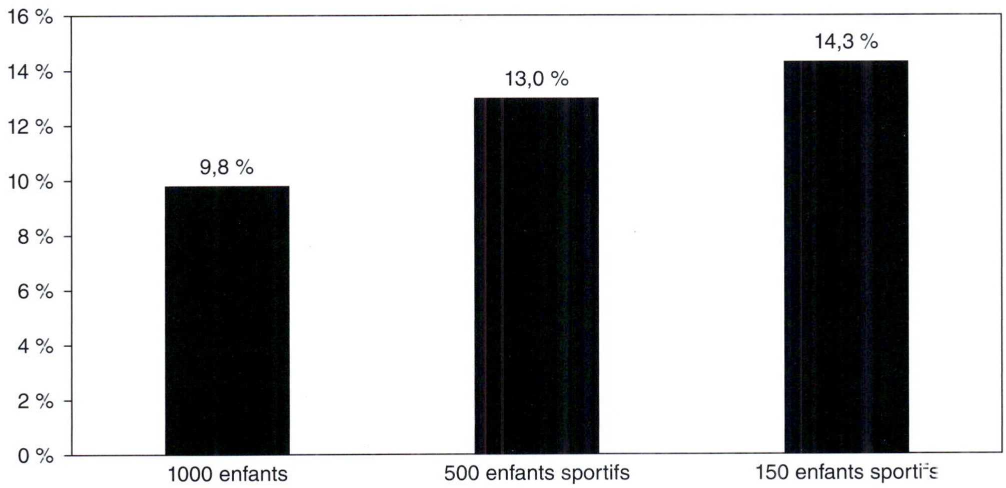

Figure 11.1

Prévalence de la MOS dans des populations d'adolescents.

Sources : d'après de Lucena L, dos Santos Gomes C, Guerra RO. Prevalence and associated factors of Osgood-Schlatter syndrome in a population-based sample of Brazilian adolescents. Am J Sports Med. 2011;39(2) ; Nakase J, Goshima K, Numata H, et al. Precise risk factors for Osgood-Schlatter disease. Arch Orthop Trauma Surg. 2015(135(9).

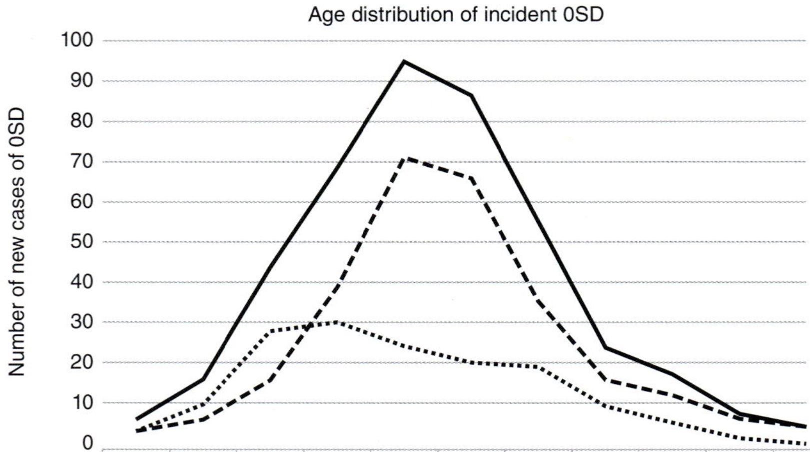

	8	9	10	11	12	13	14	15	16	17	18	Total 8-18
—— Total (*N*)	6	16	44	69	95	86	54	24	17	7	4	422
- - - Boys (*n*)	3	6	16	39	71	66	35	15	12	6	4	273
····· Girls (*n*)	3	10	28	30	24	20	19	9	5	1	0	149

Age, years

Figure 11.2

Pic d'apparition de la pathologie.

Source : d'après Van Leuween GJ, de Schepper EI, Rathleff MS, et al. Incidence and management of Osgood-Schlatter disease in general practice : retrospective cohort study. Br J Gen Pract. 2022;72(717).

- possibilité de présenter une tuméfaction au niveau de la TTA et une hypersensibilité locale à la palpation ou à la contraction ;
- douleurs généralement déclenchées par l'activité physique chez un jeune sportif.

En ce qui concerne les diagnostics différentiels, il est important de garder à l'esprit qu'il peut exister de nombreux diagnostics différents de la MOS. Ci-dessous, vous trouverez une liste des principaux diagnostics différentiels à considérer en premier lieu lors d'une première évaluation d'un(e) adolescent(e) souffrant de douleurs au niveau de la face antérieure et inférieure du genou :

- bursite infrapatellaire ;
- conflit/inflammation au niveau de la graisse de Hoffa ;
- syndrome de Sinding-Larsen-Johansson ;
- syndrome de plicæ ;
- tendinopathie patellaire (*jumper's knee*).

Examen clinique

L'examen physique est relativement simple, il commence généralement par l'observation de la tubérosité tibiale antérieure à la recherche d'une tuméfaction, suivie de sa palpation, puis de la mise en tension contre résistance en flexion et en extension du genou, ainsi que de l'observation générale incluant des squats bipodaux et unipodaux. Il est conseillé de procéder à une vérification des diagnostics différentiels cités précédemment de manière systématique.

Examens complémentaires et complications

L'échographie et l'imagerie par résonance magnétique (IRM) ont été largement évaluées, cependant aucune étude n'a jusqu'à présent rapporté leur valeur diagnostique et pronostique.

Bien que le diagnostic de la MOS demeure principalement clinique, l'échographie semble être privilégiée en cas de nécessité d'imagerie.

L'échographie permettra de détecter des cas de pathologies « mixtes », comprenant la maladie d'Osgood-Schlatter associée à d'autres affections telles que des tendinopathies patellaires ou des inflammations de la graisse de Hoffa (43 % des MOS semblent mixtes).

Dans de rares cas, une avulsion de la tubérosité tibiale antérieure peut survenir (2 % des cas). Dans de telles situations, l'ajout d'une radiographie à l'échographie permettra de compléter le bilan initial et d'évaluer la gravité de l'avulsion osseuse. La chirurgie peut être nécessaire dans les cas d'avulsion complète de la TTA. Il est crucial de souligner que la présence de la maladie d'Osgood-Schlatter constitue un facteur de risque majeur de développer une avulsion.

Utilisation des questionnaires

Le questionnaire KOOS (*Knee Injury and Osteoarthritis Outcome Score*) est largement reconnu pour évaluer l'impact et l'évolution de la maladie d'Osgood-Schlatter chez les jeunes touchés par cette pathologie. Il est particulièrement pertinent d'utiliser les scores des sous-échelles « qualité de vie » et « activité sportive » du KOOS.

Utilisation des tests fonctionnels

Bien que la littérature sur la maladie d'Osgood-Schlatter n'ait pas pleinement évalué son utilisation, il semble logique d'appliquer des tests fonctionnels couramment utilisés dans les problèmes de genou, tels que le *Step Down Test* et le *Y Balance Test*. En plus des scores obtenus à ces tests, il est également important de recueillir une évaluation de la douleur à l'aide d'une échelle visuelle analogique lors de la réalisation des tests.

Interrogatoire orienté

Afin de mieux comprendre les facteurs de risques et d'orienter le traitement de manière efficace, il est nécessaire de recueillir des informations de manière méthodique concernant :

- la croissance (âge, pic de croissance) ;
- les changements dans l'entraînement (volume, fréquence, encadrement par un coach, surface d'entraînement, risques de blessure) ;
- les variations de poids (prise ou perte) ;
- le renforcement musculaire pratiqué par le jeune sportif.

Facteurs de risque de la MOS

Comme pour toute pathologie, l'apparition de la MOS dépendra de facteurs de risque intrinsèques et extrinsèques. Certains sont modifiables et donc susceptibles d'être influencés par les décisions prises par l'équipe médicale qui entoure le patient.

Le tableau 11.1 ci-dessous résume les principaux facteurs de risque décrits par Lucenti en 2022 [3].

Tableau 11.1 Facteurs de risque de la maladie d'Osgood Schlatter.

Facteurs de risque	Intrinsèque/extrinsèque	Modifiable/non modifiable
Raideur du quadriceps	Intrinsèque	Modifiable
Répétition de contraintes mécaniques	Extrinsèque	Modifiable
Augmentation de la pente tibiale	Intrinsèque	Non modifiable
Raideur du triceps sural	Intrinsèque	Modifiable
Faiblesse du quadriceps et/ou des ischio-jambiers	Intrinsèque	Modifiable
Histoire de traumatisme	Intrinsèque	Non modifiable
Limitation de la flexion dorsale de cheville	Intrinsèque	Modifiable
Augmentation de la rotation externe du tibia	Intrinsèque	Non modifiable
Attache du tendon patellaire très proximale	Intrinsèque	Non modifiable
Trouble de l'hyperactivité	Intrinsèque	Non modifiable
Raideur du tendon rotulien	Intrinsèque	Modifiable

Source : d'après Lucenti L, Sapienza M, Caldaci A, et al. The etiology and risk factors of Osgood–Schlatter disease : a systematic review. Children (Basel). 2022;9(6):826.

En tant que kinésithérapeute, il est pertinent de prendre en compte tous les facteurs de risque modifiables lors du bilan initial. Cela nous permettra de proposer un traitement individualisé aux jeunes patients.

Pronostic d'évolution de la pathologie

Cette pathologie est réputée pour avoir une évolution naturellement positive à la fin de la croissance et à l'entrée dans la vie adulte.

Pourtant une étude [4] a montré que plus d'un tiers des participants avaient des douleurs au genou lors du suivi à 2 ans, ce qui était associé à une fonction sportive réduite et à une qualité de vie liée à la santé altérée. Cela remet en question l'hypothèse selon laquelle tous les patients atteints de MOS récupèrent rapidement. Il est intéressant de noter que les participants sans aucun changement structural observé sur les imageries initiales étaient moins susceptibles de signaler des douleurs lors du suivi.

Une autre étude [5] a montré que plus de la moitié des participants diagnostiqués avec la MOS continuaient de ressentir des douleurs au genou environ 4 ans après le diagnostic. Ceux qui étaient toujours douloureux avaient tendance à réduire leur activité physique en raison de la douleur et à recourir plus souvent aux médicaments par rapport à ceux qui n'éprouvaient plus de douleur.

Enfin, une étude plus ancienne a montré que près de 8 ans après le diagnostic initial de la MOS, les jeunes adultes ayant des antécédents de MOS ont plus de problèmes avec les activités de la vie quotidienne et l'activité sportive par rapport à ceux sans antécédents de MOS [6] De plus, la recherche indique que 50 % des athlètes ont encore des douleurs à la région de la tubérosité après l'ossification complète de la tubérosité tibiale, et beaucoup continuent d'avoir des douleurs à la région du tendon rotulien.

Cette rapide synthèse de la littérature sur le pronostic et l'évolution à long terme de la pathologie souligne l'importance pour les thérapeutes de prendre conscience de l'impact potentiellement négatif de la maladie, souvent perçue comme bénigne. Comme nous venons de le voir, elle a un impact significatif sur la qualité de vie et la participation aux activités sportives des jeunes atteints de la MOS.

Il est donc crucial de suivre ces jeunes patients sur le long terme, de leur proposer des stratégies de prévention des récidives de pathologies du genou et de les interroger régulièrement sur d'éventuelles séquelles, que ce soit de manière informelle ou à travers l'utilisation de questionnaires.

Enfin, il convient de considérer cette pathologie comme ayant un impact négatif sur la durée de pratique des jeunes sportifs. En cas de pratique sportive compétitive, la présence de la MOS limite généralement de manière significative la participation à l'activité sportive et entrave la progression dans leur pratique sportive. Cela peut avoir des conséquences socialement dramatiques pour les jeunes qui s'entraînent au sein de structures de haut niveau, risquant de décrocher rapidement au niveau sportif ou de se retrouver isolés de leur groupe d'entraînement.

Traitements

Les recommandations actuelles sur le sujet sont plutôt limitées. En général, le corps médical recommande un arrêt de l'activité sportive d'une durée allant de 0 à 6 mois, associé à des traitements passifs tels que les étirements. Il est évident que ce type de prise en charge est largement dépassé et pourrait expliquer les résultats peu encourageants que nous avons présentés précédemment dans la partie sur le pronostic.

Une revue systématique publiée en 2021 (DOI : 10.1016/j.ptsp.2021.03.002) [7] nous indique qu'il n'existe pas de preuve démontrant qu'une modalité de rééducation spécifique soit plus efficace qu'une autre dans la prise en charge de la MOS. Que ce soit l'utilisation de semelles, les étirements, l'application de glace, les anti-inflammatoires non stéroïdiens (AINS), les massages, le renforcement isolé du quadriceps, etc., aucune n'a montré de supériorité en termes d'efficacité. Ce constat semble assez logique étant donné que nous faisons ici face à une pathologie de surutilisation qui est d'origine multifactorielle et qui nécessite donc une approche holistique.

L'équipe danoise d'OptiYouth (Rathleff et Holden) a développé ces dernières années une réflexion [1] préconisant une approche axée sur la gestion de la charge et le renforcement musculaire du membre inférieur. Ils recommandent ainsi de ne pas interrompre complètement l'activité physique, mais plutôt de remplacer les activités contraignantes par des alternatives moins exigeantes, puis de réintroduire progressivement la charge pour les jeunes sportifs.

Leur prise en charge repose sur deux grandes phases :

- dans une première phase, que l'on pourrait qualifier de « protection », d'une durée de 1 à 4 semaines, les auteurs suggèrent de modifier les activités sportives en les remplaçant par du vélo ou de la marche, moins impactantes et permettant de maintenir l'activité physique des jeunes sportifs. Ils recommandent également des exercices isométriques pour le quadriceps (10 séries de 30 secondes) ainsi que des exercices généraux peu impactants pour le genou, comme le pont fessier (3 séries de 10 répétitions). Ils préconisent l'utilisation d'une échelle de suivi de la douleur, tolérant les douleurs jusqu'à 2/10, au-delà desquelles le patient doit adapter son activité et/ou son exercice pour rester en deçà de ce seuil. Enfin, une composante d'éducation thérapeutique est ajoutée, comprenant des explications sur les facteurs de risque de la MOS ainsi que des informations sur la charge d'entraînement et les adaptations du système musculotendineux ;
- dans la seconde phase, qui s'étend sur une période de 5 à 12 semaines, l'équipe procède à une réintroduction progressive de la charge pour les jeunes sportifs, en se basant sur l'échelle de suivi de la douleur. Ils utilisent des activités telles que la marche, la course linéaire et des exercices de changement de direction comme étapes intermédiaires vers un retour à l'activité du patient.

Parallèlement, ils proposent de réaliser des exercices de renforcement musculaire assez généraux, allant de la « chaise isométrique » contre un mur jusqu'aux fentes dynamiques. Les auteurs mettent l'accent sur l'importance de l'éducation thérapeutique pour améliorer l'adhérence du patient au programme.

Il est à noter que ce sont les jeunes eux-mêmes qui ajustent leur niveau d'exercice et d'activité physique en utilisant l'échelle de suivi de la douleur. Ils sont simplement supervisés et accompagnés par le thérapeute.

Les résultats de cette approche semblent meilleurs que ceux de l'approche traditionnelle attentiste proposée depuis des décennies. Lors de leur inscription à l'étude, les adolescents ont signalé une durée moyenne de douleur de 21 mois. Après 12 semaines, 80 % ont rapporté une amélioration significative de leur douleur, avec 16 % ayant repris le sport. Ces chiffres sont passées à 90 % après 12 mois, avec 69 % ayant repris leurs activités sportives.

Cependant, il est encore possible d'aller plus loin en combinant ce type d'approche moderne avec une approche individualisée basée sur la prise en charge des facteurs de risque modifiables du patient identifiés lors du bilan. Ainsi, il est envisageable de proposer un travail spécifique de mobilité et/ou de renforcement musculaire au niveau de la cheville, ou encore de renforcer les ischio-jambiers si leur faiblesse est observée lors du bilan.

Concernant les étirements, il convient de noter que, depuis de nombreuses années, leur pratique a été recommandée aux jeunes patients atteints de la MOS, bien que leur réel intérêt n'ait pas été démontré dans la littérature. Il est cependant important de rappeler au lecteur que les gains d'amplitude sont similaires entre les étirements et le renforcement musculaire [7]. Toutefois, le renforcement musculaire présente d'autres avantages, tels que des gains en force musculaire, absents dans les étirements.

MOS et changement de direction

De nombreuses publications établissent un lien entre le type d'activité pratiquée et la MOS en tant que facteurs de risque extrinsèques. Par exemple, le basketball, le handball ou le football sont des sports où la prévalence de la MOS est élevée [9]. Au vu de cette observation, il semble pertinent de proposer une troisième phase pour les jeunes patients pratiquant ces sports, qui impliquent beaucoup de décélérations et de changements de direction. Cette troisième phase vise à appliquer des méthodes d'entraînement visant à développer les qualités neuromusculaires et biomécaniques nécessaires pour effectuer efficacement ces changements de direction. Vous trouverez des éléments permettant de construire cette troisième phase dans la partie finale de ce sous-chapitre.

Conclusion

La MOS est une pathologie qui affecte de nombreux adolescents et qui doit être prise au sérieux en raison de son pronostic qui n'est pas favorable à moyen et long termes. À la lumière des éléments présentés dans ce chapitre, vous comprendrez l'intérêt de proposer une approche moderne basée sur la modification de l'activité et la réalisation d'exercices de renforcement musculaires plutôt que sur le traditionnel repos/étirement/glace actuellement proposé aux jeunes patients [10].

Le genou dégénératif

Thibault Desjardins

Introduction

L'arthrose touche près de dix millions de personnes en France [11]. incluant 65 % des personnes de plus de 65 ans.

Il s'agit une pathologie articulaire s'intéressant principalement au cartilage. Elle se manifeste par des douleurs locales (gonalgies) ainsi que des raideurs et parfois même une inflammation.

Sa conséquence principale est une perte de mobilité, des raideurs qui entraînent parfois les patients dans un cercle vicieux de kinésiophobie. En effet, le fait d'avoir peur de bouger et donc de limiter ses déplacements peut augmenter le risque d'arthrose.

Une des articulations les plus touchées est le genou puisque sa prévalence varie entre 6,3-70,8 % dépendant de l'échantillon de l'étude et du fait que l'arthrose soit définie par des radiographies, des symptômes ou un autodiagnostic [12].

Cette prévalence continuera d'augmenter du fait du vieillissement de la population, ce qui en fait un problème majeur dans la société. L'ostéoarthrose de genou (OAG) est aussi appelée gonarthrose.

Il s'agit d'une pathologie chronique qui touche en général les deux genoux.

De par sa localisation, l'OAG est une des pathologies rhumatismales les plus invalidantes notamment du fait qu'il s'agit d'une articulation en charge. Néanmoins, il est très fréquent de retrouver des patients asymptomatiques ayant tout de même une arthrose de genou marquée.

Le vieillissement de la population entraîne une conséquence directe sur la connaissance et les moyens de traitement de l'OAG pour les kinésithérapeutes qui seront de plus en plus amenés à recevoir des patients atteints de ce type de pathologie.

L'OAG est la principale cause de douleurs et d'incapacité chez les adultes de plus de 50 ans.

Épidémiologie

Comme nous l'avons écrit précédemment, une des articulations les plus touchées par l'arthrose est le genou puisqu'elle touche environ 30 % des personnes de 65 à 75 ans, c'est-à-dire qu'elle est trois fois plus fréquente que l'arthrose de hanche (coxarthrose). En revanche, elle ne concerne que 3 % des moins de 45 ans.

Causes de l'OAG multiples et souvent multifactorielles

Il existe des facteurs systémiques comme l'âge, le sexe, l'ethnie, la génétique, l'obésité, l'ostéoporose et la nutrition mais aussi des facteurs locaux comme le travail, l'activité physique, le sport, des antécédents de blessures, une inégalité de la longueur des membres inférieurs…

En effet, l'OAG se développe généralement progressivement avec l'âge et le patient peut avoir des périodes sans symptômes. Elle touche principalement les femmes [13], et ce, de manière plus sévère que leur homologue masculin [14].

D'autres facteurs comme la génétique ou des anomalies anatomiques (*genu varum* ou *valgum*) peuvent entraîner de l'OAG.

Des contraintes mécaniques excessives telles qu'une surcharge pondérale, le port de charges lourdes à répétition, des activités physiques trop intenses ou mal contrôlées sont les premiers facteurs externes souvent rencontrés. Des études controverses peuvent montrer qu'il n'y a pas de relation entre des sportifs du dimanche, des coureurs à pied ou des pratiquants de sports à hautes activités dans le développement de l'OAG [15].

D'autres facteurs internes peuvent être à l'origine du développement de l'arthrose de genou tels que des pathologies métaboliques (diabètes, obésité, hypertension artérielle, dyslipidémies…), des pathologies de l'articulation comme la chondrocalcinose (dépôts de calcium dans le cartilage), la goutte (dépôts d'acide urique dans l'articulation) ou encore des pathologies rhumatismales (polyarthrite rhumatoïde, rhumatisme psoriasique…) [16].

Enfin, le corps médical peut avoir un rôle important lors de séquelles de traumatismes (fracture, entorse, luxation, ablation du ménisque ou autres) pour éviter le risque accru d'arthrose dans une prévention secondaire.

Pathophysiologie

Le genou est composé de 2 articulations que sont la fémoro-patellaire et la fémoro-tibiale. L'arthrose entre le fémur et la patella représente 35 % des cas contre 65 % pour l'articulation entre le fémur et le tibia qui peut être du côté médial ou latéral.

Si l'OAG concerne l'articulation tout entière, elle est dite « globale ». Il s'agit dans tous les cas d'une maladie chronique, affectant le plus souvent les deux genoux en même temps.

L'arthrose, souvent décrite à tort comme une « usure prématurée », ou « maladie dégénérative des articulations » est généralement décrite comme une pathologie impliquant une destruction massive du cartilage de l'articulation.

Cependant, avec les dernières études essayant d'établir une relation entre les imageries radiographiques et les symptômes des patients, on doit se rendre à l'évidence que la corrélation n'est pas toujours vraie.

L'utilisation d'imageries par résonance magnétique (IRM) ne retrouve que peu de relations entre la diminution du volume et l'épaisseur du cartilage avec la douleur des patients.

Il semble donc peu probable que ce tissu conjonctif avasculaire et aneural reproduise des douleurs [17].

Nous savons désormais que l'OAG touche tous les tissus articulaires dont le cartilage mais aussi les muscles, les tendons, les ligaments, l'os, la capsule et qu'il y a une augmentation de l'activité cellulaire dans l'ensemble de ces tissus. Cela entraîne notamment l'apparition des ostéophytes.

L'un des facteurs les plus importants en lien avec les symptômes du patient est l'apparition d'une inflammation locale entraînant une douleur constante, qui est la principale plainte, une raideur que l'on retrouve principalement le matin pour plus de 30 minutes.

La raison pour laquelle l'inflammation de la synovie apparaît est encore controversée. La plus probable reste le fait que les fragments de cartilage entrant en contact avec la synovie produisent un excès de médiateurs inflammatoires (enzymes) responsables de la dégénérescence du cartilage. Cela entraînant ainsi un cercle vicieux.

Le fait de ne pas observer de l'arthrose chez des patients symptomatiques nous oblige à émettre d'autres hypothèses possibles quant à l'explication des douleurs ressenties par les patients.

En effet, dans un cadre bio-psycho-social, il est à présent clairement établi que l'anxiété, la dépression, le sentiment de « fragilité », la limitation dans les activités sont associés à de la douleur et à l'OAG [18].

C'est notamment grâce à ces facteurs psychosociaux que l'on peut expliquer les variabilités symptomatiques dans le temps que ressentent les personnes atteintes de cette pathologie [19].

Une faiblesse des extenseurs de genou est un facteur de risque de faire de l'OAG [20].

Diagnostic d'exclusion

Lorsque l'on reçoit un patient, il faut avant tout s'assurer qu'il s'agit bien d'une pathologie pour laquelle la kinésithérapie peut être une solution, ou que le patient ne nécessite pas de traitement médical urgent ou immédiat.

Le bilan débutera toujours par un examen subjectif comprenant l'anamnèse.

Nous rechercherons alors les différents drapeaux rouges qui seront des signes ou symptômes pouvant nous faire évoquer de potentielles pathologies plus graves [21].

En effet, si la douleur est arrivée subitement suite à un traumatisme, cela pourrait nous indiquer un éventuel risque de fracture. Pour s'en assurer, on peut effectuer les critères d'Ottawa du genou [22].

Si la douleur est en lien avec d'autres douleurs concomitantes, cela nous indiquerait qu'il faudra être vigilant dans notre examen objectif car il peut s'agir d'une maladie inflammatoire plus grave notamment si la raideur matinale est prolongée (> 30 min) ou d'un problème neurologique par exemple.

Une douleur non mécanique ou une augmentation rapide des symptômes seraient aussi des drapeaux rouges à analyser notamment dans le cas de certains cancers.

Enfin, la présence de fièvre ou d'une articulation chaude et enflée peut être des signes d'une infection.

Diagnostic d'inclusion

Comme on l'a vu précédemment, le diagnostic d'OAG sera parfois complexe car même la radio qui semble être le *Gold Standard* passera à côté de nombreux patients souffrant tout de même de cette pathologie. La prise en compte des différents signes et symptômes sera un moment clé quant à la détermination d'avoir le bon diagnostic et donc par la suite d'effectuer le bon traitement.

Après avoir effectué une anamnèse complète chez notre patient, **a priori de plus de 45 ans**, nous devrions reconnaître quelques indices nous indiquant la présence d'OAG symptomatique.

Une douleur **persistante** qui **augmente avec l'activité** de marche ou de montée ou descente d'escaliers, une raideur matinale non persistante (< 30 min) ainsi que la présence de facteurs de risque augmentent notre probabilité quant au diagnostic de gonarthrose.

Il est à noter que les signes ou symptômes des patients seront différents selon leur état précoce avancé dans la maladie.

Les autres signes cliniques sont une **douleur à la palpation de l'interligne**, **une perte de l'amplitude articulaire** ainsi qu'une **douleur après une position maintenue** (assise ou debout). **Une raideur matinale inférieure à 30 minutes**, **des crépitements**, **une raideur articulaire**, **une hypertrophie osseuse** ou **déformation**, un **léger épanchement**, un **indice de masse corporelle (IMC) élevé**, une **histoire familiale d'ostéoarthrose**, **un antécédent de blessure au genou (ligament ou ménisque)** seront différents signes et symptômes à prendre en compte.

Dans quelques cas, le sommeil peut aussi être perturbé (il faudra surveiller alors le reste des drapeaux rouges).

Néanmoins, c'est notre raisonnement clinique qui sera le plus à même de nous faire suspecter ce type de pathologie par rapport à une autre pouvant avoir des signes ou symptômes similaires.

La recherche des drapeaux jaunes est aussi un point clé de notre bilan car il pourra jouer un rôle primordial dans notre rééducation. En effet, un patient qui vient avec des croyances que l'arthrose n'est dû qu'à son âge ne pourra « forcément » pas aller mieux avec le temps et donc quid de la nécessité d'un traitement conservateur selon lui ? Nous savons aussi que des patients présentant une sensibilisation centrale sont plus à risque de ressentir des douleurs notamment au genou.

Encore une fois ici, l'éducation fera amplement partie du plan de traitement.

En 1986, Altman et al. [23] ont développé des critères diagnostiques quant à l'ostéoarthrose de genou et ce pour l'American College of Rheumatology (ACR).

Le cluster (figure 11.3) qu'ils ont créé s'applique aux personnes se présentant avec une douleur au genou. S'ils ont

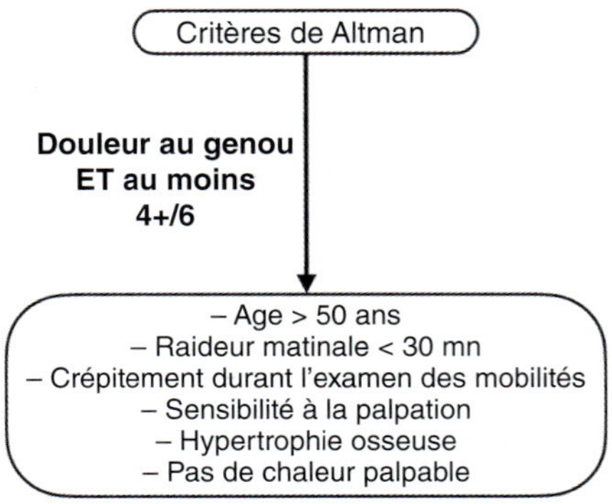

Figure 11.3

Critères de Altman.

Source : d'après Altman R, Asch E, Bloch D, et al. Development of criteria for the classification and reporting of osteoarthritis. Classification of osteoarthritis of the knee. Diagnostic and therapeutic criteria committee of the American Rheumatism Association. Arthritis Rheum 1986;29(8):1039-49. doi:10.1002/art.1780290816. PMID : 3741515.

en plus certains critères parmi : un âge supérieur à 50 ans, des raideurs matinales inférieures à 30 minutes, des crépitements durant l'examen des mobilités, une sensibilité palpatoire, une hypertrophie osseuse, pas de chaleur palpable ; cela permettait d'inclure ou exclure une suspicion d'OAG.

En effet, avec moins de 3 critères sur 6, cela avait tendance à fortement éliminer cette étiologie (RV– : 0,07 ; RV+ : 3,06) ; en revanche, avec plus de 4 critères positifs, nous aurions de grande chance d'inclure cette pathologie (RV– : 0,18 ; RV+ : 7,63).

L'alliance européenne des associations en rhumatologie (European League Against Rheumatism : EULAR) a développé en 2009 [24] ses propres critères diagnostiques (figure 11.4). Ils ont défini 3 symptômes : douleur persistante au genou, raideur matinale limitée (< 30 min) et fonction réduite. Ils ont défini en plus 3 signes : des crépitements, mouvements limités et hypertrophie osseuse. Ils ont établi que si les 6 critères étaient présents alors il y avait 99 % de chance de se retrouver face à un patient atteint d'OAG.

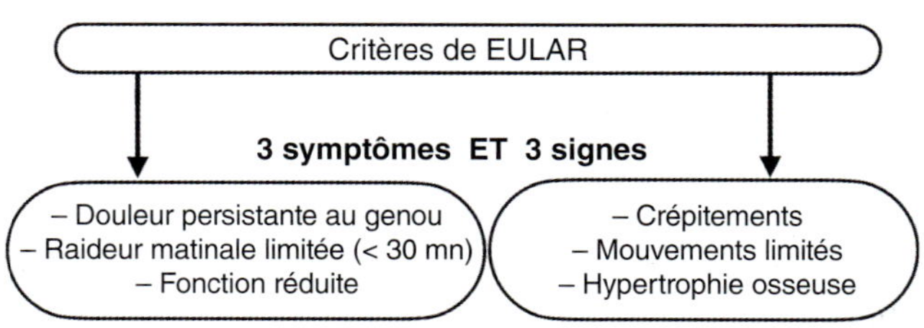

Figure 11.4

Critères de EULAR.

Source : d'après Zhang W, Doherty M, Peat G, et al. EULAR evidence-based recommendations for the diagnosis of knee osteoarthritis. Ann Rheum Dis 2010;69(3):483-9. doi:10.1136/ard.2009.113100. Epub 2009 Sep 17. PMID : 19762361.

En 2014, la National Institute for Health and Care Excellence (NICE) [25] s'est inspiré de l'étude d'Altman pour établir leurs propres critères qui sont : avoir plus de 45 ans ET avoir une douleur à l'articulation du genou lors d'une activité ET ne pas avoir de raideur matinale ou inférieure à 30 minutes.

L'équipe de Décary [26] en 2018 a créé deux clusters de diagnostic pour inclure une gonarthrose :

- si un patient est âgé entre 50 et 58 ans avec une plainte de douleur au genou et un IMC supérieur ou égal à 30 kg/m^2 et soit un varus ou un valgus ou une extension passive limitée ;
- si un patient est âgé de plus de 58 ans avec une plainte de douleur au genou et des crépitations palpables dans le genou.

Ces deux phénotypes de patients ont tendance à augmenter la probabilité de manière significative d'inclure une OAG avec un ratio de vraisemblance positif de 13,62.

L'équipe de Décary [26] en 2018 a dans le même temps créé trois clusters de diagnostic pour exclure une gonarthrose :

- si un patient est âgé de moins de 40 ans avec une plainte de douleur au genou ;
- si un patient est âgé entre 40 et 50 ans avec une plainte de douleur au genou, aucune crépitation palpable dans le genou et un IMC inférieur à 35 kg/m^2 ;
- si un patient est âgé entre 40 et 58 ans avec une plainte de douleur au genou, des crépitations palpables dans le genou et un IMC inférieur à 26 kg/m^2.

Ces trois phénotypes de patients ont tendance à augmenter la probabilité de manière significative d'exclure une OAG avec un ratio de vraisemblance négatif de 0,11.

Une étude de 2019 a tenté de déterminer quelles classifications de critères diagnostics étaient les plus fiables [27]. Ils ont comparé l'ACR, l'EULAR et le NICE (en supposant que l'étude de Décary n'était pas encore sortie).

D'après leur étude, les critères retenus par la NICE sont ceux qui déterminent le plus de patients avec OAG, soit environ 89 %.

Le diagnostic différentiel se fera par rapport à une lésion du ménisque, un syndrome fémoral patellaire, de la goutte, de l'arthrite rhumatoïde, de l'arthrite septique, de l'arthrose de hanche, une douleur somatique référée lombaire, une rupture des ligaments du genou.

L'autoquestionnaire the Western Ontario and McMaster Universities Arthritis Index (WOMAC) permet d'évaluer l'arthrose de hanche et du genou (www.researchgate.net/figure/Original-version-of-WO-MAC_fig1_5757175). Il est composé de 24 questions divisées en 3 sous-groupes : douleur (5 questions), raideur (2 questions) et fonction physique (17 questions).

Les questions du test sont notées sur une échelle de 0 à 4, ce qui correspond à : aucun (0), léger (1), modéré (2), sévère (3) et extrême (4).

Il prend environ 12 minutes pour être complété.

Les scores de chaque sous-groupe sont additionnés, avec un écart possible de 0 à 20 pour la douleur, de 0 à 8 pour la raideur et de 0 à 68 pour la fonction physique.

La somme des scores des trois sous-groupes donne un score WOMAC total. Un score élevé sur l'échelle WOMAC indique une aggravation de la douleur, de la raideur et des limitations fonctionnelles.

Même si ce questionnaire a certaines limites, il reste intéressant comme marqueur de suivi.

Traitement conservateur

Dans ce chapitre, nous ferons un tour de la littérature concernant le genou dégénératif non opéré. Il va de soi que si le patient est à un stade trop avancé dans son arthrose de genou, parfois le meilleur traitement sera la mise en place d'une prothèse partielle ou totale de genou. Cette décision partagée devra être faite en étroite collaboration avec le chirurgien et le patient lui-même. Une fois cette opération effectuée, une prise en charge kinésithérapeutique restera plus que pertinente malgré tout.

Pharmacologie

Selon la méta-analyse de da Costa [28] de 2021, les anti-inflammatoires non stéroïdiens oraux les plus efficaces pour la douleur et la fonction chez les patients souffrant d'OAG sont l'étoricoxib et le diclofénac. Le prescripteur (médecin ou rhumatologue) devra prendre en compte les comorbidités gastro-intestinales ou cardiovasculaires du patient car ces médicaments ne seraient probablement pas appropriés pour une utilisation à long terme du fait des risques d'effets indésirables. Le diclofénac topique en plus faible dosage semble être efficace et généralement plus sûr (les effets indésirables les plus fréquents associés aux AINS topiques étaient des réactions cutanées locales, mineures et transitoires). Il devrait alors être considéré comme un traitement pharmacologique de première intention pour l'OAG car des preuves de haute qualité impliquant un grand nombre de patients ont montré des bénéfices modestes sur une période de 12 semaines [29].

Physiothérapie

Lorsque le diagnostic d'OAG est posé par le thérapeute, le traitement en thérapie manuelle orthopédique va alors se diviser en 4 parties complémentaires et concomitantes : de l'éducation, des exercices thérapeutiques, de la thérapie manuelle ainsi que d'autres conseils personnalisés.

Le traitement se fera toujours de manière personnalisée et centrée sur le patient [30], c'est-à-dire selon les préférences de ce dernier, afin d'avoir une approche *evidence based practice*, mais aussi selon ces aptitudes et attentes.

Éducation

Un programme d'éducation va être primordial pour accompagner au mieux un patient souffrant d'arthrose. Le kinésithérapeute devra expliquer la physiopathologie de sa maladie ainsi que son pronostic. Ceci dans le sens de rassurer le patient et qu'il soit acteur dans son traitement. La surveillance du poids et la possibilité de faire appel à un diététicien si cela le nécessite permettraient d'avoir une approche pluridisciplinaire, car comme nous avons pu le remarquer dans les critères d'inclusions, un fort IMC est corrélé au risque d'avoir une OAG.

Le fait de comprendre sa douleur avec une éducation à la neurophysiologie de la douleur entraînerait une non-chronicité des symptômes et donc un bénéfice sur le long terme. En effet, la douleur étant un des premiers symptômes pour lequel le patient va consulter son thérapeute, il va être important que celle-ci soit prise en charge, comprise et qu'il lénifie son genou.

L'éducation permet aussi au patient de savoir que la prothèse totale de genou ne sera pas la solution fatidique pour ce genre de pathologie.

Pour certains patients, il y aura une nécessité d'avoir des objectifs intermédiaires plus facilement atteignables pour les rassurer et les mettre en confiance en vue de l'objectif final préétabli dès le départ.

Exercice thérapeutique

L'exercice physique est une des principales recommandations de traitement dans tous les *guidelines* sur les pathologies arthritiques du genou. Ces effets bénéfiques seraient au moins similaires à ceux des anti-inflammatoires ou des opioïdes [31].

Ces derniers, en plus de diminuer la douleur à court terme, permettent la possibilité de perdre du poids au patient avec un IMC fort.

L'activité physique régulière permet aussi une augmentation de la fonction physique et accède à un cercle vertueux qui donne une meilleure qualité de vie.

Il faudra enseigner un programme d'exercices réguliers et personnalisés comprenant des exercices de renforcement pour les deux jambes et des exercices de type aérobic, ainsi que des exercices de gain ou maintien d'amplitude articulaire [30].

Il s'agit en général d'un programme établi sur 8 à 12 semaines. L'adhérence du patient va donc être primordiale. Pour cela, il est préférable de commencer les séances avec une fréquence de 1 à 2 fois par semaine guidée pour finalement faire de manière quasi quotidienne une routine d'exercices qu'il pourra continuer au terme de ce programme à domicile.

Des exercices en piscine ou dans un milieu aquatique peuvent aussi être adaptés notamment pour les patients irritables dont le poids de corps est déjà trop important.

L'entraînement de la force musculaire s'effectuera à 60-80 % du maximum d'une répétition (1RM) ou 50-60 % du 1RM pour les patients novices aux entraînements avec charge avec deux à quatre séries de 8-15 répétitions avec une pause de 30 à 60 secondes entre les séries.

L'entraînement aérobie s'effectuera à plus de 60 % de la fréquence cardiaque maximale (FCMax) ou 40-60 % de la FCMax pour les personnes novices à l'entraînement aérobie [32], et ce pour une durée de 20 à 60 minutes.

Ce dernier pourra être du vélo d'appartement, de la marche, de la natation ou de la course à pied selon les préférences du patient [33].

Thérapie manuelle

Une revue systématique de 2021 [34] s'est intéressée aux effets de la thérapie manuelle sur des patients ayant eu un diagnostic d'arthrose de genou. Elle nous indique qu'une étude de 2018 [35] s'est intéressée aux techniques de Brian Mulligan. La mobilisation avec mouvement (MWM) est une technique à la fois passive de part la mobilisation mais aussi active via le mouvement créé par le patient lui-même. Cette dernière serait plus efficace que l'électrothérapie, associée à un protocole d'exercice thérapeutique, pour améliorer la fonction et diminuer la douleur sur le long terme.

Dans la technique Mulligan, du nom de l'inventeur néo-zélandais, le thérapeute manuel applique une mobilisation soit en glissement médial ou latéral, soit en rotation médiale ou latérale du tibia sur le fémur pendant que le patient effectue une flexion ou extension. Un des principes de Mulligan est que ce MWM doit être indolore une fois le plan de mobilisation trouvé. Les séances étaient réalisées en 3 × 10 répétitions.

La méta-analyse de Anwer [36] montre une efficacité à court terme de la thérapie manuelle orthopédique sur l'OAG. Elle regroupait des techniques de mobilisations de type Maitland ou Mulligan.

Une étude de 2022 [37] démontre en revanche des preuves faibles à modérées en faveur de la thérapie manuelle en complément aux exercices thérapeutiques pour la douleur et l'échelle WOMAC, mais pas pour la fonction chez les patients souffrant d'OAG à court terme. Il y aurait selon cette étude, contrairement à celle de Mutlu, une absence de bénéfice à long terme, de la thérapie manuelle en supplément à la thérapie par l'exercice par rapport aux exercices seuls.

Autres conseils personnalisés

Dans certains cas, le kinésithérapeute pourra prescrire une orthèse de genou afin de soulager les douleurs du patient et de diminuer les facteurs de risque biomécaniques. Ces orthèses peuvent aussi être complémentées par des semelles avec compensations latérales [38].

Dans certains cas, le kinésithérapeute pourra prescrire une aide à la marche, comme des cannes anglaises, afin de décharger le poids sur le genou atteint et ainsi permettre la marche ou l'activité physique de manière graduelle. Cela pourra parfois être une première étape dans l'élaboration des exercices thérapeutiques afin de soulager le patient, dans un but secondaire d'éliminer ces supports et d'augmenter la charge dans la prescription d'exercices.

Le massage, l'utilisation de stimulation nerveuse électrique transcutanée (TENS), d'un arthromoteur, la thérapie par champ électromagnétique pulsé, la thérapie par laser, la thérapie par onde de choc, le taping, les ultrasons et la thermothérapie ne semblent pas être des choix de traitement à proposer aux patients [32].

Conclusion

L'arthrose est une pathologie très commune notamment chez les personnes d'un certain âge. Elle est fréquente aux membres inférieurs et notamment aux genoux. Parfois asymptomatique, l'OAG est sûrement surdiagnostiquée. Elle peut aussi être douloureuse et être un frein dans les activités de la vie quotidienne. Plusieurs facteurs de risque comme un IMC élevé, une raideur inférieure à 30 minutes le matin ou encore des crépitements palpables sont des marqueurs d'un diagnostic d'inclusion.

Le WOMAC est un autogestionnaire utile dans le suivi du patient pour la douleur, la raideur mais aussi la fonction.

Le traitement pharmacologique recommandé est à base d'AINS topiques car il ne présente que peu d'effets secondaires.

Le traitement non pharmacologique sera toujours personnalisé et en fonction de préférences du patient.

L'éducation et les exercices seront les piliers que le thérapeute devra mettre en œuvre en association à de la thérapie manuelle et des conseils personnalisés.

L'éducation s'articulera autour de l'explication de la physiopathologie de l'OAG et de l'éducation à la douleur ainsi que sur des conseils d'hygiène de vie.

Les exercices thérapeutiques seront principalement des renforcements musculaires des membres inférieurs et des exercices aérobies que le patient devra continuer à domicile sur plusieurs semaines.

Quelques études nous ont démontré l'efficacité de la technique Mulligan en complément aux exercices.

Enfin, selon les patients, des aides de marche ou des orthèses peuvent être proposées afin de soulager à court terme les douleurs.

Une fois le bon diagnostic posé, le traitement sera alors dans une démarche *evidence based practice* alliant les données de la recherche avec les attentes du patient et l'expertise du kinésithérapeute (figure 11.5).

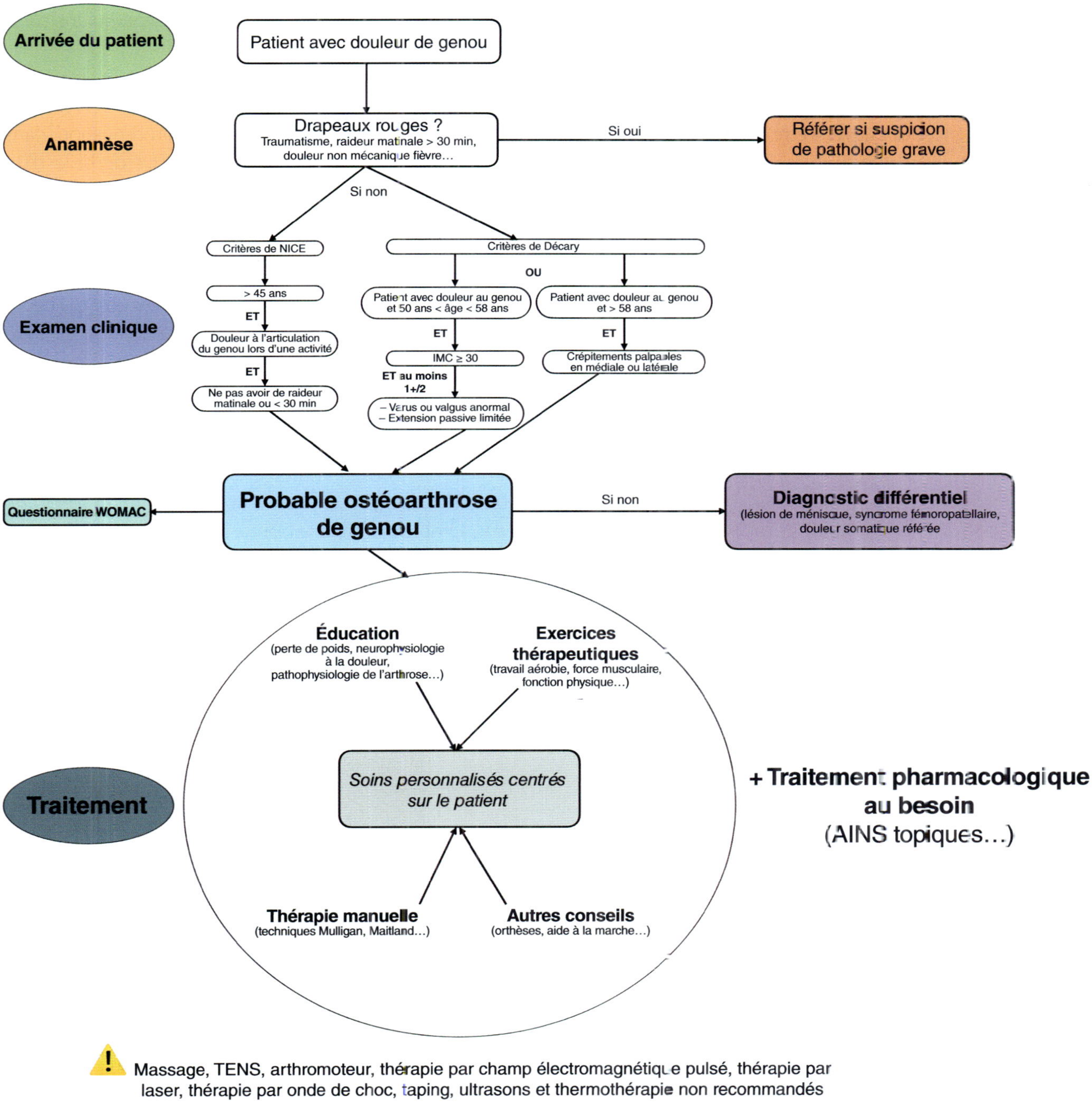

Figure 11.5

Arbre décisionnel de la gonarthrose.

Le genou opéré : l'arthroplastie de genou

Aurélien Passeri

L'arthroplastie totale de genou est l'indication chirurgicale courante pour le traitement de la gonarthrose symptomatique dégénérative ou post-traumatique [39] réfractaire aux mesures conservatrices non chirurgicales (kinésithérapie, pharmacologie, etc.). Elle présente d'excellents résultats sur la diminution de la douleur et l'amélioration de la qualité de vie chez les patients de 70 ans ou plus [40].

D'autres diagnostics peuvent être traités par arthroplastie de genou (polyarthrite rhumatoïde, fractures, etc.). Les patients opérés d'un ostéosarcome peuvent nécessiter la pose d'une mégaprothèse [41].

Il existe de nombreux modèles de prothèse de genou. L'arthroplastie unicompartimentale (PUC), la préservation du ligament croisé postérieur et les implants stabilisateurs postérieurs sont généralement utilisés en première intention. Cependant, chez les patients présentant une instabilité majeure, un varus/valgus majoré, une arthrose symptomatique avec une impotence fonctionnelle au quotidien, la prothèse totale de genou semble être l'option la plus pertinente [42].

Types de prothèses de genou

Les types d'implants ne cessent d'évoluer depuis les premières traces de publication, dans les années 1950.

Dans l'arthroplastie contemporaine de genou, il existe actuellement quatre types de prothèses de genou permettant le remplacement et le surfaçage des compartiments lésés. Seulement deux types de prothèses, les plus fréquentes, seront traités dans cet ouvrage.

Arthroplastie unicompartimentale de genou (PUC)

Longtemps décriées du fait d'échecs tardifs (usure, descellement), les PUC donneraient, aujourd'hui, de bons résultats chez les patients relativement jeunes (50-60 ans) et actifs ayant une arthrose du compartiment fémoro-tibial, avec ou sans déformation articulaire confirmée à la radiographie. Le taux de survie de l'arthroplastie est proche de celui des prothèses totales du genou (PTG), avec un taux de 94-98 % à 10 ans [43], de 84-86 % à 20 ans [44] et de 75-80 % à 25 ans [45]. Cependant, l'usure est inévitable et progressive au-delà de 10 ans. Il est donc indispensable d'informer le patient que la PUC ne serait, potentiellement, qu'une solution temporaire.

Comparées aux PTG, les PUC présenteraient une récupération postopératoire plus rapide, de meilleurs résultats sur l'amplitude en flexion et une fonction du genou, dans les activités de la vie quotidienne, proche de celle d'un genou sain [46].

Parmi les indications d'une PUC, par rapport à une PTG, nous retrouvons le patient de moins de 60 ans souhaitant pouvoir se mettre en position accroupie (figure 11.6).

Concernant les matériaux, il existe encore à l'heure actuelle des controverses concernant l'utilisation clinique des PUC sans ciment, alors qu'une revue systématique récente [47] conclut qu'une PUC sans ciment donnerait des résultats au moins équivalents, sinon meilleurs qu'une PUC cimentée sur le taux de réintervention chirurgicale.

En cas d'arthrose fémoro-tibiale sans déformation d'axe extra-articulaire (prescription d'une ostéotomie), la PUC de genou semblerait être une bonne indication, avec des résultats fonctionnels et une survie à 10 ans.

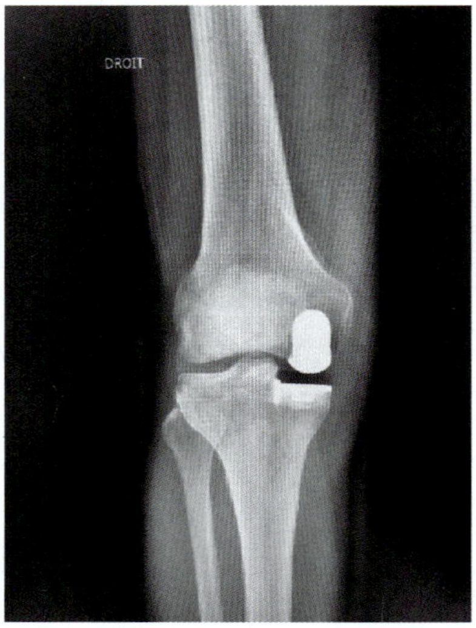

Figure 11.6
Radiographie d'une prothèse unicompartimentale.

PUC/PTG et sport

Les activités sportives avec une PUC sont possibles, et Pietschmann et al. [48] ont rapporté 80 % de retour au sport après l'intervention. Cependant, nous sommes ici, majoritairement, sur des profils *adapters* avec un changement d'activités en privilégiant celles sans impact.
Pour la PTG, la réflexion du thérapeute vis-à-vis de la reprise du sport devrait s'appuyer sur l'étude de Kornuijt et al. (2022) [49] qui regroupe un total de 4811 PTG. Les résultats de cette étude suggèrent qu'il n'y aurait pas de risque de reprise chirurgicale dans les 12 premières années post op' chez les patients pratiquant une activité physique intense. Il faudra cependant relativiser ces résultats. D'une part car l'étude ne s'est intéressée qu'à 50 % de la durée de vie d'une PTG. En effet, la durée de vie d'une PTG serait de 15 ans pour 96,3 % des PTG, 20 ans pour 94,8 % et 25 ans pour 82 % [50]. D'autre part car certains sports (ski alpin, course à pied ou randonnée) appliqueront plus de contraintes de cisaillement en flexion de genou accrue et favoriseront l'usure du polyéthylène. Enfin, la prescription d'activités physiques intenses post-PTG doit être proposée pour des patients expérimentés dans ces activités, car les charges sont significativement plus élevées pour les débutants [51].

Prothèse totale de genou (PTG) s'adressant aux trois compartiments du genou : fémoro-tibial interne, externe et fémoro-patellaire

La plupart des critères d'indication de la PTG semblent porter sur 3 critères : la douleur et la fonction autodéclarée depuis plus de 3 mois et les modifications radiologiques (grade ≥ 3 de Kellgren Lawrence), avec comme condition préalable que les symptômes ne puissent pas être gérés par un traitement conservateur [52].

Il existe plusieurs types de prothèses totales de genou. Après les prothèses à charnière des années 1960, ce sont, actuellement, les prothèses à glissement que nous retrouvons en rééducation. Elles comportent une pièce fémorale en acier, un plateau tibial en titane ou en acier, une pièce intermédiaire de polyéthylène de haute densité et un bouton rotulien du même polyéthylène. Voici quelques exemples de PTG :

- PTG avec plate-forme tibiale fixe ou rotative ;
- PTG respectant ou sacrifiant le ligament croisé postérieur (en ce qui concerne l'amplitude de flexion/extension, les critères de jugement radiologiques et la douleur, il n'y aurait aucune différence entre la PTG avec un ligament croisé sacrifié ou préservé) [53] ;
- PTG cimentée ou sans ciment ;
- PTG avec resurfaçage ou non de la rotule (figure 11.7).

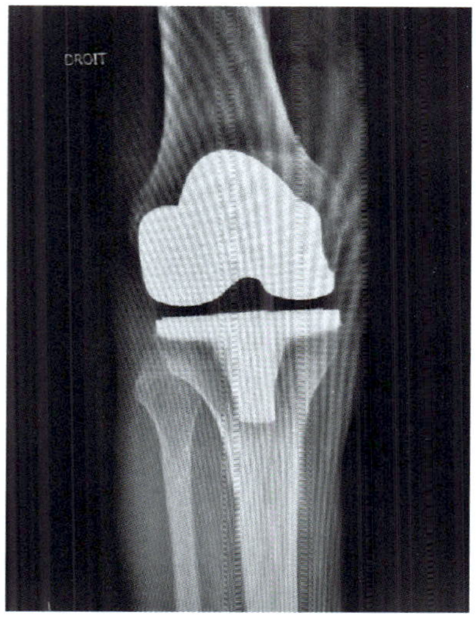

Figure 11.7
Radiographie d'une prothèse totale de genou.

En termes de morbidité, une analyse multicentrique sur 2235 PTG et 605 PUC a permis de démontrer que la durée d'hospitalisation, le risque de complications, d'admission aux soins intensifs et de transfusion sanguine étaient significativement plus élevés pour les PTG que pour les PUC [54].

Une PUC est donc a priori une opération moins « lourde » qu'une PTG, ce qui représenterait un avantage certain pour les populations plus âgées.

La prothèse fémoro-patellaire et la mégaprothèse ne seront volontairement pas évoquées ici.

Rééducation

Rééducation préopératoire

Un programme de réadaptation fonctionnelle préchirurgicale peut être proposé, dans les 2 semaines à 3 mois précédant le bloc opératoire [55]. À l'heure actuelle, les résultats les plus probants concernent la diminution de la durée de séjour et l'augmentation de la force musculaire postopératoire, mais il n'y aurait aucune différence pour la douleur, les amplitudes de mouvement et les activités de la vie quotidienne [51].

Éducation du patient

Il est essentiel de développer une approche pluridisciplinaire (chirurgiens, kinésithérapeutes, infirmiers et ergothérapeutes) pour transmettre au patient les principales informations concernant l'opération et la rééducation postopératoire [56]. Éduquer le patient peut être parfois compliqué, et devra cibler 3 axes majeurs :

- la gestion de la douleur pré- et postopératoire ;
- la mise en place d'exercices de renforcement musculaire ;
- et enfin, un maintien/gain d'amplitude articulaire.

Pour favoriser l'observance des patients aux exercices rééducatifs, la communication orale et/ou papier, les vidéos et depuis quelque temps les applications numériques sur les smartphones ou tablettes numériques semblent pertinentes.

Depuis quelques années, un changement dans l'information des patients d'un modèle biomédical à un modèle bio-psycho-social est proposé comme fil conducteur du processus d'éducation du patient souffrant de douleurs chroniques. L'objectif sera de ne plus se concentrer uniquement sur la douleur nociceptive mais d'élargir notre approche aux neurosciences de la douleur. En effet, l'éducation aux neurosciences de la douleur aurait le potentiel de diminuer l'anxiété et la kinésiophobie après une intervention chirurgicale [57].

Remarque

L'éducation du patient aux neurosciences de la douleur semblerait fournir de meilleurs résultats lorsqu'elle est combinée aux exercices.

Exercices

Renforcement musculaire

L'entraînement en force musculaire doit cibler l'ensemble des muscles des membres inférieurs, avec une cible prioritaire : le quadriceps !

Exercices neuromusculaires (exemple du programme Nemex)

Le programme d'exercices type neuromusculaire (Nemex) pour les patients souffrants d'arthrose de genou développé par Ageberg et al. [58] s'est avéré réalisable et efficace dans la prise en charge de la douleur et l'altération fonctionnelle des patients souffrants d'arthrose de genou et/ou opérés d'une PTG. Ce programme vise à améliorer le contrôle sensorimoteur et la stabilité fonctionnelle du genou. Ainsi, nous pouvons proposer un programme de 12 semaines avec :

- **échauffement** de 10 minutes sur vélo, à intensité choisie avec le patient ;
- **circuit *training*** composé d'exercices en combinant la chaîne cinétique fermée (CCF) et ouverte (CCO) comme « ponté sur tapis au sol », « assis-debout avec chaise », « fentes », d'« activation musculaire analytique contre élastiques », « montées-descentes d'escaliers », de « marche ».

Si les auteurs proposent 2 à 3 séries de 10 à 15 répétitions, avec un « court repos » entre les séries, ceci n'est ni individualisé, ni référencé aux résultats escomptés, ni personnalisés en ce qui concerne la modalité, la fréquence, la durée et l'intensité. Or, il sera indispensable d'individualiser les programmes de renforcement musculaire en fonction des objectifs du patient et de ses capacités. En effet, comme c'est le cas pour tous les âges, la prescription d'exercice doit tenir compte des relations dose-réponse avec le volume et l'intensité, mais aussi des adaptations spécifiques nécessaires pour obtenir des résultats spécifiques. La perte spectaculaire de puissance musculaire spécifique au vieillissement et au développement de l'arthrose symptomatologique, due à l'atrophie des fibres à contraction rapide/type II et aux changements de recrutement neuronal, justifie l'intégration d'un premier programme hypertrophique puis d'un second programme ciblant la puissance musculaire (caractérisé par des contractions rapides et puissantes) afin d'optimiser les résultats fonctionnels chez les personnes âgées. Il a été démontré que l'entraînement en puissance effectué à des intensités faibles à modérées (40 à 60 % du 1RM) pouvait induire des augmentations significatives de la force maximale, de puissance musculaire, de masse musculaire se reflétant dans les activités fonctionnelles de la vie quotidienne avec, également, une diminution du risque de chutes chez les personnes âgées. Le poids du corps peut être une stratégie initiale alternative. Prenons l'exemple de l'exercice assis-debout avec chaise sécuritaire. Une patiente peut commencer avec une exécution lente et sécurisée par le kinésithérapeute. L'exercice est exécuté avec un bon contrôle sensorimoteur et une bonne qualité d'exécution (sur la base d'une inspection visuelle par le kinésithérapeute) et avec un minimum d'effort perçu par le patient (l'échelle Borg de 0 à 10). Elle peut progresser jusqu'à ce qu'elle soit capable de l'effectuer le plus rapidement possible, tout en y associant un petit saut en fin de mouvement lorsque cela est possible. Cette progression est adaptée à la rééducation à domicile. Une fois que le poids corporel ne constitue plus une source suffisante d'adaptation tissulaire, une charge supplémentaire peut être proposée pour poursuivre la progression.

Comment évaluer le 1RM chez les personnes âgées ?

Si l'évaluation classique du 1RM n'est pas possible, ou pas sécuritaire, Desgorces et al. [59] ont présenté une méthode basée sur la RPE. Celle-ci a été mesurée à l'aide de l'échelle Borg de 0 à 10, sans note numérique de 0,5 et en utilisant des notes catégorielles allant de « aucun effort » 0/10 à « effort maximal » 10/10 pour permettre aux sujets d'apprécier plus facilement l'effort qu'ils fournissent lors des exercices de renforcement musculaire. Avec le 10/10 qui correspond au 1RM. Prenons l'exemple de Mme D., 75 ans, présentant des douleurs de genou de type arthrosique, en attente d'une opération de PTG, qui évalue un assis-debout avec un *kettelbell* de 6 kg comme un effort maximal à 10/10. Ce niveau de charge mécanique pourra être considéré comme un 1RM à 6 kg. Dans le cas d'un programme en puissance musculaire, nous lui proposerons l'exercice assis-debout avec une chaise sécuritaire et un *kettelbell* de 3 kg (50 % 1RM) dans les mains, 3 à 6 séries de 6 à 12 répétitions chacune avec 90 secondes de recup' entre les séries.
Cette méthode reste limitée car la valeur prédite peut s'écarter de la valeur mesurée et il faudra avant chaque séance réévaluer et ajuster la charge mécanique.

L'intensité de la douleur pendant et après la séance doit être surveillée et tracée selon une échelle visuelle analogique (EVA). Si une augmentation de +2 points sur l'EVA est ressentie, l'intensité, la fréquence, le volume de la séance seront adaptés jusqu'à ce que les symptômes se stabilisent à la valeur initiale.

La dernière partie du programme Nemex comprend des exercices de cryothérapie (20 min) et d'étirement des muscles des membres inférieurs (10 min).

Rééducation postopératoire

Critères de suivi [60-62]

- KOOS : *Knee Disability and Osteoarthritis Outcome Score.*
- EVA : échelle visuelle analogique.
- Amplitudes articulaires du genou.
- Satisfaction du patient.
- *Oxford Knee Score.*
- WOMAC : *Western Ontario and McMaster Universities Osteoarthritis Index score.*
- Force fonctionnelle des membres inférieurs : test assis-debout de 30 secondes.
- Tests de marche : *TUG Test* (*Time Up and Go Test*)/test des 6 minutes.

Phases de la rééducation

Phase 1 : postopératoire immédiat (semaines 2 à 3) – au domicile

L'objectif de la rééducation en postopératoire immédiat est de rendre le patient autonome pour les activités de la vie quotidienne, ménagères en toute sécurité. La gestion de la douleur, et de l'épanchement articulaire est également essentielle, ainsi que le réveil neuromusculaire du vaste interne du quadriceps.

Durant la phase précoce de la réadaptation, il est important d'établir une alliance thérapeutique et de dispenser une éducation sur les stratégies de gestion de la douleur. L'éducation à la douleur peut inclure l'utilisation appropriée d'analgésiques, la cryothérapie et l'élévation du membre opéré. L'utilisation des bas de contention au quotidien, pendant 14 jours, reste encore fortement conseillée. Si les résultats ne sont pas statistiquement significatifs, ils indiquent qu'un bas de compression jusqu'à la partie haute de la cuisse peut avoir un effet positif sur la diminution de l'épanchement articulaire après une prothèse totale du genou [63]. De plus, il existe des preuves de haute qualité indiquant que les bas de compressions sont efficaces pour réduire le risque de thromboses veineuses profondes [64].

Dans la phase précoce, les patients doivent apprendre à utiliser les escaliers avec leur jambe non opérée en tête lors de la montée et leur jambe opérée en tête lors de la descente.

Points clés de la rééducation postopératoire [65] :

1. l'AMI (inhibition musculaire arthrogène) du vaste interne peut entraver de manière significative la récupération de la fonction musculaire et la rééducation finale. La fonction musculaire dépend de la disponibilité des motoneurones dans le muscle et de la capacité à les recruter volontairement. En postopératoire, les patients présentent généralement moins de motoneurones disponibles pour le recrutement, ou une **excitabilité plus faible du pool de motoneurones**, ainsi qu'une capacité réduite à recruter volontairement des motoneurones ou un **échec d'activation centrale**. Cette inhibition est réflexive et involontaire et est contrôlée par les mécanismes présynaptiques de la moelle épinière, ou par une **diminution de l'excitabilité réflexive de la colonne vertébrale**. Les interventions thérapeutiques visant à restaurer ou à augmenter les informations sensorielles doivent être intégrées pendant les phases aiguës de guérison :

a. la cryothérapie locale du genou, 20 à 30 minutes **avant** l'exercice thérapeutique peut réduire l'AMI en modifiant l'apport sensoriel des nocicepteurs et des thermorécepteurs, ainsi qu'en augmentant l'excitabilité du pool de motoneurones et l'activation volontaire des muscles. La fenêtre de traitement, où il y a une disponibilité accrue des motoneurones est de 60 minutes,

b. la stimulation nerveuse électrique transcutanée (TENS) peut réduire l'inhibition en masquant les signaux inhibiteurs de l'AMI. Lorsqu'il est positionné sur le genou, le TENS à haute fréquence (120 à 150 Hz), 20 minutes avant un exercice, masque les fibres afférentes de types I et II responsables des mécanismes réflexes présynaptiques au niveau de la colonne vertébrale et de l'inhibition ultérieure des motoneurones. Le TENS peut créer une fenêtre thérapeutique de 45 minutes au cours de laquelle l'excitabilité et la force des unités motrices sont temporairement restaurées, ce qui en fait la modalité idéale à utiliser avant l'exercice thérapeutique,

c. la **stimulation électrique neuromusculaire (NMES)** contourne les motoneurones inhibés grâce à une stimulation directe du muscle, favorisant ainsi l'activation musculaire et empêchant l'atrophie pendant les périodes d'AMI. Lorsque la NMES est placée sur les points moteurs et utilisé pendant l'exercice, il favorise le recrutement des motoneurones et améliorer la production de force musculaire. La NMES peut être associée, dans un premier temps, à des exercices isométriques atraumatiques, pour améliorer l'excitabilité du pool de motoneurones puis des exercices excentriques pour améliorer la force et la contraction musculaire volontaire,

d. l'excentrique en *cross training* consiste à exercer le membre inférieur controlatéral pour augmenter la force du membre ipsilatéral en tirant parti d'un croisement neurologique d'informations entre les hémisphères cérébraux. L'exercice croisé excentrique produit une plus grande force et une plus grande activité neuronale que l'exercice concentrique,

e. « fatiguer les ischio-jambiers » est une intervention cliniquement pertinente qui peut améliorer la déficience musculaire résultant d'une inhibition réciproque. En postopératoire, les muscles antagonistes peuvent être facilités par une influence supraspinale pour stabiliser l'articulation et prévenir d'autres dommages au tissu intra-articulaire. La fatigue de ces muscles antagonistes peut diminuer les niveaux de déclenchement des motoneurones et le recrutement à partir du pool de motoneurones antagonistes, permettant une plus grande activation de l'agoniste et réduire la coactivation agoniste-antagoniste et ainsi améliorer la fonction musculaire agoniste ;

2. en fin de phase 1, les amplitudes attendues de flexion passive du genou sont au moins de 90° pour protéger l'incision chirurgicale et respecter la cicatrisation des tissus et de 0 à 10° de flexion maximale pour l'extension de genou ;

3. plusieurs travaux montrent que les sujets ayant subi une PTG présentent une diminution de proprioception (évaluée par des tests de repositionnement et de seuil de détection de mouvements) du côté lésé par rapport au genou controlatéral et à des sujets sains. Il sera donc pertinent de commencer par des exercices visant à retrouver une acuité proprioceptive physiologique.

La prescription d'une combinaison simple d'exercices en chaîne cinétique ouverte (CCO) avec élastique et chaîne cinétique fermée (CCF) **à domicile** semblerait pertinente pour développer l'activation musculaire dans le cadre des PTG, permettre de promouvoir une plus grande autogestion et fournir une alternative plus rentable et plus rapide. Ce programme permettrait également d'améliorer l'observance de l'exercice en s'attaquant aux obstacles fréquemment signalés (douleur, fatigue, raideur, manque de motivation, détresse de ne pas être en capacité de suivre les autres patients) [66] :

- flexion plantaire/dorsiflexion de la cheville ;
- flexion/extension du genou et de la hanche contre élastiques. Les exercices contre des bandes élastiques auraient présenté une activité volontaire isométrique maximale (MVIC), donc un niveau d'activation musculaire (à ne pas corréler avec la force musculaire) significativement plus élevée du quadriceps et des ischio-jambiers, par rapport aux exercices d'extension sur machine (18 % de différence). L'exercice assis- debout et *one-legged squat* ont montré plus d'activations que la presse à jambes (20 % de différence). De plus, il n'y aurait pas de différence significative entre les exercices en CCO isotonique et les exercices en CCF [67] ;
- abduction/adduction de la hanche.

Phase 2 : rééducation post-aiguë (semaines 4 à 12)

Objectifs :

- poursuivre les exercices de la phase 1, la cryothérapie, la NMES, le TENS ;
- les exercices de renforcement devront cibler l'hypertrophie des muscles de la cuisse au-delà de l'adaptation neuronale (phase 1). Dans une amyotrophie postopératoire, un programme spécifique hypertrophique peut être proposé au patient. Car oui, le développement de l'hypertrophie est utile à de nombreuses personnes en dehors du culturisme ! Alors comment faire de l'hypertrophie chez ces patients ? Le fait de soulever des charges lourdes et légères peut entraîner des réponses hypertrophiques, mais il semble que le fait de soulever des charges modérées (65-85 % de

1RM) entraînera une combinaison optimale de tension mécanique et de stress métabolique. Le développement de l'hypertrophie pourrait se produire à travers un spectre de répétitions, de 6 à 12 répétitions, permettant une tension mécanique optimale et un stress métabolique adapté à notre objectif. Trois à six séries d'un exercice doivent être effectuées si l'objectif est l'hypertrophie avec un intervalle de repos de 30 à 90 secondes entre les séries [59] ;

- ensuite, des programmes de rééducation individualisés comprenant des exercices de renforcement et des exercices fonctionnels visant l'endurance puis la force musculaire peuvent être mis en place à mesure que les objectifs cliniques et les critères de suivi sont atteints. En raison des caractéristiques hautement individualisées de ces exercices, la supervision par un kinésithérapeute qualifié sera bénéfique ;
- bien qu'il ait été rapporté que la prothèse de genou primaire réduisait l'incidence des chutes et améliorait les fonctions liées à l'équilibre telles que l'équilibre debout sur une seule jambe, il reste primordial de poursuivre les exercices proprioceptifs, le contrôle neuromusculaire du membre inférieur en charge et l'équilibre. À ce niveau de la rééducation, il convient d'évaluer et d'utiliser des exercices stimulant les informations proprioceptives provenant de la cheville (plan stable) et de la région lombaire (plan instable) ;
- les exercices d'équilibre peuvent inclure l'équilibre sur une seule jambe, enjamber des objets, faire des marches latérales et se tenir debout sur des surfaces irrégulières. Les exercices proprioceptifs en charge peuvent commencer lorsqu'un contrôle adéquat du genou est obtenu sur le membre opéré.

Phase 3 : semaines 13 à 16 jusqu'à la fin de la rééducation

Objectifs :

- récupérer l'amplitude maximale postopératoire (0-110/115°) ;
- reprise des activités fonctionnelles et début des activités récréatives légères (marche nordique, piscine, etc.) ;
- poursuivre les exercices de la phase 2 en poursuivant la progression en termes de répétitions et de résistances, et en alternant les exercices en CCO et CCF.

Références

[1] Rathleff MS, Winiarski L, Krommes K, et al. Activity modification and knee strengthening for Osgood-Schlatter disease : a prospective cohort study. Orthop J Sports Med 2020 ; 8(4) : 232596712091110.

[2] Van Leeuwen GJ, de Schepper EI, et al. Incidence and management of Osgood-Schlatter disease in general practice : retrospective cohort study. Br J Gen Pract 2022 ; 72(717) : e301-6.

[3] Lucenti L, Sapienza M, Caldaci A, et al. The etiology and risk factors of Osgood–Schlatter disease : a systematic review. Children (Basel) 2022 ; 9(6) : 826.

[4] Holden S, Olesen JL, Winiarski LM, et al. Is the prognosis of Osgood-Schlatter poorer than anticipated? A prospective cohort study with 24-month follow-up. Orthop J Sports Med 2021 ; 9(8) : 232596712110222.

[5] Guldhammer C, Rathleff MS, Jensen HP, Holden S. Long-term prognosis and impact of Osgood-Schlatter disease 4 years after diagnosis : a retrospective study. Orthop J Sports Med 2019 ; 7(10) : 232596711987813.

[6] Ross MD, Villard D. Disability levels of college-aged men with a history of Osgood-Schlatter disease. J Strength Cond Res 2003 ; 17(4) : 659-63.

[7] Neuhaus C, Appenzeller-Herzog C, Faude O. A systematic review on conservative treatment options for Osgood-Schlatter disease. Phys Ther Sport 2021 ; 49 : 178-87.

[8] Afonso J, Ramirez-Campillo R, Moscão J, et al. Strength training versus stretching for improving range of motion : a systematic review and meta-analysis. Healthcare 2021 ; 9(4) : 427.

[9] Gaulrapp H, Nührenbörger C. The Osgood-Schlatter disease : a large clinical series with evaluation of risk factors, natural course, and outcomes. Int Orthop 2022 ; 46(2) : 197-204.

[10] Rathleff MS, Roos EM, Olesen JL, Rasmussen S. High prevalence of daily and multi-site pain — a cross-sectional population-based study among 3000 Danish adolescents. EMC Pediatr 2013 ; 13(1) : 191.

[11] Inserm – La science pour la santé. Arthrose. La maladie articulaire la plus répandue, 14 novembre 2022. www.inserm.fr/information-en-sante/dossiers-information/arthrose.

[12] Pereira D, Peleteiro B, Araújo J, Branco J, et al. The effect of osteoarthritis definition on prevalence and incidence estimates : a systematic review. Osteoarthritis Cartilage 2011 ; 19(11) : 1270-85. doi:10.1016/j.joca.2011.08.009 Epub 2011 Aug 24. PMID : 21907813.

[13] Bijlsma JW, Berenbaum F, Lafeber FPJG. Osteoarthritis : an update with relevance for clinical practice. Lancet 2011 ; 377(9783) : 2115-26. doi:10.1016/S0140-6736(11)60243-2. PMID : 21684382.

[14] Srikanth VK, Fryer JL, Zhai G, et al. A meta-analysis of sex differences prevalence, incidence and severity of osteoarthritis. Osteoarthritis Cartilage 2005 ; 13(9) : 769-81. doi:10.1016/j.joca.2005.04.014. PMID : 15978850.

[15] Gates LS, Perry TA, Golightly YM, et al. Recreational physical activity and risk of incident knee osteoarthritis : an international meta-analysis of individual participant-level data. Arthritis Rheumatol 2022 ; 74(4) : 612-22. doi 10.1002/art.42001. Epub 2022 Mar 10. PMID : 34730279 ; PMCID : PMC9450021

[16] Suri P, Morgenroth DC, Hunter DJ. Epidemiology of osteoarthritis and associated comorbidities. PM R. 2012 ; 4(5 Suppl) : S10-9. doi:10.1016/j.pmrj.2012.01.007. PMID : 22632687.

[17] Guermazi A, Niu J, Hayashi D, et al. Prevalence of abnormalities in knees detected by MRI in adults without knee osteoarthritis : population based observational study (Framingham Osteoarthritis Study). BMJ. 2012 ; 345 : e5339. doi:10.1136/bmj.e5339. PMID : 22932918 ; PMCID : PMC3430365.

[18] Wilkie R, Peat G, Thomas E, Croft P. Factors associated with restricted mobility outside the home in community-dwelling adults ages fifty years and older with knee pain : an example of use of the International Classification of Functioning to investigate participation restriction. Arthritis Rheum 2007 ; 57(8) : 1381-9. doi:10.1002/art.23083. PMID : 18050177.

[19] Schneider S, Junghaenel DU, Keefe FJ, et al. Individual differences in the day-to-day variability of pain, fatigue, and well-being in patients with rheumatic disease : associations with psychological variables. Pain 2012 ; 153(4) : 813-22. doi:10.1016/j.pain.2012.01.001. Epub 2012 Feb 19. PMID : 22349917 ; PMCID : PMC3307888.

[20] Øiestad BE, Juhl CB, Culvenor AG, et al. Knee extensor muscle weakness is a risk factor for the development of knee osteoarthritis : an updated systematic review and meta-analysis including 46 819 men and women. Br J Sports Med 2022 ; 56(6) : 349-55. doi:10.1136/bjsports-2021-104861. Epub 2021 Dec 16. PMID : 34916210.

[21] Desjardins T, Chauvet G, Chevrier S. Le guide sur le triage en kinésithérapie. OMT France, 18 mai 2021. www.omt-france.fr/le-guide-du-triage-en-kinesitherapie-musculo-squelettique/.

[22] Bachmann LM, Haberzeth S, Steurer J, ter Riet G. The accuracy of the Ottawa knee rule to rule out knee fractures : a systematic review. Ann Intern Med 2004 ; 140(2) : 121-4. doi:10.7326/0003-4819-140-5-200403020-00013. PMID : 14734335.

[23] Altman R, Asch E, Bloch D, Bole G, et al. Development of criteria for the classification and reporting of osteoarthritis. Classification of osteoarthritis of the knee. Diagnostic and therapeutic criteria committee of the American Rheumatism Association. Arthritis Rheum 1986 ; 29(8) : 1039-49. doi:10.1002/art.1780290816. PMID : 3741515.

[24] Zhang W, Doherty M, Peat G, et al. EULAR evidence-based recommendations for the diagnosis of knee osteoarthritis. Ann Rheum Dis 2010 ; 69(3) : 483-9. doi:10.1136/ard.2009.113100. Epub 2009 Sep 17. PMID : 19762361.

[25] National Clinical Guideline Centre (UK). Osteoarthritis : care and management in adults. London : National Institute for Health and Care Excellence (UK) ; 2014. PMID : 25340227.

[26] Décary S, Feldman D, Frémont P, et al. Initial derivation of diagnostic clusters combining history elements and physical examination tests for symptomatic knee osteoarthritis. Musculoskeletal Care 2018 ; 16(3) : 370-9. doi:10.1002/msc.1245. Epub 2018 May 21. PMID : 29781110.

[27] Skou ST, Koes BW, Grønne DT, et al. Comparison of three sets of clinical classification criteria for knee osteoarthritis : a cross-sectional study of 13,459 patients treated in primary care. Osteoarthritis Cartilage 2020 ; 28(2) : 167-72. doi:10.1016/j.joca.2019.09.003. Epub 2019 Sep 17. PMID : 31539621.

[28] da Costa BR, Pereira TV, Saadat P, Rudnicki M, et al. Effectiveness and safety of non-steroidal anti-inflammatory drugs and opioid treatment for knee and hip osteoarthritis : network meta-analysis. BMJ 2021 ; 375 : n2321. doi:10.1136/bmj.n2321. PMID : 34642179 ; PMCID : PMC8506236.

[29] Bannuru RR, Osani MC, Vaysbrot EE, et al. OARSI guidelines for the non-surgical management of knee, hip, and polyarticular osteoarthritis. Osteoarthritis Cartilage 2019 ; 27(11) : 1578-89. doi:10.1016/j.joca.2019.06.011. Epub 2019 Jul 3. PMID : 31278997.

[30] Teo PL, Hinman RS, Egerton T, et al. Identifying and prioritizing clinical guideline recommendations most relevant to physical therapy practice for hip and/or knee osteoarthritis. J Orthop Sports Phys Ther 2019 ; 49(7) : 501-12. doi:10.2519/jospt.2019.8676. PMID : 31258044.

[31] Thorlund JB, Simic M, Pihl K, et al. Similar effects of exercise therapy, nonsteroidal anti-inflammatory drugs, and opioids for knee osteoarthritis pain : a systematic review with network meta-analysis. J Orthop Sports Phys Ther 2022 ; 52(4) : 207-16. doi:10.2519/jospt.2022.10490. PMID : 35442752.

[32] Van Doormaal MCM, Meerhoff GA, Vliet Vlieland TPM, Peter WF. A clinical practice guideline for physical therapy in patients with hip or knee osteoarthritis. Musculoskeletal Care 2020 ; 18(4) : 575-95. doi:10.1002/msc.1492. Epub 2020 Jul 9. PMID : 32643252.

[33] Zeng CY, Zhang ZR, Tang ZM, Hua FZ. Benefits and mechanisms of exercise training for knee osteoarthritis. Front Physiol 2021 ; 12 : 794062. doi:10.3389/fphys.2021.794062. PMID : 34975542 ; PMCID : PMC8716769.

[34] Tsokanos A, Livieratou E, Billis E, et al. The efficacy of manual therapy in patients with knee osteoarthritis : a systematic review. Medicina (Kaunas) 2021 ; 57(7) : 696. doi:10.3390/medicina57070696. PMID : 34356977 ; PMCID : PMC8304320.

[35] Kaya Mutlu E, Ercin E, Razak Ozdıncler A, Ones N. A comparison of two manual physical therapy approaches and electrotherapy modalities for patients with knee osteoarthritis : a randomized three arm clinical trial. Physiother Theory Pract 2018 ; 34(8) : 600-12. doi:10.1080/09593985.2018.1423591. Epub 2018 Jan 8. PMID : 29308949.

[36] Anwer S, Alghadir A, Zafar H, Brismée JM. Effects of orthopaedic manual therapy in knee osteoarthritis : a systematic review and meta-analysis. Physiotherapy 2018 ; 104(3) : 264-76. doi:10.1016/j.physio.2018.05.003. Epub 2018 Jun 2. PMID : 30030035.

[37] Runge N, Aina A, May S. The benefits of adding manual therapy to exercise therapy for improving pain and function in patients with knee or hip osteoarthritis : a systematic review with meta-analysis. J Orthop Sports Phys Ther 2022 ; 52(10) : 675-A13. doi:10.2519/jospt.2022.11062. Epub 2022 Jul 26. PMID : 35881705.

[38] Huang XM, Yuan FZ, Chen YR, et al. Physical therapy and orthopaedic equipment-induced reduction in the biomechanical risk factors related to knee osteoarthritis : a systematic review and Bayesian network meta-analysis of randomised controlled trials. BMJ Open 2022 ; 12(2) : e051608. doi:10.1136/bmjopen-2021-051608. PMID : 35140149 ; PMCID : PMC8830256.

[39] Van Manen MD, Nace J, Mont MA. Management of primary knee osteoarthritis and indications for total knee arthroplasty for general practitioners. J Am Osteopath Assoc 2012 ; 112(11) : 709-15. PMID : 23139341.

[40] Varacallo MA, Herzog L, Toossi N, Johanson NA. Ten-year trends and independent risk factors for unplanned readmission following elective total joint arthroplasty at a large urban academic hospital. J Arthroplasty 2017 ; 32(6) : 1739-46. doi:10.1016/j.arth.2016.12.035. Epub 2016 Dec 27. PMID : 28153458.

[41] Varacallo M, Luo TD, Johanson NA. Total knee arthroplasty techniques. 2023 Aug 4. In : StatPearls. Treasure Island (FL): StatPearls Publishing ; 2024 Jan —. PMID : 29763071.

[42] Morgan H, Battista V, Leopold SS. Constraint in primary total knee arthroplasty. J Am Acad Orthop Surg 2005 ; 13(8) : 515-24. doi:10.5435/00124635-200512000-00004. PMID : 16330513.

[43] Berger RA, Meneghini RM, Jacobs JJ, et al. Results of unicompartmental knee arthroplasty at a minimum of ten years of follow-up. J Bone Joint Surg Am 2005 ; 87 : 999-1006.

[44] O'Rourke M, Gardner J, Callaghan J, et al. The John Insall award : unicompartmental knee replacement : a minimum twenty-one-year followup, end-result study. Clin Orthop Relat Res 2005 ; 440 : 27-37.

[45] Steele RG, Hutabarat S, Evans RL, et al. Survivorship of the St Georg Sled medial unicompartmental knee replacement beyond ten years. J Bone Joint Surg Br 2006 ; 88(9) : 1164-8.

[46] Lombardi AV, Berend KR, Walter CA. Is recovery faster for mobile-bearing unicompartmental than total knee arthroplasty ? Clin Orthop 2009 ; 467 : 1450-7.

[47] Mancino F, Malahias MA, Loucas R, et al. Cementless versus cemented unicompartmental knee arthroplasty : a systematic review of comparative studies. Musculoskelet Surg 2023 ; 107(3) :

255-67. doi:10.1007/s12306-023-00773-2. Epub 2023 Jan 23. PMID : 36689086.

[48] Pietschmann MF, Wohlleb L, Weber P, et al. Sports activities after medial unicompartmental knee arthroplasty Oxford III – what can we expect? Int Orthop 2013 ; 37(1) : 31-7.

[49] Kornuijt A, Kuijer PPFM, Van Drumpt RA, et al. A high physical activity level after total knee arthroplasty does not increase the risk of revision surgery during the first twelve years : a systematic review with meta-analysis and GRADE. Knee 2022 ; 39 : 168-84. doi:10.1016/j.knee.2022.08.004. Epub 2022 Oct 5. PMID : 36208528.

[50] Evans JT, Walker RW, Evans JP, et al. How long does a knee replacement last? A systematic review and meta-analysis of case series and national registry reports with more than 15 years of follow-up. Lancet 2019 ; 393(10172) : 655-63. doi:10.1016/S0140-6736(18)32531-5. Epub 2019 Feb 14. Erratum in : Lancet. 2019 Feb 20 ; : PMID : 30782341 ; PMCID : PMC6381229.

[51] Kuster MS, Stachowiak GW. Factors affecting polyethylene wear in total knee arthroplasty. Orthopedics 2002 ; 25(2 Suppl) : s235-42. doi:10.3928/0147-7447-20020202-07. PMID : 11866159.

[52] Gademan MG, Hofstede SN, Vliet Vlieland TP, et al. Indication criteria for total hip or knee arthroplasty in osteoarthritis : a state-of-the-science overview. BMC Musculoskelet Disord 2016 ; 17(1) : 463. doi:10.1186/s12891-016-1325-z. PMID : 27829422 ; PMCID : PMC5103467.

[53] Verra WC, Van den Boom LG, Jacobs W, et al. Retention versus sacrifice of the posterior cruciate ligament in total knee arthroplasty for treating osteoarthritis. Cochrane Database Syst Rev 2013 ; 2013(10) : CD004803. doi:10.1002/14651858.CD004803.pub3. PMID : 24114343 ; PMCID : PMC6599815.

[54] Brown NM, Sheth NP, Davis K, et al. Total knee arthroplasty has higher postoperative morbidity than unicompartmental knee arthroplasty : a multicenter analysis. J Arthroplasty 2012 ; 27(8 Suppl) : 86-90.

[55] Konnyu KJ, Thoma LM, Cao W, et al. Prehabilitation for total knee or total hip arthroplasty : a systematic review. Am J Phys Med Rehabil 2023 ; 102(1) : 1-10. doi:10.1097/PHM.0000000000002006. Epub 2022 Mar 12. PMID : 35302954 ; PMCID : PMC9464791.

[56] Percope de Andrade MA, Moreira de Abreu Silva G, de Oliveira Campos TV, et al. A new methodology for patient education in total knee arthroplasty : a randomized controlled trial. Eur J Orthop Surg Traumatol 2022 ; 32(1) : 107-12. doi:10.1007/s00590-021-02936-y. Epub 2021 Mar 19. PMID : 33740127.

[57] Louw A, Diener I, Butler DS, Puentedura EJ. Preoperative education addressing postoperative pain in total joint arthroplasty : review of content and educational delivery methods. Physiother Theory Pract 2013 ; 29(3) : 175-94. doi:10.3109/09593985.2012.727527. Epub 2012 Oct 4. PMID : 23035767.

[58] Ageberg E, Link A, Roos EM. Feasibility of neuromuscular training in patients with severe hip or knee OA : the individualized goal-based NEMEX-TJR training program. BMC Musculoskelet Disord 2010 ; 11 : 126. doi:10.1186/1471-2474-11-126. PMID : 20565735 ; PMCID : PMC2896351.

[59] Desgorces FD, Thomasson R, Aboueb S, et al. Prediction of one-repetition maximum from submaximal ratings of perceived exertion in older adults pre- and post-training. Aging Clin Exp Res 2015 ; 27(5) : 603-9. doi:10.1007/s40520-015-0334-3. Epub 2015 Mar 4. PMID : 25736396.

[60] Artz N, Elvers KT, Lowe CM, Sackley C, et al. Effectiveness of physiotherapy exercise following total knee replacement : systematic review and meta-analysis. BMC Musculoskelet Disord 2015 ; 16 : 15. doi:10.1186/s12891-015-0469-6. PMID : 25886975 ; PMCID : PMC4333167.

[61] Bourne RB. Measuring tools for functional outcomes in total knee arthroplasty. Clin Orthop Relat Res 2008 ; 466(11) : 2634-8. doi:10.1007/s11999-008-0468-0. Epub 2008 Sep 9. PMID : 18780136 ; PMCID : PMC2565042.

[62] Jette DU, Hunter SJ, Burkett L, et al. Physical therapist management of total knee arthroplasty. Phys Ther 2020 ; 100(9) : 1603-31. doi:10.1093/ptj/pzaa099. PMID : 32542403 ; PMCID : PMC7462050.

[63] Christensen LMR, Arnesen CE, Möller S, Hyldig N. The effect of compression therapy on post-surgical swelling and pain after total knee arthroplasty. Int J Orthop Trauma Nurs 2021 ; 41 : 100815. doi:10.1016/j.ijotn.2020.100815. Epub 2020 Aug 28. PMID : 33339752.

[64] Sachdeva A, Dalton M, Lees T. Graduated compression stockings for prevention of deep vein thrombosis. Cochrane Database Syst Rev 2018 ; 11(11) : CD001484. doi:10.1002/14651858.CD001484.pub4. PMID : 30390397 ; PMCID : PMC6477662.

[65] Norte G, Rush J, Sherman D. Arthrogenic muscle inhibition : best evidence, mechanisms, and theory for treating the unseen in clinical rehabilitation. J Sport Rehabil 2021 ; 31(6) : 717-35. doi:10.1123/jsr.2021-0139. PMID : 34883466.

[66] Kanavaki AM, Rushton A, Efstathiou N, et al. Barriers and facilitators of physical activity in knee and hip osteoarthritis : a systematic review of qualitative evidence. BMJ Open 2017 ; 7(12) : e017042. doi:10.1136/bmjopen-2017-017042. PMID : 29282257 ; PMCID : PMC5770915.

[67] Jakobsen TL, Jakobsen MD, Andersen LL, et al. Quadriceps muscle activity during commonly used strength training exercises shortly after total knee arthroplasty : implications for home-based exercise-selection. J Exp Orthop 2019 ; 6(1) : 29. doi:10.1186/s40634-019-0193-5. PMID : 31267365 ; PMCID : PMC6606685.

Index

N

O

P

Q

R

S

T

V

W

Elsevier Masson SAS
65, rue Camille-Desmoulins
92442 Issy-les-Moulineaux Cedex
Dépôt Légal : août 2024
Composition : Aptara

Imprimé en Italie par Printer Trento